方寸里的中医药

U0244661

主　编　顾掌生
副主编　凌炜滨

天津出版传媒集团
TJKJ 天津科学技术出版社

图书在版编目（CIP）数据

方寸里的中医药 / 顾掌生主编 . -- 天津 : 天津科学技术出版社 , 2023.4

ISBN 978-7-5742-0495-9

Ⅰ . ①方… Ⅱ . ①顾… Ⅲ . ①中国医药学—普及读物 Ⅳ . ① R2-49

中国版本图书馆 CIP 数据核字（2022）第 160780 号

方寸里的中医药
FANGCUN LI DE ZHONGYIYAO
责任编辑：韩　瑞　李荔薇　张建锋
责任印制：兰　毅
出　　版：天津出版传媒集团
　　　　　天津科学技术出版社
地　　址：天津市西康路 35 号
邮　　编：300051
电　　话：（022）23332390
网　　址：www.tjkjcbs.com.cn
发　　行：新华书店经销
印　　刷：天津印艺通制版印刷股份有限公司

开本 787×1092　1/16　印张 12　字数 200 000
2023 年 4 月第 1 版第 1 次印刷
定价：98.00 元

主编简介

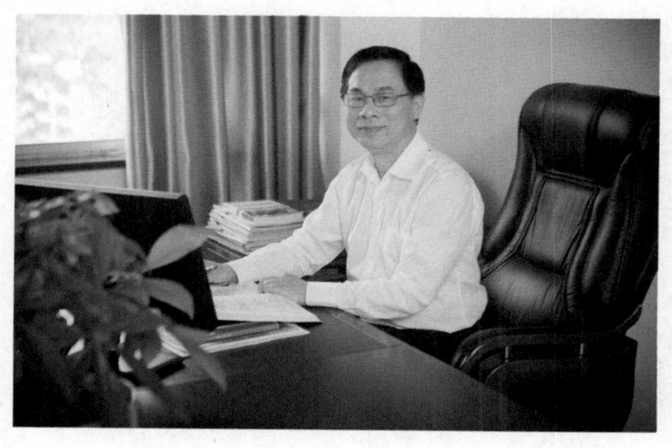

顾掌生

1985年毕业于浙江大学医学院（原浙江医科大学），先后担任湖州市南浔区菱湖人民医院院长、湖州市中心医院副院长、湖州市中医院院长及湖州卫生健康委（原卫生局）医政科教中医处处长，现任湖州市中心医院城东分院（蜀山老年医院、蜀山养护院）院长、湖州市医学会内科专业委员会主任委员。有40年的集邮经历，现任湖州市集邮协会学术分会副主任委员、湖州市医药集邮文化研究会会长。曾出版集邮专著《笔耕方寸》。

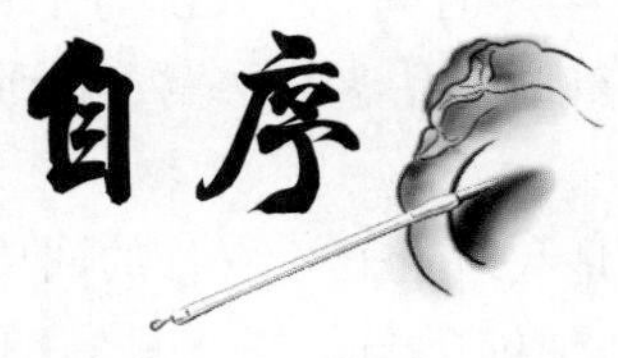

自序

邮票之美，在于设计的精巧、构图的严谨、印制的精美、色彩的艳丽。上大学时，我就开始对邮票产生了特殊的情愫，总是陶醉于方寸之间，或领略自然风光，或徜徉文学园地，或了解历史风云。

四十年来，我的邮票已有成千上万，收集成了一部微型的百科全书，摆满了家中所有的书柜。闲暇之余，便拿出来赏玩一番，一股满足感和愉悦感油然而生，还曾根据集邮经验写成了《笔耕方寸》心得，吸引了各年龄段集邮爱好者的追捧。

近四十年的行医生涯，我去过海岛，下过基层；做过临床，干过行政；在综合性医院工作过，也在中医院工作过……但始终没有离开过医疗这个行业。无论什么时候，无论哪个单位，无论遇到什么迷茫、困惑、压力、挑战，都是邮票一直陪伴着我。这些年，虽年届五旬，工作却频繁调动，我已无意去高攀，也不屑于去结交，甘愿怀抱一颗平常心低下头，在工作之余，将专业与业余爱好结合起来。

于是，白天尽力工作，夜深人静，玩赏满屋的邮票时，我总在思索：怎样把业余爱好与专业更好地融合在一起？用一枚枚精致的邮票向民众推广医药知识和集邮文化成了我的选择。邮票上的花虫鸟兽都与医药文化特别是我国几千年来的传统医学有着千丝万缕的联系；邮票上的名人以不同的方式支持医疗事业的发展；邮票上的医务工作者用自己的心血推动医学的进步。于是，凭借笔犁深耕数十载的蓄力，着手写起了与医学相关系列文章。每篇我都精心选择邮票或邮戳，围绕一个主题，以邮票为载体，通过讲故事、联系医学知识，或为养心，或为养生，图文并茂，抓住故事性、趣味性、知识性和文化性相结合的特点，用通俗易懂的文字传播医学常识，以期提高民众对医学知识的认识。

找邮票、查典籍、觅医药特色……每篇文章我都倾注了大量心血，查阅了大量专业著作，研读了《黄帝内经》《神农本草经》《本草纲目》《千金翼方》等古籍，再三斟酌后发送给《中国中医药报》《健康报》等国家级媒体。《中国中医药报》自

2016 年起在 8 版“中医文化”专门开设了“赏邮票品中医”栏目,《健康报》也多次刊发，还有的文章刊发在集邮界的期刊上。短短五年多时间，总共撰写了百余篇，呈现了一组组经得住医药专业知识推敲与考验、值得读者品鉴的文章，受到了报社的好评，自己也收获了一味开卷有益的欣慰。

言有尽而情无限。把这些系列文章编辑成书，是我对近五年岁月的回望，是对一种传统医药文化的传承与发扬，也是言传身教的细细反刍。它兼具集纳和科普于一书，是我亲手建造的医药集邮文化研究会的纪念碑。承载着这本书的是我对医药文化和集邮文化的赤诚之心，代表着一位从医近四十年的医者对医药文化的纯朴的热爱之心。希冀以其丰富的内涵，简素的文笔，严谨的文本，赢来大家拨冗欣赏和勉励赞叹。

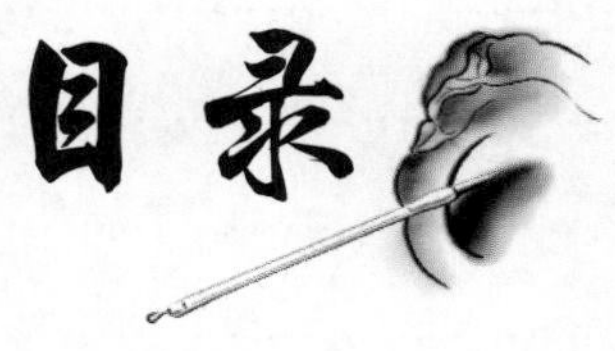

开篇　以中为体

第一篇　杏林春暖

第二篇　橘井飘香

■　春之华

■　夏之艳

■　秋之香

■　冬之韵

第三篇　动矿物药

第四篇　四季养生

结语　悬壶济世

开篇

以中为体

方寸中闪耀的中医药发展历程

在中华民族数千年的历史长河中，人类不断面临着各种各样疾病、战争、灾害、饥荒的威胁，祖先们在生活实践中，利用一些植物、动物或者矿物质来治疗疾病，用针灸防治疾病，促进健康，增强体魄。从远古时期到今天，中医药一直发挥着重要的作用。如今，中医药更加得到了党和政府的高度重视。习近平总书记在致中国中医科学院成立 60 周年的贺信中说："中医药学是中国古代科学的瑰宝，也是打开中华文明宝库的钥匙。"

公元前 2600 多年，黄帝在得到广成子的教化后，便在崆峒山上建观修道，参悟自然轮回、万物生长规律，并且常与精通医术的岐伯、精通中药炮制的雷公等大臣坐而论医，阐述病理，以"岐黄之术"教民疗治百病，最终成就了一部《黄帝内经》。

有史记载以来，《黄帝内经》是我国现存最早的中医理论专著，也是中国传统医学四大经典之一。该书通过黄帝与岐伯对话的形式，总结了春秋以前至战国时期的医疗经验，阐发了人体生理、病理、诊断、治疗和预防等医学理论。

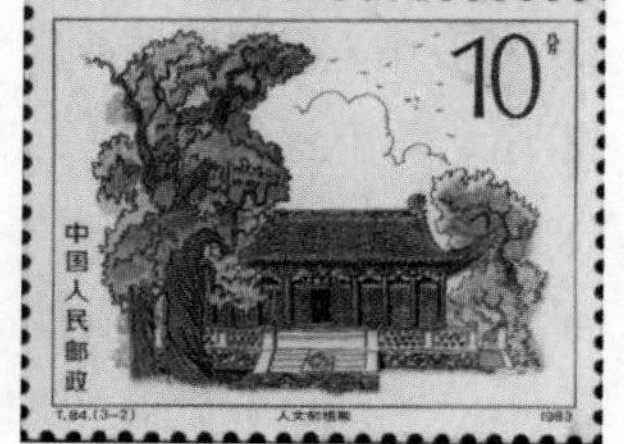

黄帝的丰功伟绩受到后世的敬仰和崇拜。黄帝死后，人们为了表达对这位人文初祖的怀念之情，便在桥山起冢为陵，立庙祭祀。《史记》中记载："黄帝崩，葬桥山。"在黄帝死后的几千年里，历代祭祀黄帝的活动从未中断，成为华夏民族追本溯源的根之所在。

医学的初步理论体系已经形成，但治疗疾病离不开药物，因此对于本草的研究也成古代医家钻研的重要领域。先人发现，某些植物可以治病，而另一些则会引起人们中毒。有史料记载，公元前 656 年晋·骊姬以"堇"（乌头）作为毒药使用。据说，人们将乌头叶煎汁涂抹在箭头上制成毒箭，用于捕捉猎物或射杀敌人。汉

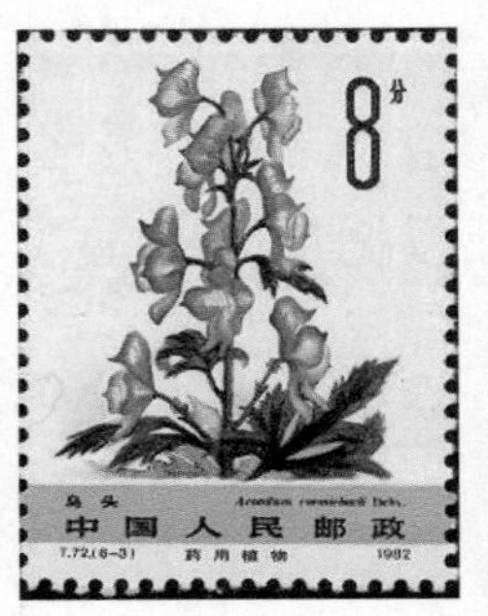

《淮南子》“天下之凶者，莫凶于鸡毒”，指的便是乌头。《前汉书·外戚传》记载：霍光专权，女为帝妃，欲起女贵，串通女医淳于衍，用大毒之药附子制成药丸毒杀了临产的皇后，这是最早的附子杀人案。附子与乌头为同一种植物的不同部位，虽然乌头是剧毒的植物，但几千年来，人们通过繁杂、耗时的炮制、煎煮后，其毒性大减，但药效不减，便成了我国名贵的传统中药材。其性味辛温，主中风，恶风，洗洗出汗，除寒湿痹，咳逆上气，破积聚，寒热。

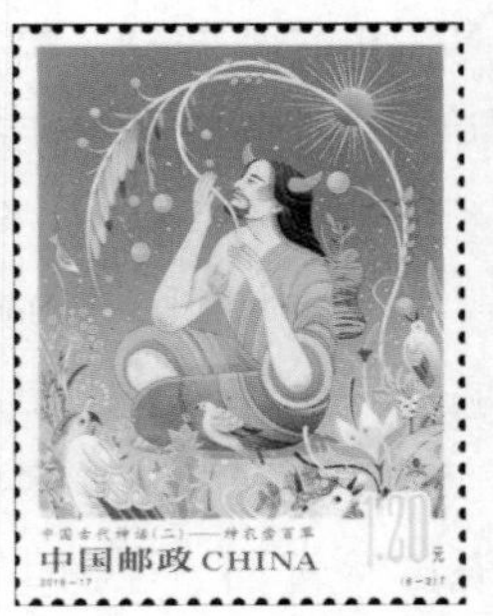

正是黄帝看到了一些植物的药性与毒性并存，并建议人们通过尝味草木来弄清楚其中的奥妙。皇甫谧《帝王世纪》提到：“炎黄因斯乃尝味百药而制九针。”《淮南子·修务训》：“神农……尝百草之滋味，水泉之甘苦，令民知所避就，当此之时，一日而遇七十毒。”

炎帝神农氏及先民们在采集活动中，逐渐发现误食某些动植物，会发生呕吐、腹疼、昏迷，甚至死亡。而吃了另外一些动植物，能消除或者减轻身体的某些病痛，或解除误食某些植物而引起的中毒现象。在渔猎生活中，又发现吃了某些动物的肢体、内脏，能产生特殊的反应。

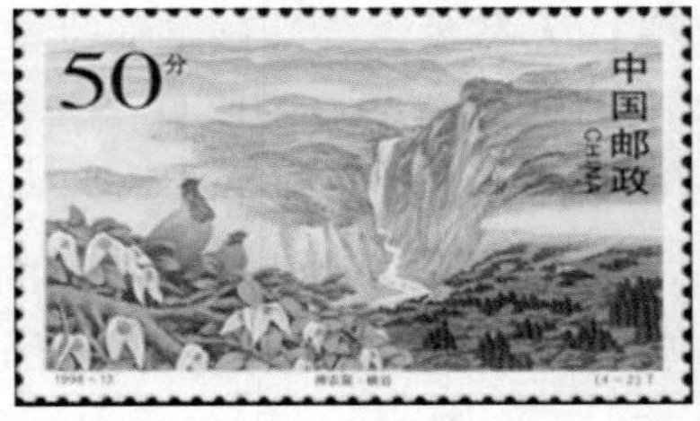

相传炎帝神农氏曾在位于湖北省保康县与重庆市巫山县中间地带遍尝百草，并缘于此处千峰陡峭，万壑深切，乃搭架上下采药，因而得名“神农架”。神农氏从湖北随州到陕西宝鸡，后沿渭河南下至黄河中游地带，再去江汉平原及湖南，最后在湘东一带采药时，炎帝误尝“断肠草”而中毒身亡。经过长期的实践，神农氏便辨识许多动植物，了解它们的功效，遇到患有某种疾病，便有意选择某些动植物来进行治疗，并将这些知识记录下来。后人为了纪念神农氏，将它命名为《神农本草经》，它是我国第一部药学著作。

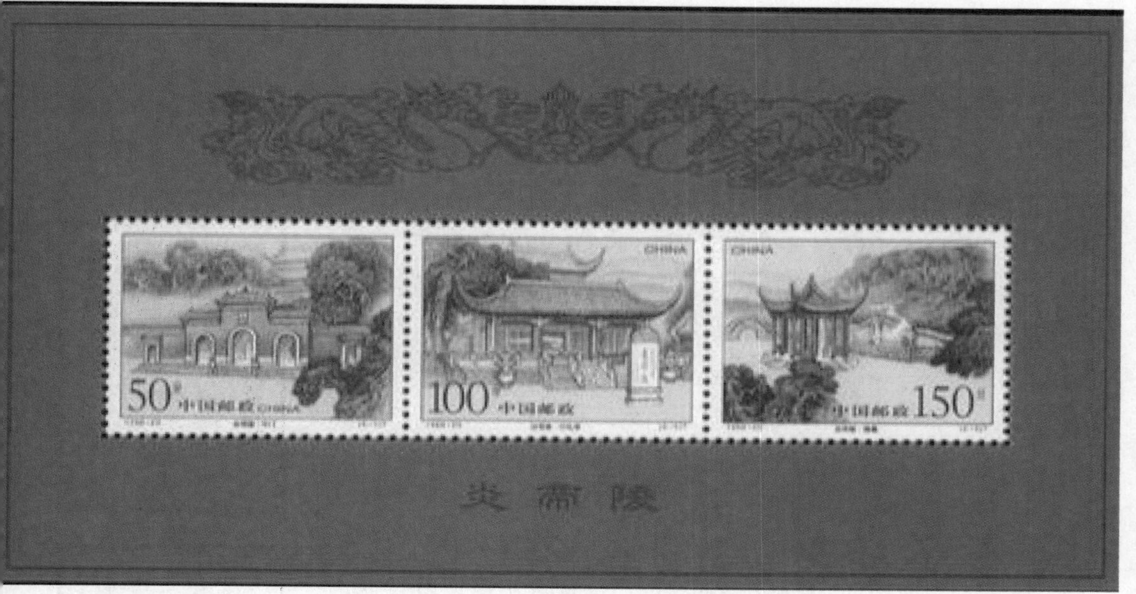

《神农本草经》共记载药物 365 种，分上品 120 种、中品 120 种及下品 125 种，其中植物药 252 种，动物药 67 种，矿物药 46 种。翻阅此书，下列这些药已有记载。

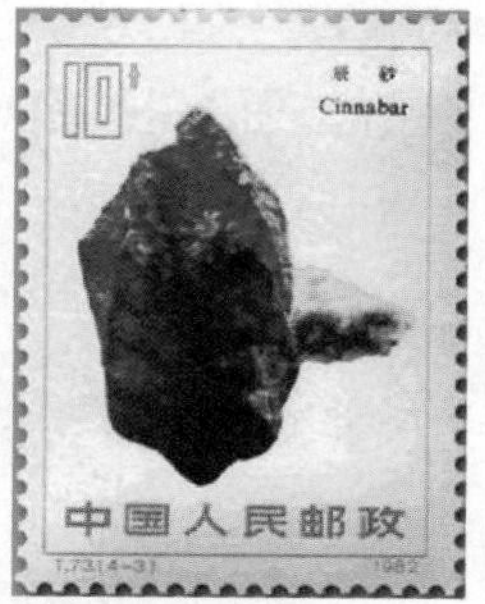

[丹砂]《神农本草经》介绍的第一味药，列为“上品”。丹砂又名朱砂、辰砂，该书记载：味甘、微寒。主身体五脏百病，养精神，安魂魄，益气，明目，杀精魅邪恶鬼。久服，通神明不老。自古以来，道家以丹砂等烧炼出“仙药”的方术，以此妄求飞天成仙、长生不老，在我国流传已久。东晋道教学者、医药学家葛洪（公元 284~364 年）便是著名的炼丹家，其后陶弘景也好于炼丹术，正是缘于《神农本草经》述及“久服，通神明不老”。

数千年的经验积累发现辰砂具有安神定惊、清热解毒等功效，成为祖国医学中一味上好的药材。

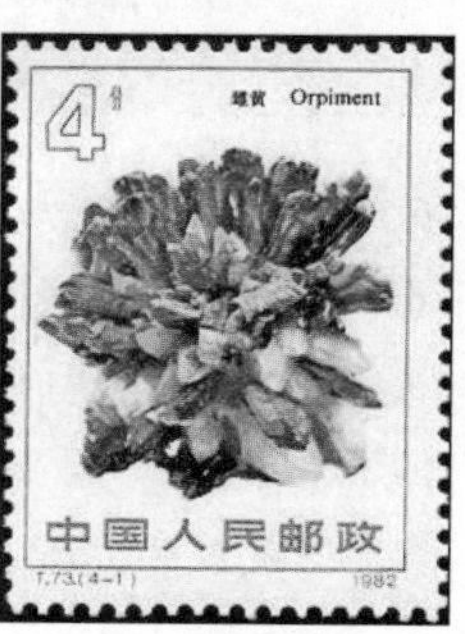

[雌黄]《神农本草经》中记载的另一味矿物药，列为“中品”，味辛平。主恶疮头秃痂疥，杀毒虫虱，身痒，邪气诸毒。炼之久服，轻身增年不老。缘于雌黄具有一定的毒性作用，现代医疗活动中已很少见到使用雌黄的记录。在中国古

代，雌黄经常用来修改错字，《梦溪笔谈》载：馆阁新书净本有误书处，以雌黄涂之。

植物药是《神农本草经》中介绍最为丰富的一类。我国发行的药用植物邮票中，有人参、芍药、百合、贝母、乌头、桔梗、鸢尾、射干、羊踯躅等已在《神农本草经》中有记载。

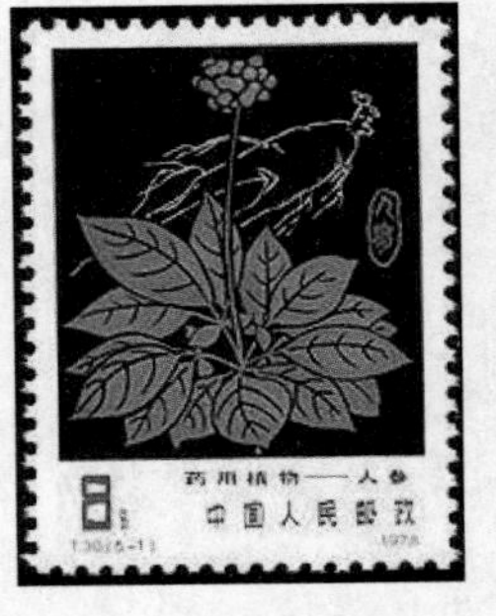

［人参］《神农本草经》中记载着4000年前我国就已经形成的人参药用的精髓："人参，味甘，微寒。主补五脏，安精神，定魂魄，止惊悸，除邪气，明目，开心益智。久服，轻身延年。一名人衔，一名鬼盖。生山谷。"3500多年前我国就已经创造出生动形象的"参"字，并有准确可靠的记载。如今，每到立冬节气，就进入了"冬令进补"时节，一提到进补，很多人自然想到了人参。

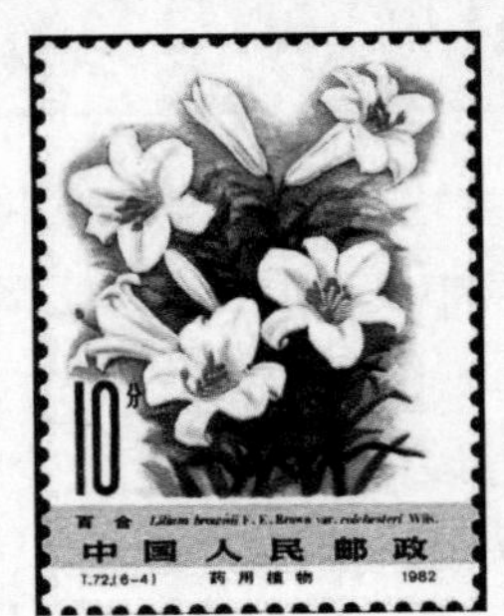

［百合］《神农本草经》作为"中品"记载了百合的药用价值。百合炮制时应拣去杂质、黑瓣，簸除灰屑。其性味甘、微苦、微寒，归心、肺经。功能主治：养阴润肺、清心安神。主阴虚久嗽、痰中带血、热病后期余热未清，或情志不遂所致的虚烦惊悸、失眠多梦、精神恍惚、痈肿、湿疮。其实，很久以前，我们的祖先对百合的药用及食用价值就已了如指掌。

［芍药］ 在3000多年前，《诗经·郑风·溱洧》写道：

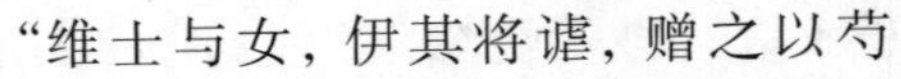

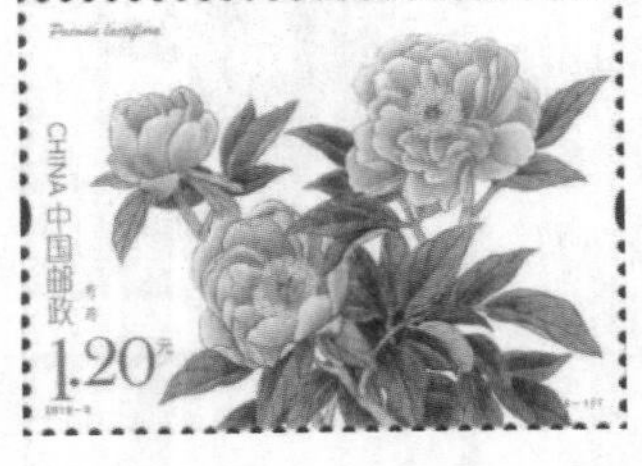

"维士与女，伊其将谑，赠之以芍药。"描绘了青年男女以赠予芍药作为定情之物。由此也印证了芍药是我国古老的花卉之一。它也是非常著名的中药材，列为《神农本草经》的"中品"，性味苦平，主邪气腹痛，除血痹，破坚积寒热，疝瘕，止痛，利小便，益气。无论是花还是根茎都能入药治病。芍药花具有养血柔肝，散郁祛瘀，使气血充沛，容颜红润，可以治疗内分泌紊乱引起的雀斑、黄褐斑、暗疮，延缓面部皮肤粗糙衰老。相传慈禧太后为了养颜益寿，特将芍药花瓣与鸡蛋面粉混合后用油炸成薄饼食用（德龄女士《御香缥缈录》）。芍药花还有清心润肺、平肝明目等功能，可治疗腹痛、胃痉挛、眩晕、痛风以及利尿等病症。中药材"芍药"通常是指该植物的根鲜脆多汁，可供药用。

［贝母］ 《神农本草经》“中品”中记载贝母“味辛，平。主伤寒烦热，淋沥邪气，疝瘕，喉痹，乳难，金创，风痉”。并详细介绍它的形态特征：“郭璞云：根如小贝，圆而白华，叶似韭。”“陆玑云：其叶如瓜蒌而细小，其子在根下如芋子，正白，四方连累相着有分解也。”相传，很久以前四川某地有一贫困的妇女身染肺痨，连孕数胎均产后夭亡。一日偶遇当地名医，医生每日从山上挖得一种草药的鳞茎，让妇女煎汤服用，半年后肺痨痊愈，翌年便生下一个健康的孩子。由于这种草药鳞茎救了“宝贝及母亲”，便取名为“贝母”。

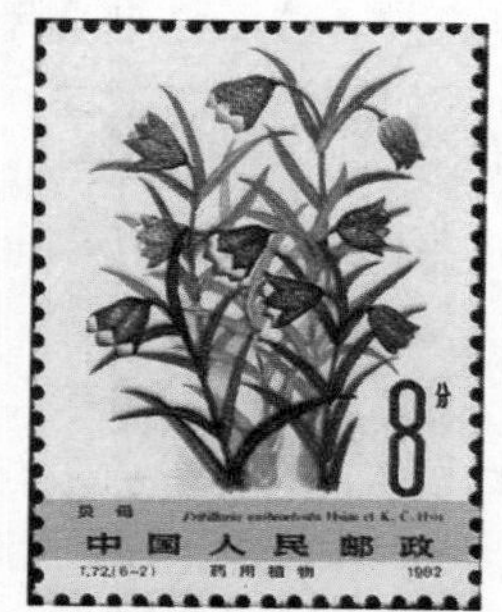

［桔梗］ 列为《神农本草经》的“下品”，“味辛微温。主胸胁痛如刀刺，腹满，肠鸣，幽幽惊恐悸气”。其根可入药，有止咳祛痰、宣肺、排脓等作用。在中国东北地区常被腌制为咸菜，在朝鲜半岛被用来制作泡菜，当地民谣《桔梗谣》所描写的就是这种植物。《吴普》曰：桔梗，一名符扈，一名白药，一名利如，一名梗草，一名卢如。《神农》《医和》：苦，无毒。《扁鹊》《黄帝》：咸。《岐伯》《雷公》：甘，无毒。《李氏》：大寒。叶如荠苨，茎如笔管，紫赤，二月生，二八月采根。

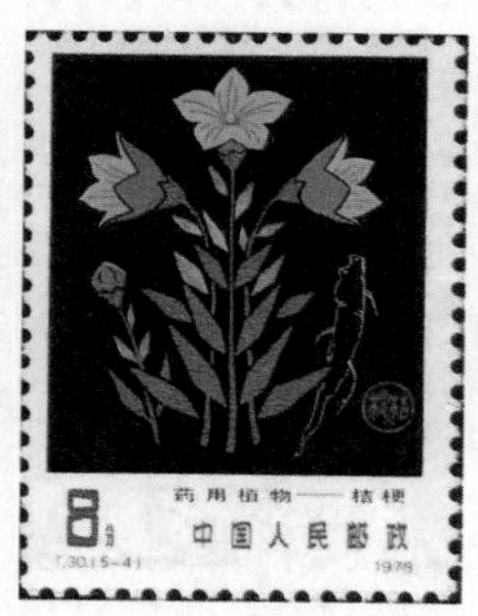

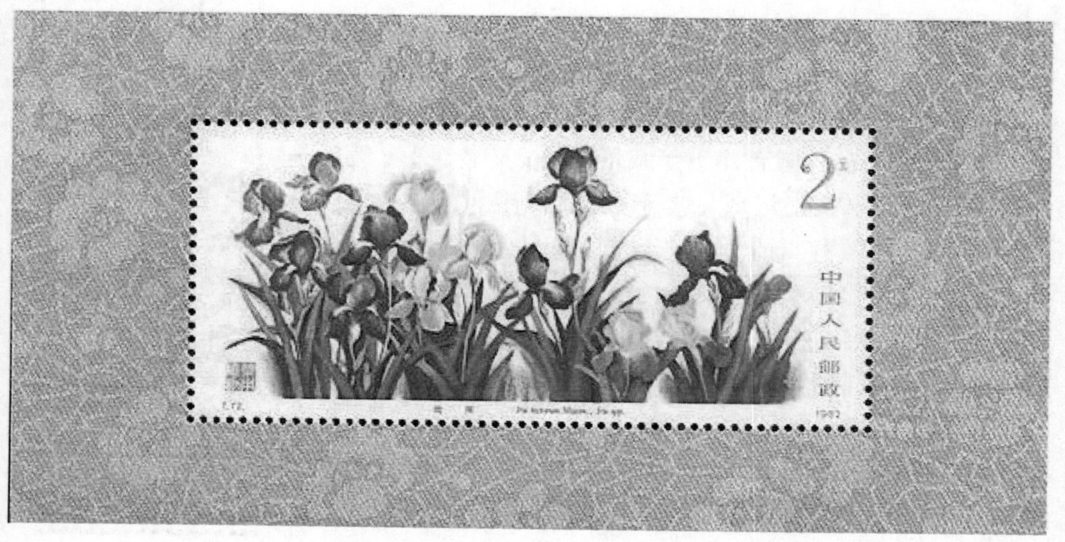

［鸢尾］ 《神农本草经》将它列入“下品”，作为辅药使用，该书记载：鸢尾主蛊毒邪气，鬼注，诸毒，破癥瘕积聚，去水，下三虫。传统医学认为，鸢尾性寒，味辛、苦，有毒。具有活血祛瘀，祛风利湿，解毒，消积。用于跌打损伤，风湿疼痛，咽喉肿痛，食积腹胀，疟疾；外用治痈疖肿毒，外伤出血。

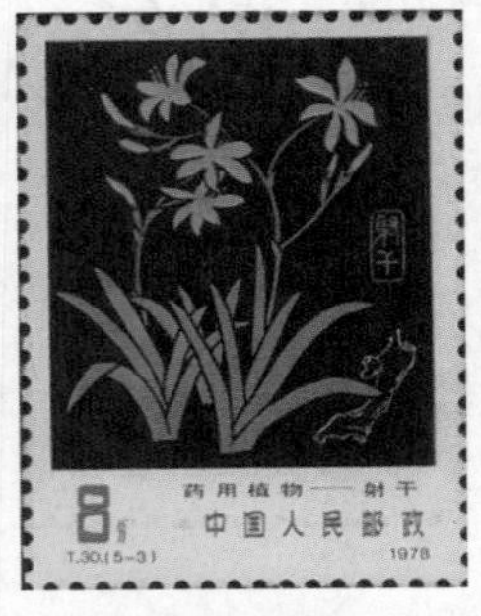

［射干］ 始载于《神农本草经》，列为“下品”。入药部位为射干的干燥根茎，性味苦，寒，归肺经。功效清热解毒，消痰，利咽。主治热毒痰火郁结，咽喉肿痛，痰涎壅盛，咳嗽气喘。后人总结：“射干即今扁竹也，今人所种多是紫花者，呼为紫蝴蝶，其花三四月开，六出大如萱花，结房大如拇指，颇似泡桐子。”

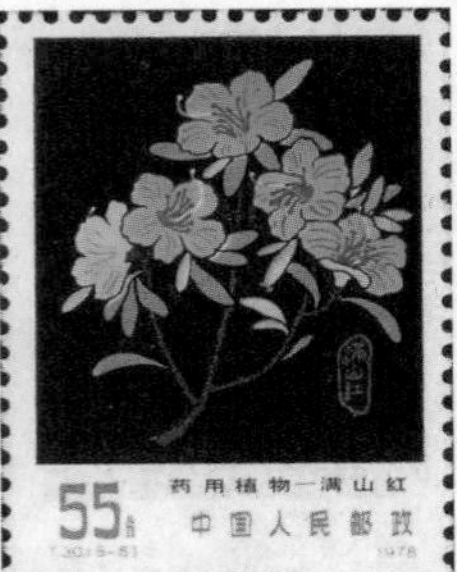

［羊踯躅］ 最早记载于《神农本草经》，列为“下品”，是我们今天随处可见的杜鹃花。它的花、叶、根均可入药，其药用价值不仅早在《神农本草经》有记载，到《本草纲目》等医学古籍则更加完善，认为皆有止血的功用，又能止咳、祛痰、平喘，多用于急、慢性支气管炎，咳嗽痰多等呼吸道病症。杜鹃花味酸、甘，性温，其药性较平和，具有和血、调经、祛风湿之功效。适用于月经不调、闭经、崩漏、跌打损伤、风湿痛、吐血、衄血等。入药的杜鹃植株都是粉红色的，而黄杜鹃有剧毒，植株和花内均含有毒素，误食后会引起中毒，但却是很好的麻醉剂，有镇痛、祛风、除湿的疗效。

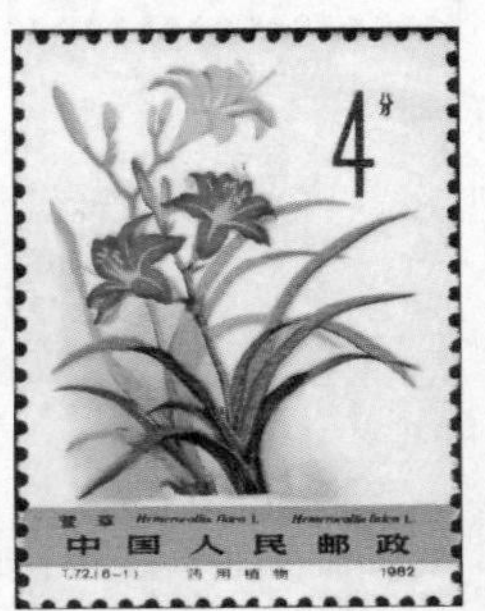

［萱草］ 在我国有几千年栽培历史，又名谖草，谖就是忘的意思。最早文字记载见之于《诗经·卫风·伯兮》：“焉得谖草，言树之背。”朱熹注曰：“谖草，令人忘忧；背，北堂也。”其他别名众多，有“金针”“忘忧草”“宜男草”“疗愁”“鹿箭”等名。中医认为，萱草性平、味甘，微苦，归肝、脾、肾经；有清热利尿、解毒消肿、止血除烦、宽胸膈、养血平肝、利水通乳、利咽宽胸、清利湿热、发奶等功效，主治眩晕耳鸣、心悸烦闷、小便赤涩、水肿、痔疮便血等病症。用于尿频、尿急、血尿、泌尿道结石等疾病的治疗。

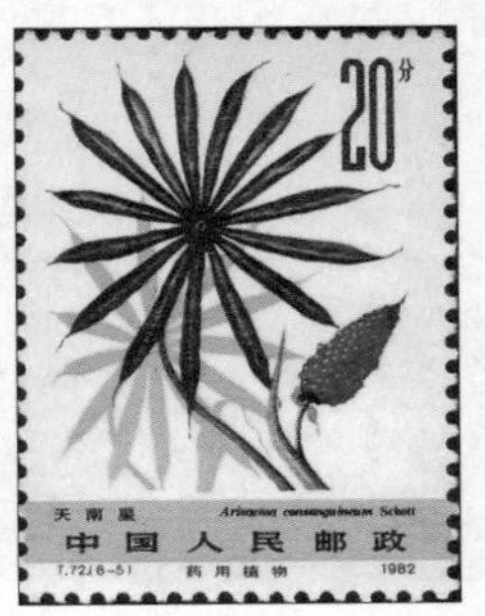

［**天南星**］　即虎掌，为历史悠久的中药之一，能解毒消肿、祛风定惊、化痰散结。主治面神经麻痹、半身不遂、小儿惊风、破伤风、癫痫。外用治疗疮肿毒、毒蛇咬伤、灭蝇蛆。用胆汁处理过的称胆南星，主治小儿痰热、惊风抽搐。

当然《神农本草经》还有一些动物药如鹿茸、羚羊角等。这部著作的问世，为人们正确使用中医药提供了依据，也为后世学习、应用、发展中医药奠定了基础。

除了药物外，神农氏还研究制造了针刺治疗技术。皇甫谧《帝王世纪》提到："炎黄因斯乃尝味百药而制九针。"远古时期，人们偶然被一些尖硬物体，如石头、荆棘等碰撞了身体表面的某个部位，会出现意想不到的使疼痛减轻的现象。古人开始有意识地用一些尖利的石块来刺身体的某些部位或人为地刺破身体使之出血，以减轻疼痛。人们制作出一些石器专门用于治疗疾病，这就是最古老的医疗工具砭石，也称为针石。《山海经》说"有石如玉，可以为针""砭而刺之"，渐发展为针法。

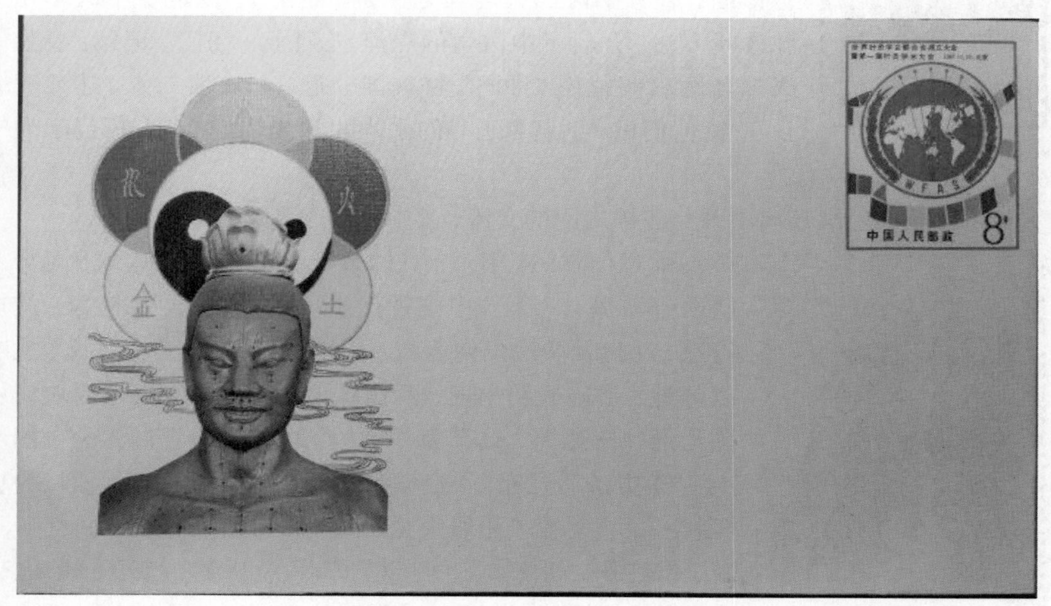

注：实物尺寸为 180mm×105mm

远古时期，雷电引发的森林火灾烧死了一些动物，人们吃着这些被烧死的动物，发觉味道比生肉更香、更好，也更加容易消化。但是人类无法掌握主动生火，

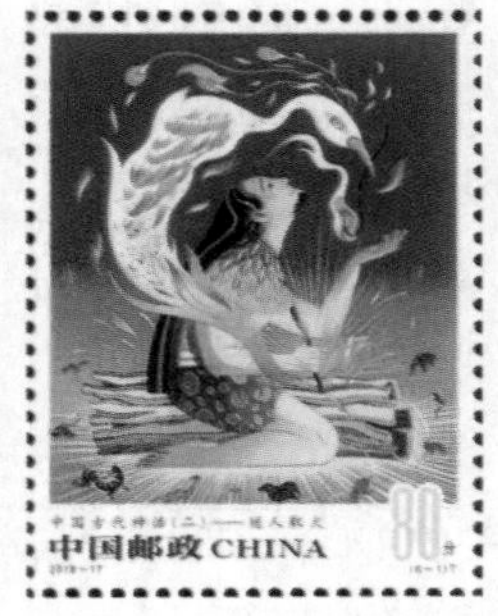

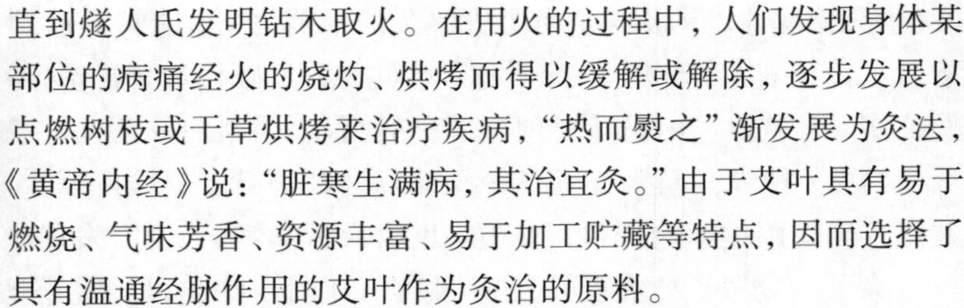

直到燧人氏发明钻木取火。在用火的过程中，人们发现身体某部位的病痛经火的烧灼、烘烤而得以缓解或解除，逐步发展以点燃树枝或干草烘烤来治疗疾病，“热而熨之”渐发展为灸法，《黄帝内经》说：“脏寒生满病，其治宜灸。”由于艾叶具有易于燃烧、气味芳香、资源丰富、易于加工贮藏等特点，因而选择了具有温通经脉作用的艾叶作为灸治的原料。

火的发现，使人类开始对食物进行烹煮、对药物实行煎制，提高了食物的营养价值及药物的疗效，同时也为人们取暖提供便利。

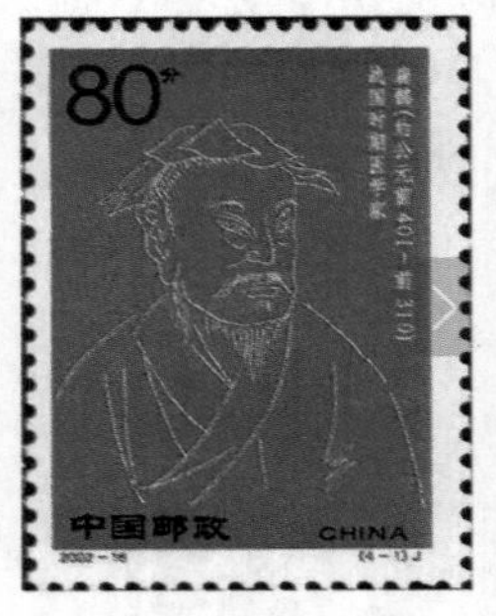

到了战国时期，我国神医扁鹊，少时学医于长桑君，尽传其医术禁方，擅长各科。在赵为妇科、在周为五官科、在秦为儿科，名闻天下。他诊病已用望、闻、问、切的诊断法，尤长切脉诊断，著有中医四大经典之一的《难经》，奠定了中医学切脉诊断方法，开启了中医学的先河。《列子·汤问》记载：春秋战国名医扁鹊曾用“毒酒”将鲁国公扈、赵齐婴二人“迷死三日”，给他们做“剖胸探心”的手术。这里的“毒酒”相当于现今的麻醉药。

中医药的发展还离不开与各国之间的交流，其中张骞起到了重要作用。

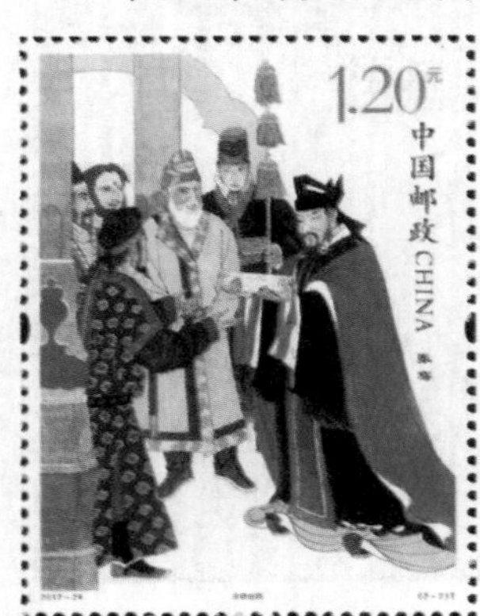

张骞（前 164 年—前 114 年），字子文，汉中城固（今陕西省城固县）人。中国古代杰出的外交家、探险家、旅行家，一生曾两次出使西域，行经大宛、康居、大月氏、大夏等地，足迹遍及中亚、西亚各地，开辟了中国与西域诸国沟通往来之路，被誉为“第一个睁开眼睛看世界的中国人”“东方的哥伦布”。史学家司马迁称赞张骞出使西域为“凿空”，意思是“开通大道”。张骞出使西域，带回红蓝花、番红花、胡麻、蚕豆、葫（即蒜）、胡荽、苜蓿、胡瓜、安石榴、胡桃等，他不仅对开辟从中国通往西域的丝绸之路做出了卓越贡献，也丰富了中医药文化，为世人所称道。

张衡（78 年—139 年），字平子，南阳西鄂（今河南南阳市石桥镇）人，东汉时期伟大的天文学家、数学家、发明家、地理学家、文学家。或许人们并不知晓他在

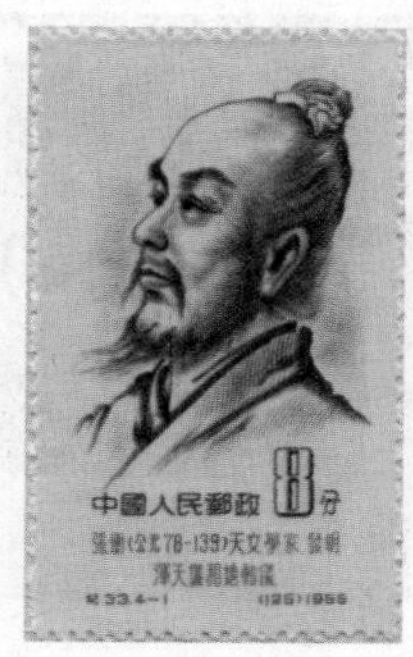

医疗上有什么重要见解。其实，他在《温泉赋》中阐述了“六气淫错，有疾疠兮。温泉汩焉，以流秽兮。”也就是提出了用温泉治病的理念。当今温泉 SPA、温泉美容、温泉瘦身、温泉养生或许正是演绎了张衡“温泉汩焉”的千年文化传奇。

前面讲到扁鹊已经使用了具有麻醉作用的“毒酒”，但真正发现麻醉药的应该是东汉末年医学家，被称为“建安三神医”之一的华佗（约公元 145 年—公元 208 年），其字元化，一名旉，沛国谯县（今安徽省亳州市）人，少时曾在外游学，行医足迹遍及安徽、河南、山东、江苏等地，钻研医术而不求仕途。他一生行医各地，声誉颇著，在医学上有多方面的成就，医术全面，精通内、外、妇、儿、针灸各科，尤其擅长外科，精于手术，被后人称为“外科圣手”“外科鼻祖”。为了保证手术效果，他在民间“迷药”的基础之上，研制出名叫“麻沸散”的麻醉药，应用于全身及头颅手术。《后汉书 · 华佗传》记载“若病发结于内，针药不能及者，乃令先以酒服麻沸散。既醉，无知觉，因刳破腹背，抽割积聚。若在肠胃，则断截湔洗，除却疾秽，既而缝合，敷以神膏，四五日创愈，一月之间皆平复”。

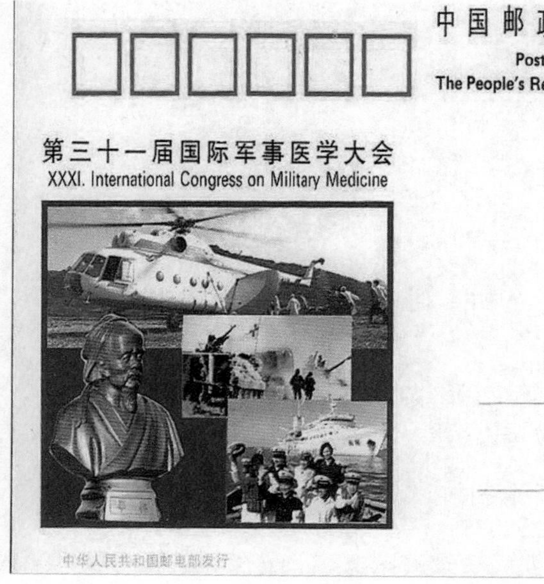

注：实物尺寸为 148mm×100mm

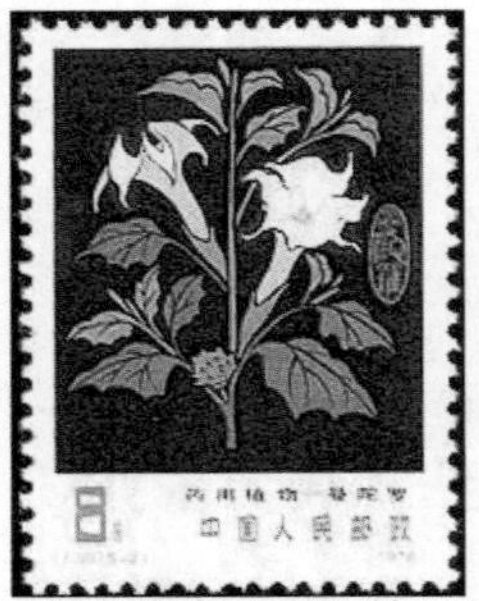

根据中外专家的考证，华佗所调制具有麻醉效果的“麻沸散”，其主要的药物是曼陀罗花、草乌、当归、川芎等。曼陀罗也称“风茄儿”，原产于热带和亚热带，我国西南到东南地区都有分布。曼陀罗花不仅可用于麻醉，而且还可用于治疗疾病。其叶、花、籽均可入药，味辛性温，有大毒。花能去风湿，止喘定痛，可治惊痫和寒哮，煎汤洗治诸风顽痹及寒湿脚气。花瓣的镇痛作用尤佳，可治神经痛等。叶和籽可用于止咳镇痛。

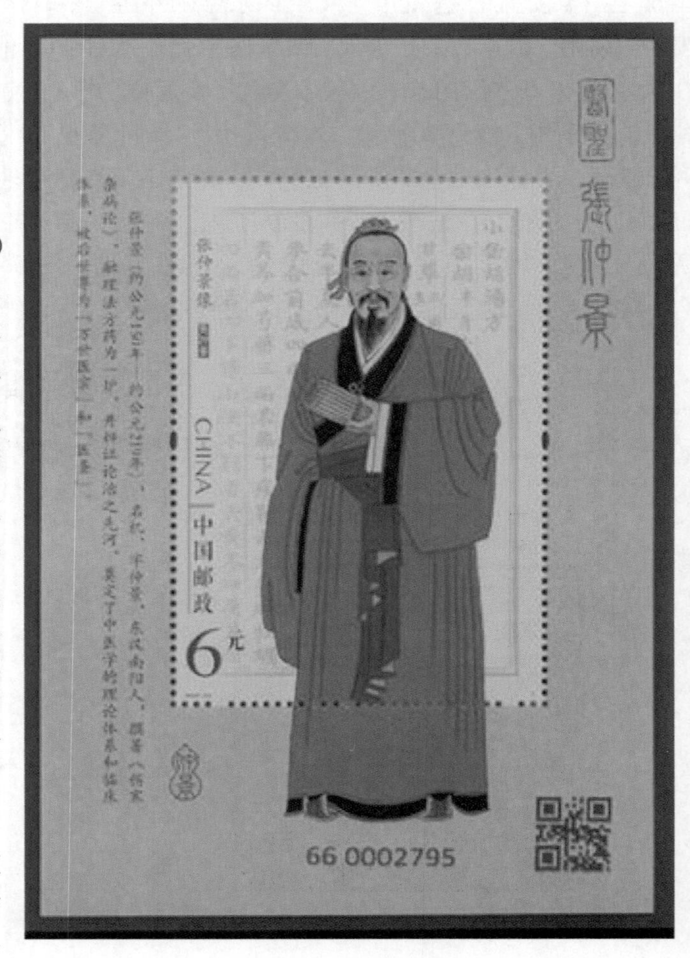

与华佗同时代的另一位医学大家是张仲景（公元150~154年—公元215~219年），名机，字仲景，东汉南阳涅阳县（今河南省邓州市穰东镇张寨村）人，被称为“医圣”。张仲景自幼聪颖好学，后拜本郡名医张伯祖为师，潜心钻研，医术超群。公元196-204年张仲景著《伤寒杂病论》，确立了辨证施治、理法方药的临床诊治体系，描述了肠痈（阑尾炎）、肺痈（肺脓疡）、阴吹（阴道直肠瘘）等等，创用人工呼吸法急救自缢以及灌肠术等。

华佗和张仲景的另一医学成就是心肺复苏技术。据《金匮要略》杂疗方第二十三载：“凡自缢死，旦至暮，虽已冷，必可活。暮至旦，则难疗。此谓其昼则阳盛，其气易通；夜

则阴盛，其气难通也。……又云心下微温者，一旦以上犹可治。”方法是：“徐徐抱解，一人以手按胸上数动之，一人摩捋臂胫屈伸之，若已僵，则渐渐强屈之……如此一炊顷，气从口出，呼吸眼开，而犹引按莫置，亦勿劳苦之。”同时汉代的《华佗医方》也有类似记载，可见1800年前，古代医家已经采用屈伸手臂，按压胸廓的人工呼吸法和胸外心脏按压法，综合急救缢死一类病人。当时要求人工呼吸至少要持续一二个小时，是取得成功的关键，这一宝贵经验，已为历来施行急救的大量病例所证实。“口对口吹气法”，在我国民间也早就用于急救，据《中藏经》所载缢死方：“先令人抱起解绳，不得用刀断。扶于通风处，高首卧，取葱根末吹入鼻，更令亲人吹气入口，喉喷出涎，以矾石末取丁香煎汤，调一钱匕灌之。”考此书系六朝人（3—6世纪）辑录华佗遗方而成，由此可见我国开始使用“吹气入口”急救法已有1600年的历史。

相传汉献帝建安中期，张仲景任长沙太守。那时，当地伤寒流行，百姓死亡者甚多。张仲景为拯救百姓，常常在公堂上，边断官司边行医，忙里偷闲给穷苦百姓切脉开方，他常在自己的名字前冠以“坐堂医生”四个字。后来，张仲景弃官行医，走街串巷，深入民间为百姓治病，广泛搜集单方、验方草药等，著书立说。后世行医者为纪念和弘扬他的高尚医德，纷纷效仿，形成“前堂后坊”的格局。在后作坊有贮药间、药材炮制间、制药间和成品库，在前店堂则调配汤剂处方及出售后坊中生产的中成药，店中的医生便沿用“坐堂医生”的名称。

从此，“中医药堂”自医圣张仲景那时兴起后，数不清的大小中医药堂应运而生。迄今为止，仍在营业并被大家公认为最有名的中医药堂有北京同仁堂、杭州胡庆余堂、苏州雷允上、广东陈李济等，已列入“国家级非物质文化遗产”名录。这些“中医药堂”也已入主方寸之间。

［同仁堂］　1669年（清康熙八年）乐显扬创办同仁堂药室。目前已成为全国中药行业著名的老字号。1706年乐凤鸣在宫廷秘方、民间验方、祖传配方基础上总结前人制药经验，完成了《乐氏世代祖传丸散膏丹下料配方》一书，该书序言明确提出“炮制虽繁必不敢省人工，品味虽贵必不敢减物力”的训条，成为历代同仁堂人的制药原则。自1723年开始供奉御药，历经八代皇帝188年。在300多年的风雨历程中，历代同仁堂人始终树立“修合无人见，存心有天知”的自律意识，造

就了制药过程中兢兢小心、精益求精的严细精神，其产品以“配方独特、选料上乘、工艺精湛、疗效显著”而享誉海内外，产品行销40多个国家和地区。

［胡庆余堂］　晚清“红顶商人”胡雪岩创建，清同治十三年（1874年），胡雪岩开始筹建庆余堂药号，光绪四年，大井巷店屋落成并正式营业，胡雪岩亲自撰写了“戒欺”，并制成匾额挂在内部，时刻提醒店内伙计。当时药号广请浙江名医，选用历代验方加以研究，采办道地药材精心配制成药，使之在大江南北声誉鹊起，胡雪岩本人也被誉为“江南药王”。

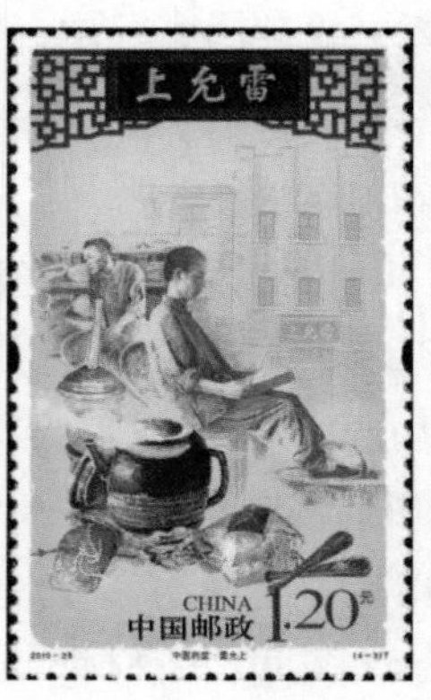

［雷允上］　吴门名医雷大升（1696—1779年）字允上，号南山，自幼读书习医，清康熙五十四年（1715年）弃儒从医。清雍正十二年（1734年），雷大升在苏州阊门内专诸巷天库前周王庙弄口，开设了诵芬堂老药铺，始创雷允上药业。雷大升著有《金匮辨证》《要症方略》《经病方论》《丹丸方论》等典籍。由于医术高明，治病有方，于是“雷允上”名声遍闻苏州，蜚声杏林。清咸丰十年（1860年）太平天国进攻苏州，雷氏家族不得已将店迁至上海，在上海开设了“雷诵芬堂申号”药铺。

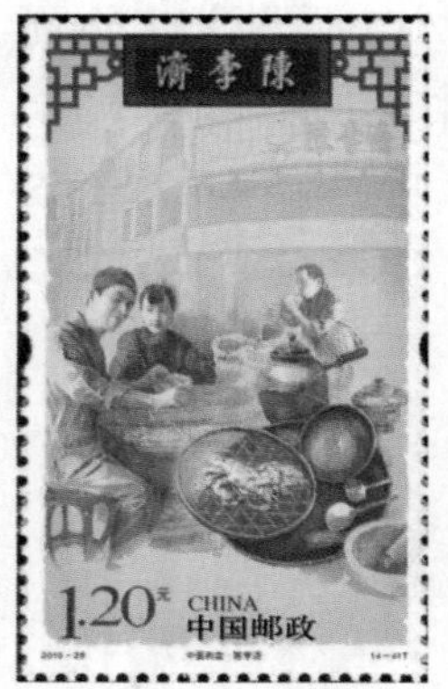

［陈李济］　相传1600年，广东省南海县人李升佐，在广州大南门已未牌坊脚（今北京路194号）经营一间中草药店。一次，李在码头捡到一包银两，于是日复一日在原地苦候失主，终于原封不动把银两归还失主陈体全。陈感念李的高风亮节，将失而复得的银两半数投资李的中草药店，两人立约：“本钱各出，利益均沾，同心济世，长发其祥。”并将草药店取字号“陈李济”，寓意“存心济世”，迄今已逾四百年之久。在清代，同治皇帝因服其“追风苏合丸”，药到病除，称其神效。由此，以“杏和堂”为商号的广东陈李济，更名躁大江南北。光绪年间，“帝师”翁同龢又为之题写“陈李济”店名，三个鎏金大字至今尚存。“陈李济”的老产品有乌鸡白凤丸、壮腰健肾丸等，一直延续。

到了唐代，出现了被后人尊为“药王”的孙思邈（公元581年—682年，另说

生于541年)，出生于今陕西省铜川市耀州区。孙思邈少年家贫，父母有病却无钱医治。看到父母深受疾病折磨，孙思邈十分难过，决心学医为父母疗疾。他从小就聪明过人，到处拜师，刻苦学习，不断实践，历经数十年的努力，不仅治好了父母的病，还对内、外、儿、妇、针灸等各科疾患进行全面总结。孙思邈用毕生精力研究医药学，他坚持辨证施治，创立了从方、证、治三方面研究《伤寒杂病论》的方法，开创了后世以方类证的先河。公元652年编著了《备急千金要方》30卷，是我国最早的医学百科全书；30年后又编写了《千金翼方》30卷，这两部书中共记载800多种药物和5300多个药方，对脉学、药学、针灸、食治、妇婴病、营养缺乏病、个人卫生、眼科学及医学道德等进行了详尽阐述，既论述了病理，又兼取民间杂方，还涉及按摩、导引、吐纳，在食疗、养生、养老方面做出了巨大贡献，可谓集唐朝以前中医学之大成。另一方面，孙思邈还是以德养性、以德养身、德艺双馨的典范。在他所著的《大医精诚》中，他把医为仁术的精神具体化：“凡大医治病，必当安神定志，无欲无求，先发大慈恻隐之心，誓愿普救含灵之苦，若有疾厄来求救者，不得问其贵贱贫富，长幼妍媸，怨亲善友，华夷愚智，普同一等，皆如至亲之想。亦不得瞻前顾后，自虑吉凶，护惜身命……”孙思邈《备急千金要方》成书，是中国较早的临床百科全书。记载用羊肝、猪肝煮汁治夜盲症，用龟甲治佝偻病，用谷皮、赤小豆等煎汤防治脚气病等。其中所述下颌脱臼手法复位、导尿术、食管异物剔除术均较科学，并绘制彩色经络穴位挂图。

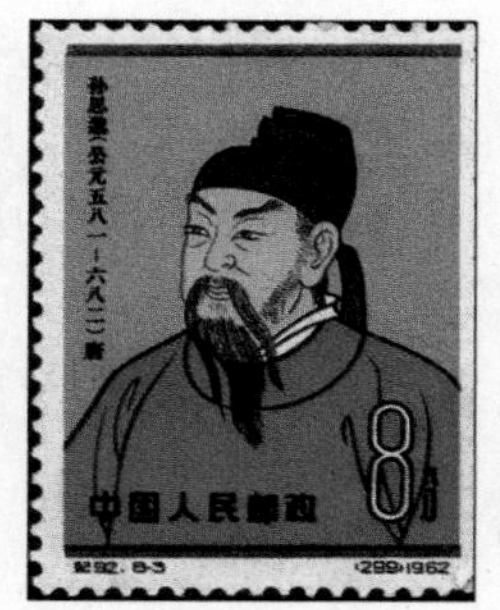

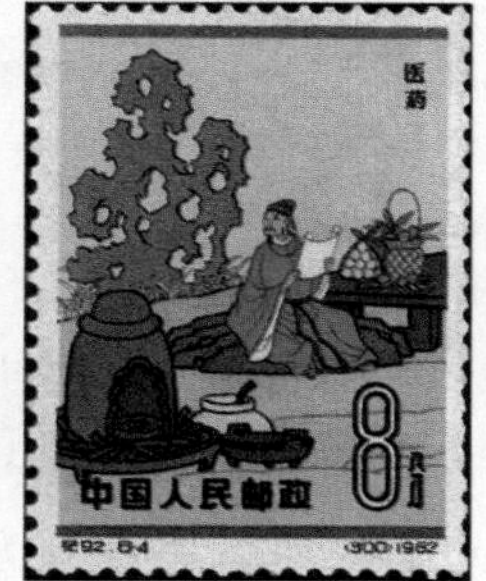

鉴真(688年—763年10月4日)，唐朝僧人，俗姓淳于，广陵江阳(今江苏扬州)人，律宗南山宗传人，也是日本佛教南山律宗的开山祖师，著名医学家。他博达多能，品鉴极精，曾主持过大云寺的悲田院，为人治病，亲自为病者煎调药物，医道甚高。鉴真通晓医学，精通本草，754年鉴真抵达日本，传授中国科学文化及医学。他把我国中药鉴别、炮制、配方、收藏、应用等技术带到了日本，并传授医学，热忱为患者治病。至德元年(756年，日本天平胜宝八年)，鉴真及弟子法荣治愈圣武天皇病，当时鉴真虽已双目失明，但他以口尝、鼻嗅、手摸来鉴别药物真伪，辨之无误；他又大力

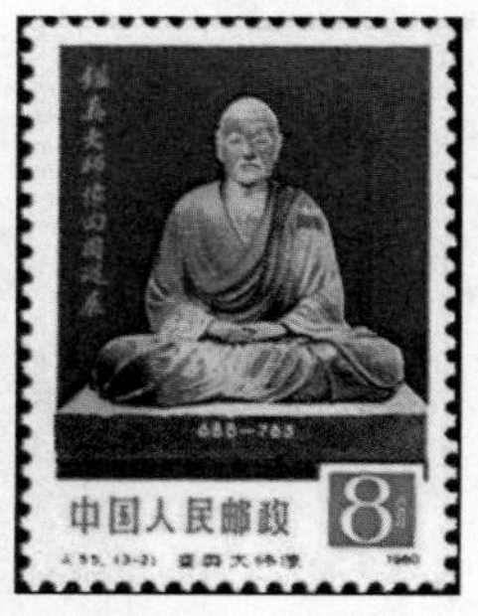

传播张仲景《伤寒杂病论》知识，留有《鉴上人秘方》一卷，因此他在日本医药界享有崇高的威望，被誉为“日本汉方医药之祖”，日本之神农。日本医史学家富士川游在《日本医学史》中指出：“日本古代名医虽多，得祀像者，仅鉴真与田代三喜二人而已。”按照日本汉方野崎药局主席野崎康弘的说法，以下36种药草都是鉴真带往日本推动使用的：麻黄、细辛、芍药、附子、远志、黄芪、甘草、苦参、当归、柴胡、川芎、玄参、地黄、紫苏、丹参、黄芩、桔梗、旋覆花、苍术、知母、半夏、芫花、栀子、五味子、黄柏、杏仁、厚朴、肉桂、杜仲、唐木瓜、大枣、蜀椒、花椒、吴茱萸。

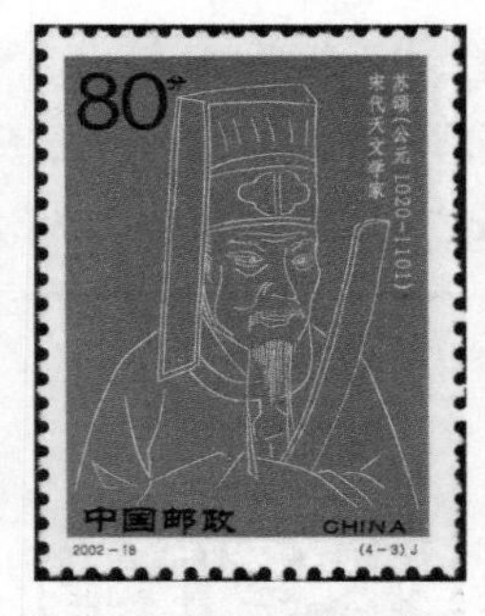

苏颂（1020年—1101年），字子容，北宋中期宰相，杰出的天文学家、天文机械制造家、药物学家。苏颂博学多才，他在科学技术方面的成就远远超过他的政绩。1061年当时王朝再次令各地绘图呈送所产药物，并由苏颂编成《图经本草》21卷。他与刘禹锡、林亿等编辑补释了《嘉祐补注神农本草》（简称《嘉祐本草》），校正出版了《急备千金方》等书。

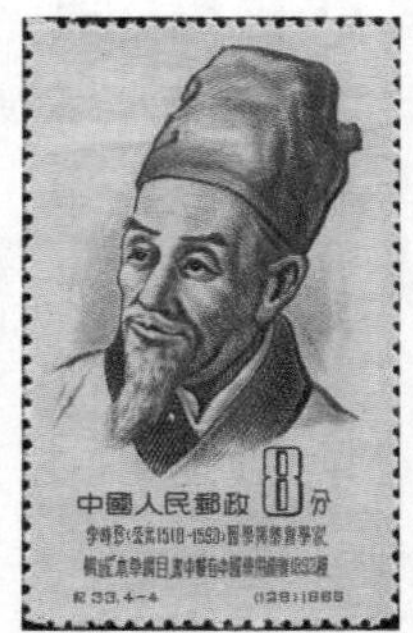

李时珍（公元1518—1593年），字东璧，晚年自号濒湖山人，湖北蕲春县蕲州镇东长街之瓦屑坝（今博士街）人，明代著名医药学家。他毕生研究于本草，翻山越岭，搜罗百氏，访采四方。始于嘉靖壬子，终于万历戊寅，稿凡三易。分为52卷，列为16部，增药374种，如三七、千年艾、绿毛龟、朱砂根等都是由李时珍发现其药物作用并记入医书的中药，最终修编成巨著《本草纲目》。该书把1892种药物分为16部60类，对每一种药物的描述都十分精确，是当时内容最丰富的分类药物学大全。

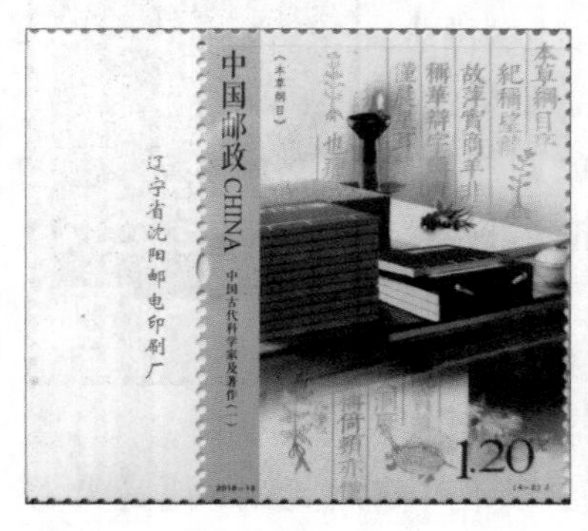

《本草纲目》极大地丰富了中药内容，许多《神农本草经》及《千金翼方》未曾记载的药物被李时珍进行了补充和完善。

中医发展到现代，始终没有停止前进的脚步。今天的中医，在古人的基础上，得到了充分的继承和发展，展现了守正创新的思维，在结合西医的诊断基础上，将中医又提高到一个新的水平。

1965年6月26日，毛泽东同志发出了“把医

疗卫生工作的重点放到农村去”的号召。于是，全国各地涌现出大批由贫下中农推荐，经过一定时期培训，具有初级医疗卫生知识和技能的农村卫生人员，通称为“赤脚医生”。赤脚医生们继承发扬传统医学的作用，采集草药治病救人。

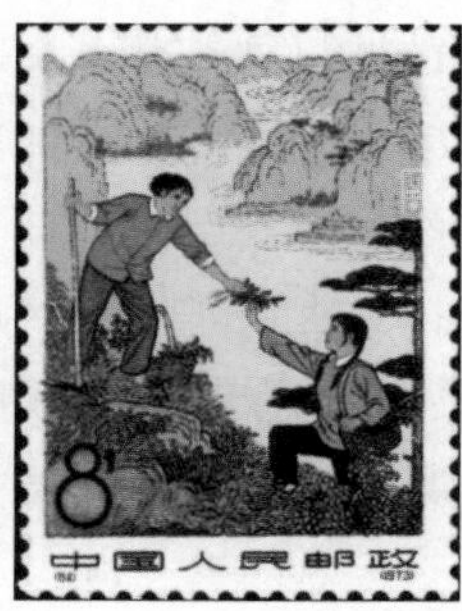

与此同时，医务工作者结合现代医学，实现了中西医结合治疗，卓有成效。针刺麻醉、小夹板治疗骨折、针拨术治疗白内障等技术得到广泛应用，在那个缺医少药的年代，极大地提高了人民的健康水平。

［**针刺麻醉**］ 在我国漫长的历史中，医家利用针刺治疗疾病引起的疼痛并积累了宝贵经验，而且史书上也早有针灸协助手术的记载，但真正把针刺应用于外科手术的针刺麻醉则发生在 20 世纪 50 年代。1958 年 8 月 30 日，上海市第一人民医院耳鼻喉科医生尹惠珠，采用针刺麻醉技术为病人进行扁桃体摘除术，取得成功，当年 9 月 5 日《解放日报》报道了此成果。此后，该院成立五官科和中医科联合协作组扩大针刺麻醉研究，在接下来的几个月里，协作组共完成了 74 例手术，成功率达 70% 以上。

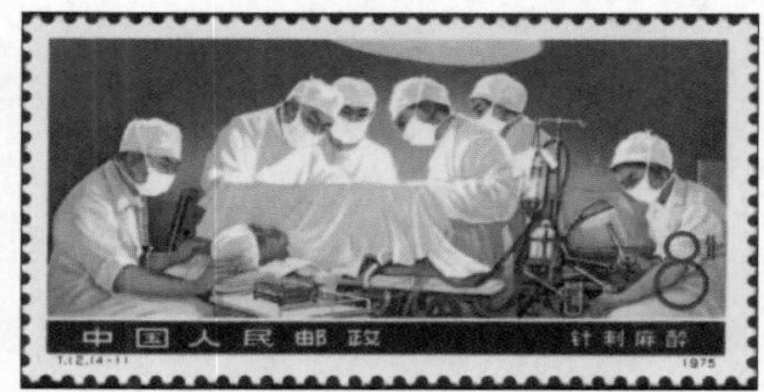

［**中西医结合小夹板治疗骨折**］ 小夹板治疗骨折为民间广泛应用的骨科治疗技术之一。841 年蔺道人《理伤续断秘方》论述了四肢及脊柱骨折的手法、手术复位及夹板固定的方法和步骤。该技术能对骨折或软组织损伤等起到积极的治疗作用，并具有一定的维持对位及缓慢复位作用，适用于四肢长管骨闭合性骨折，适应于在复位后能用小夹板固定、维持对位，以及有条件进行随访的患者。

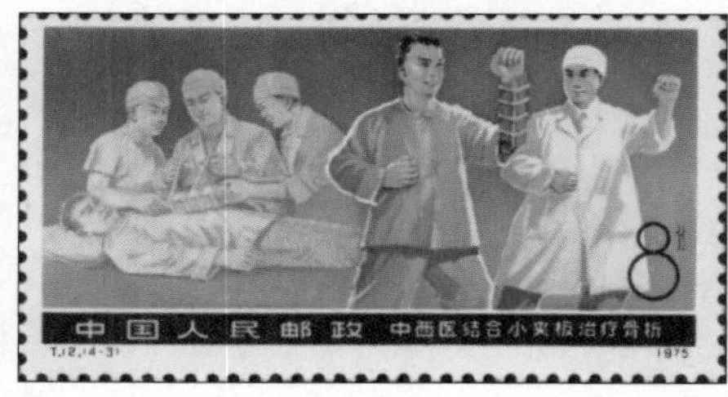

［**中西医结合针拨术治疗白内障**］ 白内障是眼内晶状体浑浊的统称，有先天性、老年性、外伤性和继发性等类型，而以老年性较为多见。白内障可引起视力障碍，可导致失明，经手术后有复明希望。在中国古代 420 年，

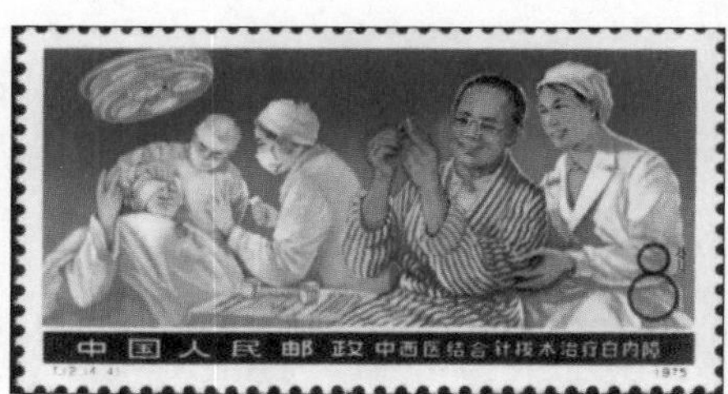

早期的金针拨白内障技术用于临床。752 年王焘撰《外台秘要》，集唐以前医学之大成，记载了金针拨内障法，在“金针拨障术”基础上，整理提高的一种手术方法。该术法器械简单，时间短，护理方便。据报道，毛泽东晚年曾患有老年性白内障，由于他当时的身体状况已不适合做手术，后经专家采用“金针拨障术”得以治愈。

如今，党和政府高度重视中医药事业，中医药发展将进入一个前所未有的新时代，也必将为健康中国做出新贡献。

第一篇

杏林春暖

神农尝百草　药性自此明

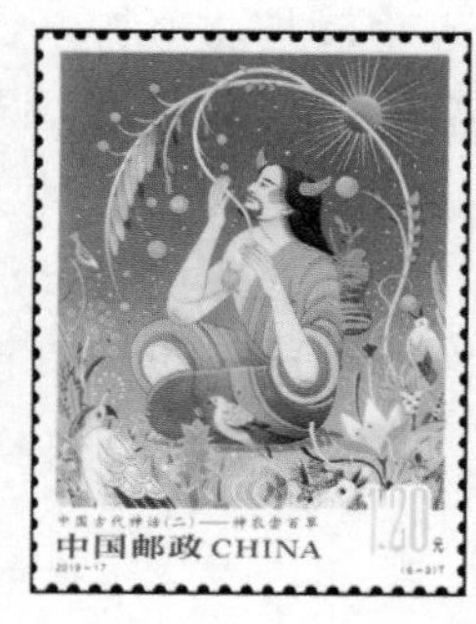

中国邮政于2019年8月6日发行了《中国古代神话（二）》特种邮票1套6枚，其中第三图是“神农尝本草”。邮票设计者倪传婧采用了插画的表现形式阐述主题。画面表达的场景是，有一次神农炎帝见赤鸟口中衔种，他十分好奇，便将赤鸟所衔之物种下，当年就获得丰收，由此发明了五谷农业。整个画面线条精致细密，东方传统的视觉元素与西方的表现技艺交相辉映，色彩绚烂，富含张力，不仅具有强烈的视觉冲击力，还充满了浓郁的东方韵味。

民间关于神农炎帝的传说故事极为丰富多彩。他是三皇之一，出生在烈山的一个石洞里，生活在新石器时代中晚期，传说其牛头人身。由于他的特殊外形和勤劳勇敢，长大后被人们推为部落首领，他的部落居住在炎热的南方，故称炎族，大家就称他为炎帝，是华夏始祖，被民间誉为“农业之神”“医药之神”和“太阳之神”。而位于湖北省西部边陲由大巴山脉东延的余脉组成的神农架，传说因神农炎帝在此架木为梯，采尝百草，救民疾夭，教民稼穑而得名。

汉代王充《论衡·幸偶》曰：“夫百草之类，皆有补益，遭医人采掇，成为良药。”所谓百草，泛指各种植物。中国几千年的中医文化，与植物紧密相连。虽然不同植物有不同的作用，但上古时期，五谷和杂草不分，药物和百花难辨，哪些谷物可以吃，哪些草药可以治病，哪些植物有毒，最初的人类谁也分不清。黎民百姓只好靠打猎为生，食不果腹，病无可医。神农炎帝及先民们在采集活动中，逐渐发现误食某些动植物会发生呕吐、腹疼、昏迷甚至死亡，而吃了另外一些动植物能消除或者减轻身体的某些病痛，或解除误食某些植物而引起的中毒现象。在渔猎生活中，又发现吃了某些动物的肢体、内脏能产生特殊的反应。

民间的疾苦和那些生活中的现象，被炎帝看在眼里，他决定亲尝百草，为老百姓寻找粮食和药物。从此，炎帝从湖北随州到陕西宝鸡，后沿渭河南下至黄河中游地带，再去江汉平原及湖南。经过长期的实践，炎帝辨识了许多植物。他尝出了麦、稻、谷子、高粱能充饥，就叫臣民把种子带回去，让黎民百姓种植。他又试尝各种红的、绿的、白的、黄的植物，哪些草是苦的，哪些是热的，哪些是凉的，哪些能医治何病，叫臣民带回去，为百姓治病。最后在湘东一带采药时，炎帝误尝"断肠草"而中毒身亡。

神农炎帝共尝出了几百种药物，了解它们的功效，遇到患有某种疾病，便有意选择某些动植物来进行治疗，并将这些动植物性能清清楚楚记录下来，在公元一世纪前后形成了我国最早的药物学文献《神农本草经》。该著作共收载药物 365 种，其中植物药 252 种、动物药 67 种、矿物药 46 种。

神农死后被葬于今陕西省宝鸡市天台山。据历史记载，为纪念炎帝，汉代以前在今湖南省炎陵县西南 15 公里的鹿原镇炎陵村白鹿原建有炎帝墓，历代帝王不断完善陵墓，不时修葺，不辍祭祀，官朝民拜络绎不绝。

嫘祖种桑养蚕"送"中药

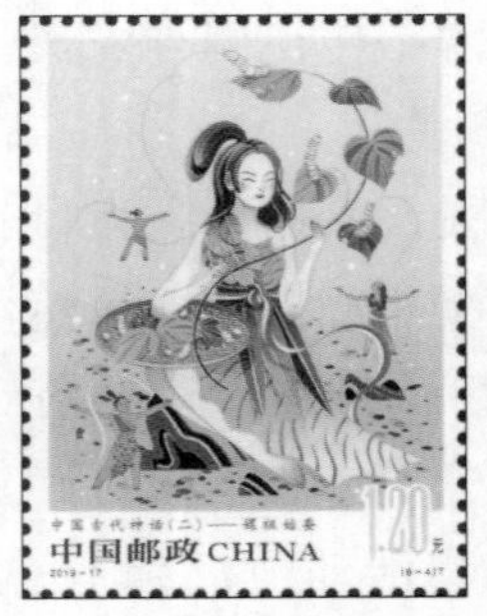

中国邮政于 2019 年 8 月 6 日发行了《中国古代神话》系列邮票第二组，其中第四图是"嫘祖始蚕"。香港插画师倪传婧设计了该套邮票。图案采用插画的表现形式阐述了主题，展现了嫘祖带领民众种植桑叶、养蚕的场面。看，画面上的嫘祖脸上带着微笑，手里提着柔软的桑条，翠绿的桑叶散落在她的身上和竹笪（dá）里，蚕宝宝正津津有味地享受着它们的美食。邮票图案中的桑及蚕都与中药有关。

桑树在中国有着 5000 多年的种植历史，自古被视为东方神木。桑树之桑叶是蚕的食料，养蚕为人类提供了编绢之术，法制衣裳，冠裳华夏、礼治中国才有了基础和开端。在中医看来，桑树的果、叶、枝、皮皆为良药，有"春采桑枝，夏食桑葚，秋收桑叶，冬取桑皮"之说。

桑枝采自春季桑树的嫩枝，味苦微辛，性平，入肝经，具有祛风湿、利关节、行水气的作用，常用于风湿关节疼痛、四肢拘挛，尤以上肢麻痹者多用，并有显著的降血压作用。

桑葚采自夏季桑树的果实，《本草纲目》称之为"文武果"。桑葚入药，始载于唐朝的《唐本草》。中医认为，桑葚味甘、性寒，入心、肝、肾经，有滋阴补血作用，并能治阴虚津少、失眠等。单食止消渴、利五脏关节、通气血，久服不饥，镇心安神，令人聪目，变白不老，解酒毒等功效。药理研究表明，桑葚入胃能补充胃液的缺乏，促进胃液的消化，入肠能促进肠液分泌，增进胃肠蠕动，因而有补益强壮之功。

桑叶是桑树的干燥叶子，每年霜降后采收的桑叶叫"霜桑叶"，味苦、甘，性寒，有疏散风热，清肺润燥，清肝明目的功效，常用于治疗风热感冒、肺热燥咳、头晕头痛、目赤昏花等病症。如今桑叶还成了餐桌上的美食，2013 年湖州南浔辑里村人开发了桑叶菜，用于火锅店、养生美食馆、农家乐等场所，成为备受人们关注的健康菜。

桑白皮为桑树根部的干燥皮，始载于《神农本草经》，味甘、性寒，归肺、脾经，具有泻肺平喘、行水消肿的功效，主治肺热喘咳、尿少水肿、面目肌肤肿胀等。《本草纲目》记载，桑白皮长于利小水，即实则泻其子也，故肺中有水气及肺火有余者宜之。

《史记》提到黄帝娶西陵氏之女嫘祖为妻，她发明了养蚕，为"嫘祖始蚕"，神话传说中把她说成养蚕缫丝的创造者。朱熹在《通鉴纲目·前编》中指出，"西陵氏之女嫘祖为帝元妃，始教民育蚕，治丝茧以供衣服"。中国是世界上最早开始养蚕缫丝的国家，然而蚕对人类的贡献远远不止于编绢制裳、御寒取暖。在养蚕过程中，受江南湿润气候条件的影响，一种叫"白僵菌"的细菌容易滋长。当蚕长到四五龄时，很多免疫力弱的幼蚕就会感染"白僵菌"死亡，从而形成一味名贵的中药材——白僵蚕。

白僵蚕又名天虫，味辛、咸，性平，《本草纲目》记载："僵蚕，蚕之病风者也。治风化痰，散结行经，所谓因其气相感，而以意使之者也。"但要让自然成形的僵蚕成为良药，还需要古法的炮制技艺，即将麦麸放入锅内，待升温冒烟后，放入白僵蚕进行炒制，等僵蚕颜色从白色变成黄色时，筛去麸皮，这就是中药炮制中的"麸炒僵蚕"。现代研究认为：白僵蚕主要成分有蛋白质、脂肪以及大量草酸铵，白僵菌干菌丝等，具有抗惊厥、抗凝、催眠、抑菌等作用。

蚕沙是家蚕的干燥粪便，味甘、性温，入肝、脾、胃经，有燥湿祛风、和胃化浊、活血定痛之功，常用于治疗风湿痹痛、头风、头痛、皮肤瘙痒、腰腿冷痛、腹痛吐泻等。古人将蚕沙炒热后装入袋中，趁热敷患处，可治诸关节疼痛，半身不遂。民间用蚕沙作枕芯填充物，有清肝明目之效。此外，《本草纲目》也记载了蚕蛹、蚕茧和蚕蜕均有一定的药效作用。

建安神医与“心肺复苏术”

建安是东汉末年汉献帝的第五个年号，从建安元年（196年）1月到建安二十五年（220年）3月，是汉末历史中最精彩的一个时期。在建安年间，不仅出现了建安七子和建安文学（在曹操父子的推动下，以曹操、曹丕、曹植为代表），也出现了“建安三神医”，即华佗、张仲景和董奉。

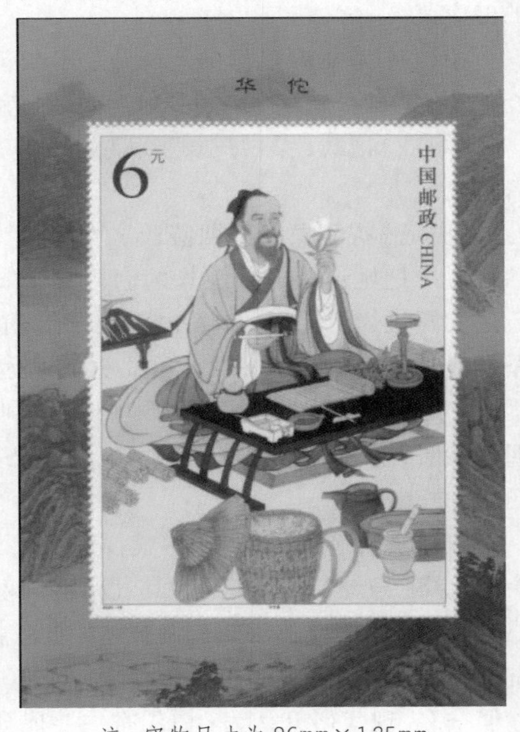

注：实物尺寸为 86mm×125mm

建安三神医中，华佗和张仲景去世的时候，董奉还未出世，而华佗和张仲景两人的生卒时间相差不过五六年，而且从两人对“心肺复苏”有相似的观念和技法来看，他俩可能有所交往。华佗以外科为主，号称“外科鼻祖”“外科圣手”，而张仲景以内科为主，被誉为“医圣”。从他们如出一辙的救治缢死者时的辨病方式和采用的技法，可以推断1800多年前，用心外按压和人工呼吸的办法抢救缢死者，已初步成为当时医界

的共识。

《华佗神方》卷十七“急救神方”之一“救缢死神方”介绍了对病情及预后的判断：“凡自缢死，旦至暮，虽已冷，必可活。暮至旦，则难疗。此谓其昼则阳盛，其气易通；夜则阴盛，其气难通也。”接着详细地讲解了治疗技法：“先徐徐抱解其绳，不得截断，上下安被卧之。一人以脚踏其两肩，手挽其发，勿纵之。一人以手按据胸上，数动之。一人摩捋臂胫屈伸之，若已僵，但渐渐强屈之。并按其腹，如是一炊顷，气从口出，呼吸眼开，而犹引按莫置，亦勿苦劳之。并稍稍与以粥汤，自能回生。”

张仲景的《金匮要略》“杂疗方第二十三”也有类似记载。可见 1800 多年前，古代医家就已经采用屈伸手臂，按压胸廓的人工呼吸法和胸外心脏按压法，综合急救缢死的一类人。

“口对口吹气法”在我国民间也早就用于急救。《中藏经》下卷“治缢死方”即有所载。《中藏经》又名《华氏中藏经》，成书年代尚无定论。一是传说为华佗所作，二是认为六朝人（3—6 世纪）辑录华佗遗方所作，特假托华佗之名而已。无论哪种观点都说明我国开始使用“吹气入口”急救法已有 1600 年以上的历史。

诚然，我国古代医家开创的胸外按压和吹气入口救治技术，还未形成当今心肺复苏术中要求的具体指标和参数，没有查到每分钟胸外按压的次数、按压时胸廓下陷的深度、口对口人工呼吸的频率等，但 1800 多年前已经要求人工呼吸至少要持续一两个小时，不辞劳苦坚持到底，是取得成功的关键。这一宝贵经验，已为历来施行急救的大量病例所证实。虽然现代医学对其实施步骤仍处在不断地变更、调整中，但我国建安神医创立的抢救缢死者胸外按压和吹气入口的做法，暗合了现代医学心肺复苏术的基本原理。

麻醉药鼻祖麻沸散

2020 年 8 月 19 日正值我国第三个医师节，国家邮政部门发行了古代名医《华佗》邮票以示纪念。

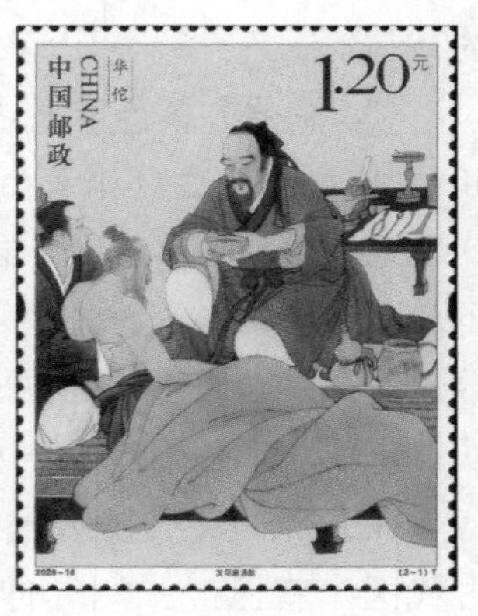

该套邮票采用中国传统工笔绘画的表现方式，由全国中国画学会副会长、中国美协中国画艺委会副主任高云先生创作完成。邮票第一图“发明麻沸散”，展现了华佗为病人施用“麻沸散”准备进行外科手术的场景。画面中一位头发灰白、瘦骨嶙峋的老年病人坐卧在床上，痛苦的面容不仅是因为疾病本身，还担心手术带来的剧痛。身后那位年轻的家属抱扶着病人，并露出祈求的眼神。华佗身后的案几上放着刀、针等器械，告诉人们病人将经受手术治疗；周边的捣药罐、水壶、葫芦等用具，说明华佗刚调制完药物，正将这碗药递给病人。

华佗手中的这碗药，正是他发明的、用于手术治疗过程中使病人入睡从而感觉不到疼痛的麻醉药——“麻沸散”。

华佗医术全面，亦擅长外科，被后人称为“外科圣手”“外科鼻祖”。为了保证手术效果，他研制出“麻沸散”用于手术。《后汉书·华佗传》记载：“若病发结于内，针药不能及者，乃令先以酒服麻沸散。既醉，无知觉，因刳破腹背，抽割积聚。若在肠胃，则断截湔洗，除却疾秽，既而缝合，敷以神膏，四五日创愈，一月之间皆平复。”

据传，华佗从山中的猎人那里得知，狒狒食用一种红褐色的果子后，就昏睡不醒，而且全身柔软无力，任人摆弄。有一位猎人还尝试着吃了一颗这种果子，没想到竟然浑身麻木，接着就迷迷糊糊地昏睡过去，好久方才苏醒过来。华佗因此研发制成散剂，用来减轻外科病人的痛苦，取名为“麻狒散”，时日一久，加上口耳相传，“麻狒散”便变成“麻沸散”而流传下来。

华佗发明和使用麻醉剂，比西方医学家使用化学麻醉剂进行手术要早1600多年。西医用笑气、乙醚、氯仿等化学麻醉剂进行外科手术仅有200年左右的历史。1799年英国化学家戴维发现了“笑气”，一年后他提出在较小的外科手术时，可用笑气止痛。1842年3月30日，美国佐治亚州麻醉医生克劳福德·威廉森·朗为一名摘除颈部肿块的病人成功地实施了第一例乙醚全麻。

健身功法五禽戏

《庄子》曾载："熊经鸟伸，为寿而已矣。"《华佗传》则有如下记载：佗语普曰："吾有一术，名五禽之戏，一曰虎，二曰鹿，三曰熊，四曰猿，五曰鸟，亦以除疾，并利蹄足，以当导引。体中不快，起作一禽之戏，沾濡汗出，因上着粉，身体轻便，腹中欲食。"普施行之，年九十余，耳目聪明，齿牙完坚。

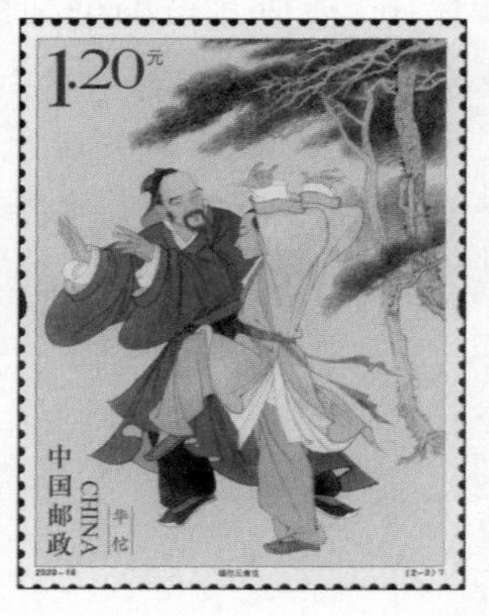

从上述史料记载可见，东汉末年著名医家华佗在"是以古之仙者为导引之事，熊颈鸱顾，引挽腰体，动诸关节，以求难老"的基础上发明了健身功法五禽戏，该功法对于强身健体有很好的作用。

中国画学会副会长、中国美术家协会中国画艺委会副主任高云先生采用中国传统工笔绘画的表现方式创作的《华佗》邮票，第二图"编创五禽戏"中，华佗正在指导一名年轻人练习该功法。在一片松树林中，年轻人双手成鹿角状，上举过头顶，右脚单肢独立，左腿做出蹬腿动作。在一旁的华佗则神情专注地比划着，教导年轻人掌握正确的动作要领，纠正不规范的动作。

五禽戏是华佗根据中医原理，以模仿虎、鹿、熊、猿、鸟五种动物的动作和神态编创的一套导引术。五禽戏的动作遍及全身，其指导思想缘于传统的中医理论。按华佗自己的话说是"人体欲得劳动，但不当使极尔。动摇则谷气得消，血脉流通，病不得生，譬犹户枢不朽是也"。五禽戏正是通过人体模仿虎、鹿、熊、猿、鸟五种动物的动作和神态，使全身肌肉和关节骨骼都得到放松与舒展。

练虎戏能增强挟背穴和督脉的功能，缓解颈肩背痛、坐骨神经痛、腰痛等症状。练鹿戏是围绕腰部来做运动，经过练习有利于缩减腰围，强肾健身。练熊戏有健脾胃、助消化、消食滞、活关节等功效，起到调理脾胃，缓解滞食、消化不良、食欲不振等症状。练猿戏，其动作遵循“提吸落呼”的呼吸方式，上提时吸气缩胸，全身团紧；下落时放松呼气，舒展胸廓，有助于增强心肺功能，缓解气短、气喘等症状。练鸟戏时动作轻翔舒展，可调达气血，疏通经络，祛风散寒，活动筋骨关节，防治关节炎，并能增强机体免疫力。

除了练功产生舒筋活血的直接保健功效外，华佗尤其强调在练习该功法时的导引作用。导引通过将意与形相结合，使心脏生理正常，从而引导血气于周身畅通。古代医家认为，心为神之居，主掌血脉运行，对人体各个脏腑均有重要的调节作用，心脏正常的推动作用才能将血液输送到全身各个部位。为此，它也是历代宫廷重视的体育运动之一。

现代医学研究也证明，五禽戏不仅使人体的肌肉和关节得以舒展，而且有益于提高心肺功能，改善心肌供氧量，提高心肌排血力，保持组织器官的正常功能。2011 年 5 月 23 日，五禽戏被列入第三批国家级非物质文化遗产名录。

医圣张仲景与中医药堂

东汉著名医学家张仲景是南阳郡（今河南南阳）人，自幼聪颖好学，后拜本郡名医张伯祖为师，潜心钻研，医术超群。

相传汉献帝建安中期，张仲景任长沙太守。那时，当地伤寒流行，死亡者甚多。这从他于公元 196—204 年间著成的《伤寒杂病论》一书中可见一斑。张仲景在“自序”中记载：“余宗族素多，向余二百，建安纪年以来，犹未十稔，其死亡者，三分有二，伤寒十居其七。”后来，张仲景弃官行医，走街串巷，深入民间为百姓治病，潜心研究疾病的诊治，广泛搜集单方、验方草药等，确立了辨证施治、理法方药的临床诊治体系。此后的 1800 多年来，张仲景《伤寒杂病论》中记载的药方被广泛应用，直至今天仍在治病救人的过程中发挥着卓越的作用。

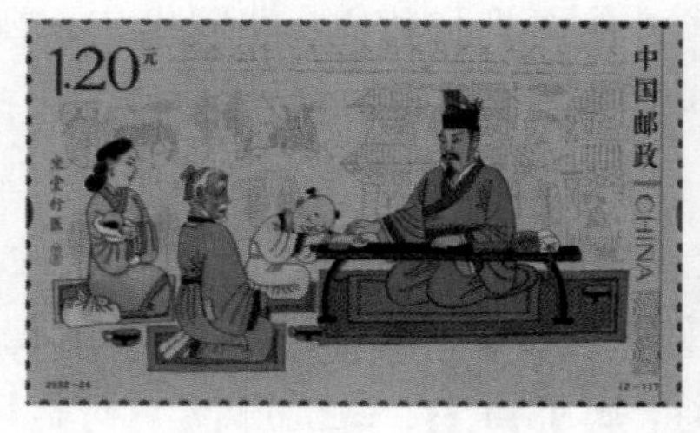

张仲景作为一代名医，被后世医家称为“医圣”，他的贡献不仅仅在经方的研究和应用上，还建立了颇具特色的“中医药堂”。据考证，张仲景任长沙太守时，伤寒病流行，常常一边是繁杂的公务，另一边是随时等候在公堂之外的患者。张仲景为拯救百姓，经常在公堂上边断官司边行医，忙里偷闲给穷苦百姓切脉开方，并习惯在自己的名字前冠以“坐堂医生”四个字。

后世行医者为纪念和弘扬他的高尚医德，纷纷效仿，形成“前堂后坊”的格局。在后作坊有贮药间、药材炮制间、制药间和成品库，在前店堂则调配汤剂处方及出售后坊中生产的中成药，店中的医生便沿用“坐堂医生”的名称。从此，数不清的大小中医药堂应运而生。

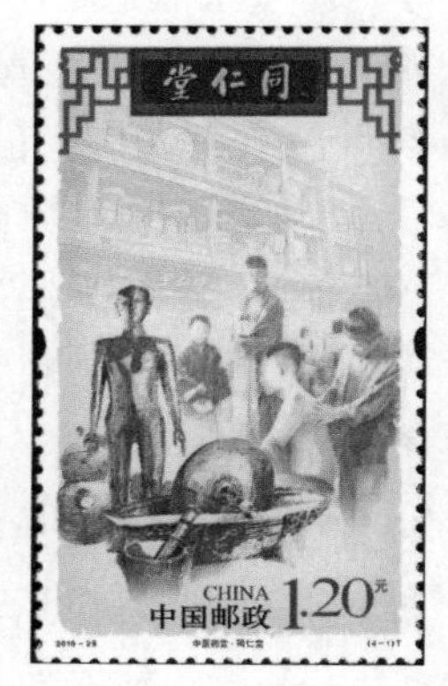

其中不乏有一些知名的中医药堂，传承和延续着中医药文化，他们的产品至今仍然是治病的良药。中国邮政于 2010 年 11 月 20 日发行《中医药堂》特种邮票 1 套 4 枚，分别展示了北京同仁堂、杭州胡庆余堂、苏州雷允上、广东陈李济等四家老字号，它们成了众多中医药堂的佼佼者，是大家公认的最有名的中医药堂，被列入“国家级非物质文化遗产”名录。

邮票设计师李晨以写真的技法，表现出中医药堂的药用器具，以及后柜加工炮制和制药过程。其中“同仁堂”邮票的主图为制药器具（铁药碾）、针灸铜人像和老中医在店堂里为患者切脉看病时的场景，上面为“同仁堂”牌匾，背景为“同仁堂”店铺外景。整套邮票中展示了多种传统中药器具：金铲银锅（胡庆余堂镇馆之宝）、铜杵臼、铁药碾、煎药罐、药罐、戥秤、乳钵以及泛制丸药等器具，邮票画面上还出现了胡庆余堂药品包装广告纸、雷允上中药、陈李济堂吹制传统蜡壳技艺等。这些传统中医药器具和中医坐堂的画面，充分展现了中医药传统文化源远流长的历史。

张仲景之“医圣”美誉的形成

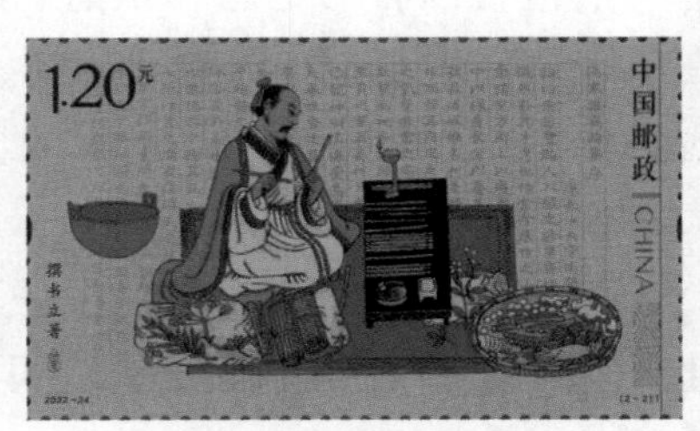

张仲景是东汉末年著名医学家，强调“勤求古训，博采众方”，收集大量资料及实践经验，撰写了《伤寒杂病论》16 卷，确立了六经辨证的治疗原则，阐述了治疗疾病过程中理法方药的统一，成为后世医家研习中医的经典著作，被尊称为“医圣”。

1632 年，在河南南阳城东，当地农民掘井时挖出一块石碑，上面写着“汉长沙太守医圣张仲景墓”。那么，历史上从何时起张仲景开始被称为“医圣”呢？

翻阅有关史料，在汉代，并没有人称张仲景为“医圣”。南朝宋时期的历史学家范晔编写的《后汉书》，全书主要记述了东汉光武帝建武元年（25 年）至汉献帝建安二十五年（220 年）的史事，张仲景大约生卒于这个历史时期内，但书中没有提到张仲景，可见当时他的学术成就并未引起重视。

晋代医家王叔和（210—280）出生后不久，张仲景便过世了，但他对张仲景十分敬仰，对因战争而散佚零乱的《伤寒杂病论》进行整理，重新加以编次，形成了《伤寒论》和《金匮要略》。在《伤寒论·伤寒例》中提及“今搜采仲景旧论，录其证候诊脉声色对病真方有神验者，拟防世急也”。晋代医家皇甫谧（215—282）曾在其所著《针灸甲乙经》序言中讲道：“伊尹以元圣之才，撰用《神农本草》以为《汤液》。汉张仲景论广《汤液》，为数十卷，用之多验。近世太医令王叔和，撰次仲景遗论甚精，录其证候诊脉声色对病真方有神验者，拟防世急也。”他们均直呼其字“仲景”而没有称“医圣”。

南朝齐、梁时期的名医陶弘景在《辅行诀脏腑用药法要》中说：“诸名医辈张机等咸师式此《汤液经》。”唐代名医孙思邈《千金要方》曰：“江南诸师秘仲景要方不传。”《外台秘要》作者王焘反复称该书引用了“张仲景方”“仲景方”……由此可见，在唐代也基本无人称张仲景为“医圣”。

1065 年，宋代国家校正医书局官员林亿、孙奇、高保衡在校勘刻印《伤寒论》

时，在《伤寒论序》中写道："伊尹本神农之经，仲景本伊尹之法，得不谓祖述大圣人之意乎？"首次提到了张仲景的行为是继承了古代大圣人的旨意，虽然与"圣"搭上了边，但也没有称他为"圣"。即使到了金代成无己，也没有称张仲景为"医圣"。成无己在《注解伤寒论》和《伤寒明理论》中仍遵循宋代国家校正医书局的说法。

1182年金人刘完素在其《素问玄机原病式》中说："仲景者，亚圣也。"但也没有直接称张仲景为"医圣"。此后元代的王好古认为："殷伊尹用《本草》为汤液，汉仲景广《汤液》为大法，此医家之正学，虽后世之明哲有作，皆不越此。"仍直呼张仲景的名字，说明当时称张仲景为"亚圣"仍未得到普遍认同，更不用说称其为"医圣"了。

1589年，距离张仲景去世已经过去了1300多年，明代错简派创导人、伤寒研究大家方有执，在其《伤寒论条辨》一书中首次提道："……称仲景曰圣"，从此以后，在医学著作里，才逐渐把张仲景称为"圣"，也就成了"医圣"。

孙思邈的学医疗亲

在新中国邮票发行史，将一位古代的科学家，特别是医学家两度搬上方寸是绝无仅有的事，能够享受到此项殊荣的便是隋唐时代的著名医学家、药物学家孙思邈。半个多世纪以前的1962年，前邮电部发行《中国古代科学家》时用二枚邮票表现了这位医学家及其突出贡献；2014年信息产业部发行《中华孝道》时再次让孙思邈入主方寸天地。（注：2018年发行《中国古代科学家及著作》，使李时珍成为两度登上邮票的古代科学家。）

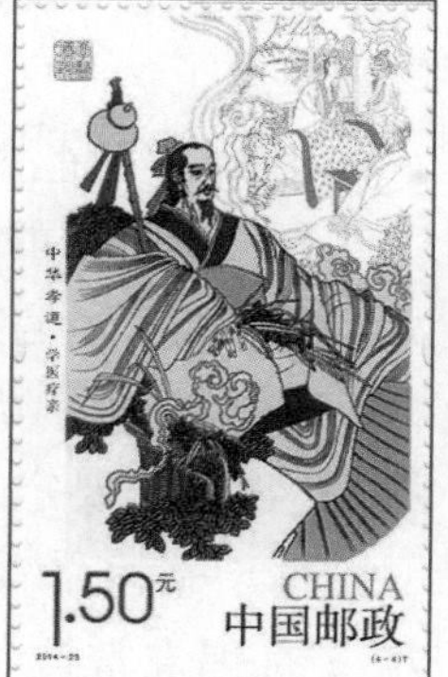

现代人对孙思邈的了解一方面是他高尚的医德情操，被视为以德养性、以德养身、德艺双馨的典范。另一方面是孙思邈用毕生精力研究医药学，他坚持辨证施治，创立了从方、证、治三方面研究《伤寒杂病论》的方法，开创了后世以方类证的先河。公元652年编著了《备急千金要方》30卷，是我国最早的医学百科全书；30年后又编写了《千金翼方》30卷。这两部书中共记载800多种药物和5300多个药方，对脉学、药学、针灸、食治、妇婴病、营养缺乏病、个人卫生、眼科学及医学道德等进行了详尽阐述，既论述了病理，又兼取民间杂方，还涉及按摩、导引、吐纳，在食疗、养生、养老方面做出了巨大贡献，可谓集唐朝以前中医学之大成。

就是这位赫赫有名的古代医学家、药王最初的学医动机竟是为了给父母治病，最终却成了民间"学医疗亲"的孝道传说。孙思邈7岁时，干木匠行当的父亲得了雀目病（即夜盲症），母亲患了粗脖子病（即甲状腺肿）。孙思邈就坚定了"要做一名医生，好给父母亲治病"的决心。父亲见孙思邈一番孝心，便送他到城外一座土窑里去当学徒。在此后的三年间，孙思邈经常向师父问这问那，常常使师父感到为难。后来，他知道师父只会用一些土方治病，根本不懂得药理，师父也知道徒弟的心思，就将他介绍到铜官县里的一位名医那里，临别前还送给孙思邈一本《黄帝内经》。孙思邈到了铜官，找到了这位名医，在他那里一边学习，一边研究《黄帝内经》，医学知识长进不少。但这名医也不知道如何治雀目病和粗脖子病，令他十分失望。翌年，孙思邈回到家乡开始给乡亲们治病，他边行医治病，边继续拜师学艺寻找能治疗双亲痼疾的名医，终于从乡邻乡亲那里得知太白山麓有一位叫陈元的老郎中能治他母亲的那种病。孙思邈喜出望外，第二天就去了太白山。他走了半个月，终于打听到陈元郎中。在陈元那里，孙思邈学到了治粗脖子病的祖传秘法，可是如何治雀目病仍毫无头绪。师徒二人潜心研究发现患雀目病的大多是贫苦人，而有钱人却很少得这种病，因此他俩考虑可能跟营养不济有关。于是孙思邈按照师父的话让病人每天吃几两肉，但病人试了一个月毫不见效。不甘心的他又翻遍大量医书，终于找到"肝开窍于目"的解释，就给那位病人改吃牛羊肝，不到半个月果然见效。孙思邈回家后立即用在太白山学到的方法给父母治病，不久父母的病都痊愈了。为父母治病的孝心，使孙思邈成为名垂史册的"药王"。

在为父母亲治疗痼病的寻医问药过程中，孙思邈不仅取得了用动物的肝脏治疗夜盲症、用羊的甲状腺治疗地方性甲状腺肿的成功，还总结出了许多其他的宝贵经验，如"阿是穴"和"以痛为腧"的取穴法；用牛乳、豆类、谷皮等防治脚气病；对于孕妇，提出住处要清洁安静，心情要保持舒畅，临产时不要紧张；对于婴儿，提出喂奶要定时定量，平时要多见风日，衣服不可穿得过多；饮食应有所节制，不要过于暴饮暴食；气血应注意流通，不要懒惰呆滞不动；冲破传统，首创了"复方"；提倡发常梳、目常运、齿常叩、漱玉津、耳常鼓、面常洗、头常摇、腰常摆、腹

常揉、摄谷道、膝常扭、常散步、脚常搓的养生方法，被后人称为“孙思邈养生十三法”，在今天看来，仍然有其一定的现实意义。

敦煌壁画中的“形象医学”

位于甘肃省敦煌市城东南25公里的敦煌壁画，总计45000余平方米，是世界上最大的画廊。我国邮电部曾先后发行6套26枚以敦煌壁画为题材的特种邮票。一般认为，敦煌壁画的内容可分为说法图（佛像画）和经变（佛经故事画）两大类，但近年来敦煌学研究专家发现，壁画中还蕴含着丰富的反映古代华夏民族同疾病做斗争的“形象医学”。

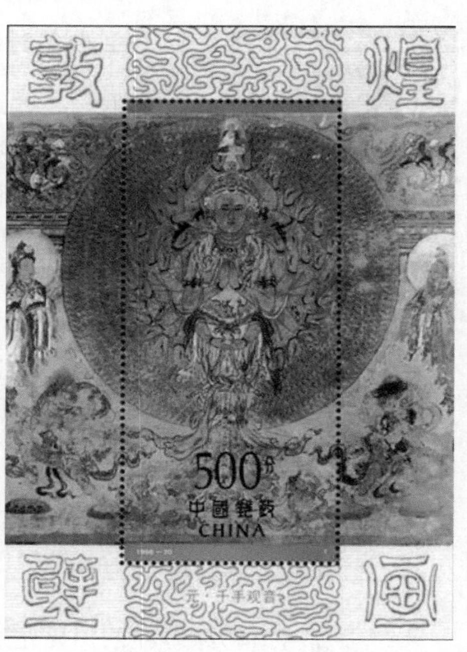

注：实物尺寸为96mm×135mm

据敦煌中医药学研究专家、甘肃中医学院院长丛春雨介绍，敦煌壁画中的“形象医学”有近百幅。例如在302窟中，有一幅由两组画面构成的治病施药的壁画，上组画的是一个裸体患者卧在席子上，亲属在两旁握其双手，医生正面对患者诊断病情；下组画的是一个虚弱裸体的病人被人扶起，前面是一位正在调剂药物的医生，医生身后站着一位捧着药钵的少女，准备侍候病人服药。这显然是古代民间的画师用现实生活中的场景来形象地表现佛教经变故事的行为。

在296窟还绘制了一个人在有屋顶的厕所内大便的一幅壁画。此外还有表现揩齿刷牙、剃头洗浴、气功健身 、煮沸牛奶、在水井上架设防止杂物、垃圾的围栏、用芨芨草扫帚打扫庭院、马圈等社会医疗卫生和环境卫生的壁画，再现了古丝绸之路千百年前的民俗生活片断和医疗卫生水平，是研究我国隋唐时代的环境卫生学极其宝贵的形象资料。

郭沫若的中医缘

郭沫若是我国著名的作家、诗人、历史学家等，虽然他曾经反对过中医，但他的一生与中医有着不解之缘。

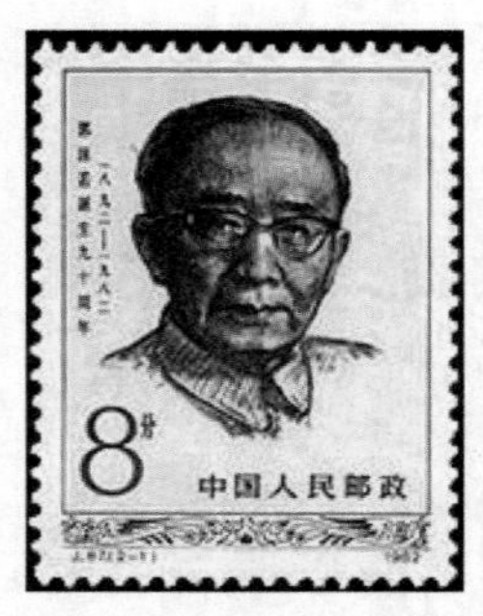

一、少年时代学医梦

“佛救世界众生，皆与医门差小异；我读越人列传，心随桑子饮上池。”这是郭沫若少年时代创作的一副对联。在上联里，郭沫若认为医学比菩萨更能为人们解除灾难，并且用“差小异”三个字，暗示了佛教理论的虚无缥缈，肯定了中医学的伟大。在下联里，郭沫若运用了《史记·扁鹊传》中的良医长桑君取怀中药赐扁鹊的典故，表达他渴求学习医术、悬壶济世的志向。少年时代强大的学医愿望，促使他于1914年赴日本学医。可是，回国后，他深深地感到，医术只能医治人民躯体的病痛，不能拯救整个中华民族的灵魂。激发民众觉悟比医疗病痛更为重要，于是，他便毅然弃医从文，用一支笔去呼唤“沉睡”的人民大众。

二、中医治疗救性命

17岁那年，郭沫若在四川嘉定城读初中。那年中秋过后，郭沫若总感到非常疲倦，并且头痛。随后，他回到家里休息，躺在床上便晕厥过去。郭沫若的父亲是一个“土郎中”，急忙给儿子开了一剂温和的汤药，可是，没有疗效。于是，他就请中医宋相臣诊疗疾病。宋相臣为其切脉后，开了药量很大的附片、干姜，可是，一剂药吃下去，郭沫若的口腔黏膜都变黑了。随后，郭沫若的堂叔请了一位老中医，他为其切脉后，开了剂量很大的芒硝、大黄，郭沫若服药后，才开始苏醒过来。接着，又经过20多天的中药调理，郭沫若的疾病虽然治愈了，但是留下了腰痛等后

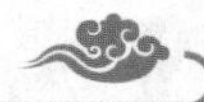

遗症。

另一次，是在 1959 年，郭沫若担任中国社会科学院院长时，因右侧肢体活动不便，便请著名老中医郑卓人医治。郑卓人知道郭沫若事务繁忙，没有时间煎中药，便向郭老推荐一个民间验方——桑枝酒。郭沫若按照处方配好了桑枝酒，连续服用 3 个月后，他的右侧肢体果然活动自如了。郭沫若心里很高兴，便写了“从民间来到民间去；结什么果种什么田”的对联送给郑卓人，以表示谢意。

三、中医养生保康健

郭沫若的养生之道是：长期坚持静坐和注意合理饮食。由于幼年时患过重病、青年时期东渡日本留学又患过伤寒，他的身体并不强健。可是，他长期坚持静坐健身法，起到了延年益寿的作用，享有 86 岁高寿。

1914 年，郭沫若由于用脑过度，导致出现了神经衰弱症、心悸、乏力、多梦等症状。一次偶然的机会，他读到一个以“静坐”养病、健身的故事后，就开始试着每天清晨起床与晚上临睡时各静坐 30 分钟。就这样，不到半个月，他的睡眠质量大有好转，胃口也好了，渐渐地连骑马也不觉疲惫了。郭沫若认为，静坐可以使大脑得到充分的调整和休息，还可以防病健身、修养性情。

郭沫若在饮食上，形成了自己的养生素食经，不追求滋补，力求日常饮食多样化。他以素食为主，喜欢采摘一些野菜以及药食同源的植物叶子、茎和花来食用，不吃过于油腻的荤食。他经常吃的菜肴有：清炒油菜、海米炒芹菜、清蒸鱼和醋椒鱼等。郭沫若注重粮食混合吃，充分摄取多种营养素，起到营养互补、取长补短、有益健康的作用。

四、赋诗作词颂草药

郭沫若的一生写下大量的文学作品，其中有专门为中草药赋诗、作词的作品，比如《题灵芝草》：“茎高四十九公分（1 公分 =1 厘米），枝茎处处有斑纹。根部如鬃光夺目，乳白青绿间紫金。”在其诗集《百花齐放》中咏花百种，其中也有中草药，如第七十首“僧鞋菊”中写道：学名叫“阿科尼同”不要见怪，紫碧色的花朵在秋季盛开，中国的庭院中颇受人栽培，根据花形给起了一个怪号——僧鞋。本品有毒素，根部可治疗瘰疬、肿痒、脚气等，还有利尿、杀虫、麻醉的作用。

孙中山先生与中医

孙中山是中国近代民主主义革命的先驱，早年曾学医，26 岁毕业于香港西医书院，随后在澳门、广州等地行医；在他生命的最后时期，不愿接受中医治疗。基于这些片段，有人认为孙中山对中医持“反对”态度。其实这种论断属于以偏概全。仔细回顾孙中山的一生，有许多细节佐证了他对中医学的认可，及与中医浓厚的情缘。

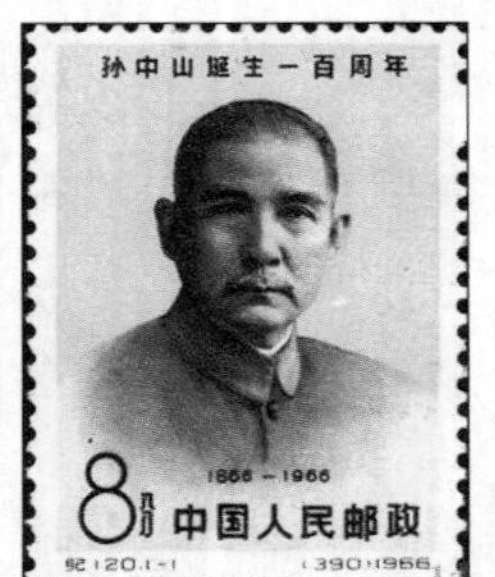

一、重视食疗养生

孙中山对中医学及食疗养生等都有研究，曾用黄花菜、黑木耳、豆腐、豆芽（四物汤）作为自己的养生菜品。萱草又名黄花菜、金针菜，性甘凉、无毒，《本草纲目》记载其有利水、凉血、健胃、补脾、通便等功效。《神农本草经》记载，木耳具有养血、活血、收敛等作用。豆芽为“大豆黄卷”，味甘平，主湿痹、痉挛、膝痛。众所周知，豆腐富含蛋白质和钙，必需氨基酸组成与肉类相似，属于优质蛋白质，具有丰富的营养价值。孙中山集四种素食之精华组成“四物汤”，缘于他对中医学食疗的认可。

孙中山将中医学养生知识应用于日常生活中还有其他例证，如“猪血豆腐汤”是其家常便菜。更有趣的是，孙中山还把“四物汤”、猪血、豆腐都写进了《建国方略》中。上海徐家汇图书馆保存的《建国方略》第一章“以饮食为证”中写道：“金针、木耳、豆腐、豆芽等品，实素食之良者，而欧美各国并不知其为食品者也。”“猪血涵铁质独多，为补身之上品。凡病后、产后及一切血薄之人，往时多以化炼之铁剂治之者，今皆用猪血以治之矣。”他还从化学的角度分析猪血的营养价值：“盖猪血所涵之铁，为有机体之铁，较之无机体之炼化铁剂，尤为适于人之身体。”孙中山认为英美人不吃猪血之类的动物内脏，是因为他们不懂得其营养价值。《建国方略》又云：“中国素食者必食豆腐。夫豆腐者，实植物中之肉料也。此物有肉料之功，

而无肉料之毒。”

二、推崇中医“救民疾苦”

1916 年 8 月，杭州、绍兴等地的同盟会会员邀请孙中山到绍兴共谋发展。刚到绍兴，孙中山的随从胡汉民因一路受凉突发疾病，上吐下泻。绍兴《越铎日报》社社长孙德卿请绍兴著名中医学家裘吉生连夜给予诊治。经裘医生诊断，胡汉民患“赤痢”。裘医生随即进行了辨证施治，但他正欲提笔开方时又转念一想：胡身体这么虚弱，若按常规开方抓药，再去煎好服用，必然会耽误时间，同时胡是怀疑中医疗效之辈，不一定接受。于是他回到医院，把药煎好后再按西医的方式分装在若干支玻璃安瓿内，连夜派人送去。翌日，胡的病就明显好转，孙中山对裘吉生非常嘉许。孙中山在绍兴住了 3 天，临走时挥笔题写“救民疾苦”，让人转赠给裘吉生。

三、最终接受中医治疗

坊间一直认为孙中山宁死不吃中药。事实又是怎样的呢？孙中山从政以后因积劳思虑过度患顽固性失眠症，章太炎曾为他辨证，用礞石滚痰丸治之，他遵嘱服药而愈。礞石滚痰丸由金礞石（煅）、沉香、黄芩、熟大黄等组成，具有降火逐痰之功效，主治痰火扰心所致的癫狂惊悸，或喘咳痰稠、大便秘结。

1925 年 1 月 23 日孙中山出现黄疸及肝肿大，26 日入协和医院，当天上午，孙中山在协和医院接受手术治疗。打开腹腔后，医生确诊其为肝癌晚期，无法施治。2 月 17 日，时任协和医院院长刘瑞恒正式以英文通知孙中山家属，认为已无法治疗。在这种情况下，围绕孙中山的治疗问题有几种不同声音：一是以宋庆龄、张静江为首极力主张请中医治疗；二是汤尔和等西医师坚决反对请中医治疗；三是孙科和汪精卫则犹豫不定。宋庆龄等人都请孙中山改用中医。但当时西医院中是容不得中医、中药的，协和医院的态度十分明确，要服用中药就必须搬出医院，即便是孙中山也不能例外。孙中山认为：“在医院受西医诊视，而阴服中药，以不诚待人，此绝不可以。如必须用中医，须迁出医院再议。”2 月 18 日，孙中山办理出院手续，迁至铁狮子胡同行馆。中华书局出版的《孙中山年谱》明确记载，他“自协和医院移居铁狮子胡同行馆，改聘中医治疗”。《国父年谱初稿》下册同样记载着：“是日，先生离协和医，乘医院特备汽车，缓驶至铁狮子胡同行辕。家属及好友同志多以为医院既经宣告绝望，仍当不惜采取任何方法，以延长先生寿命。于是有推荐中医陆仲安者；因陆曾医治胡适博士，若由胡进言，先生或不峻拒……胡乃偕陆同往。胡先入卧室进言。先生语胡曰：‘适之！你知道我是学西医的人。’胡谓：‘不妨一试，服药与否再由先生决定。’”梁实秋在一篇怀念胡适的文章里也证实了这一点，“孙中山病危时……改试中医。由胡适偕名医陆仲安前往诊视”。陆仲安诊视后，处以“益气养阴柔肝方”。孙中山服药后，身体状况大为好转，脚肿消尽。后来孙中山腹水严重，江苏中医王子贤又为其处方“五皮饮”加减，服后小便通畅，症状减轻，孙中山赞许说“中医有中医的特长”。在孙中山病逝前的 8 天里，每天用人参汤濡唇。虽然中药并没有治愈孙中山的肝癌，却延长了他的生命。

白石先生“白菜”

齐白石（1864 年—1957 年）是我国著名的国画家，原名纯芝，字渭青，号兰亭。后改名璜，字濒生，号白石、白石山翁、老萍、饿叟，别号借山吟馆主者、寄萍堂上老人、三百石印富翁等。齐老一生与白菜结下了不解之缘。

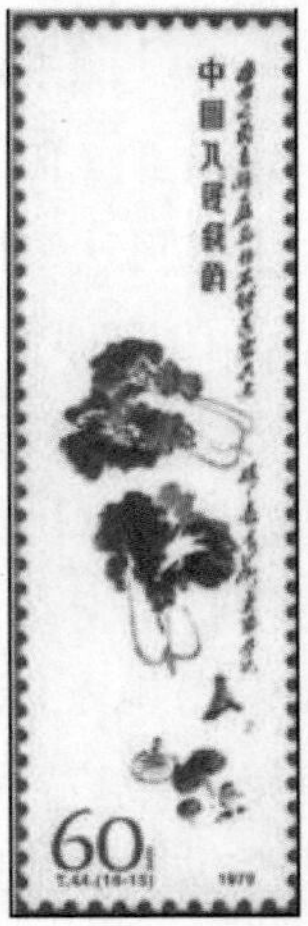

一、白石酷爱白菜

在齐白石众多绘画题材中，菜蔬类作品是最能触及老人思乡情结的一类，白菜更是其画中之宠。1980 年 1 月 15 日我国发行的《齐白石作品选》邮票，其中一幅选用了他的“白菜蘑菇”图。整个画面笔墨简洁，构图简单，大片空白，墨痕断处却透出浓浓的“蔬笋气”。画家用浓淡不同的水墨画出菜叶和菜帮，以厚重的线条勾出叶与叶之间的地方，层次分明。齐白石画白菜常用被他称为“苍生色”的黑白色调，寓意着笔墨中饱含对百姓的情感。“清白传家”是他画白菜的常用标题。齐白石生于“糠菜半年粮”的穷人家，独以白菜为菜之王，念念不忘“先人三代咬其根”，认为“菜根香处最相思”，常以青白菜谐“清白”之音。当年齐白石在一幅写意的《大白菜》图上题句：“牡丹为花中之王，荔枝为果

之先，独不论白菜为蔬之王，何也？”于是白菜为“菜中之王”的美名不胫而走。

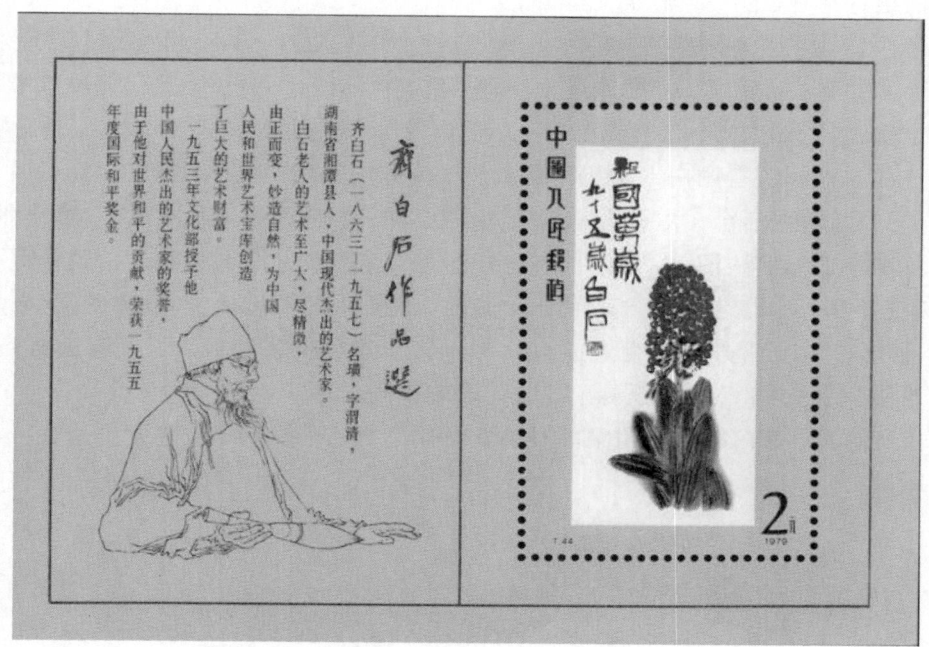

齐白石不仅爱画白菜，以自己画面洋溢的“蔬笋气”为荣，而且也爱吃白菜。客人用大白菜的叶子包着卤肉来看他，齐白石仔细把白菜叶子抖干净，不舍得扔，吩咐家里人把这白菜叶子切好，用盐“码”上，加点秋油，便成了午餐时的美味佳肴。民间也流传着齐白石欲用自己的“白菜”画换小贩一车白菜的故事。

二、白菜滋养白石

齐白石晚年也一直很健康，菜蔬作品中透露出的饮食偏好是他长寿的秘诀。他在画作《白菜冬笋》题跋中写道：“曾文正公云：鸭汤煮萝卜白菜，远胜满汉筵席二十四味。余谓文正公此语犹有富贵气，不若冬笋炒白菜，不借他味，满汉筵席真不如也。”

白菜，古时称菘，早在唐朝，孙思邈在其著作《千金翼方》中记载：“菘，味甘，温，无毒。主通利肠胃，除胸中烦，解酒渴。”明代李时珍在《本草纲目》中写道：“按陆佃《埤雅》云：菘性凌冬晚凋，四时常见，有松之操，故名菘。今谓之白菜，其色表白也。”白菜茎叶味甘、性温，无毒，有消食、下气、和中、利大小便之功效。白菜籽味甘、性平，无毒，作油涂头可“长发”，涂刀可使“剑不钝”。

中医认为白菜性微寒，味甘，入胃、肝、肾、膀胱经，具有解热除烦、通利肠胃、养胃生津、除烦解渴、利尿通便、清热解毒等功能，可用于患有肺热咳嗽、便秘、丹毒、漆疮的人群，是补充营养、净化血液、疏通肠胃、预防疾病、促进新陈代谢的佳蔬。民间还有用白菜治感冒的验方，其方法是用白菜干根加红糖、姜片，水煎服，或用白菜根3个，大葱根7个，煎水加红糖，趁热饮服，盖被出汗，感冒即愈。大白菜洗净切碎煎浓汤，每晚睡前洗冻疮患处，连洗数日即可起效。白菜籽则可解酒，对于酒醉不醒者，可用白菜籽研末调“井华水”（即清晨从水井中刚打上来的井水），服之有效。西方人认为大白菜含维生素丰富，常吃大白菜可以起到抗衰老、润肠通便、促进排毒、滋阴润燥、护肤养颜的作用。

由此可见，齐白石喜爱白菜而且经常食用之，对他的长寿与健康也是有一定的科学帮助。

中药诗与《牡丹亭》

《牡丹亭》由我国明代戏曲作家、文学家汤显祖于万历二十六年（公元1598年）创作而成，至今已经有四百多年历史，剧作述说了封建时代一段青年男女的爱情故事，是我国戏曲史上的一颗明珠，经久不衰。其基本情节是：南安太守杜宝之女杜丽娘偕侍女春香游园遣闷，梦中和书生柳梦梅相爱，醒后感伤致死。三年后柳梦梅至南安养病，发现杜丽娘自画像，深为爱慕，丽娘感而复生，两人终得结为夫妇。故事情节充满传奇色彩。

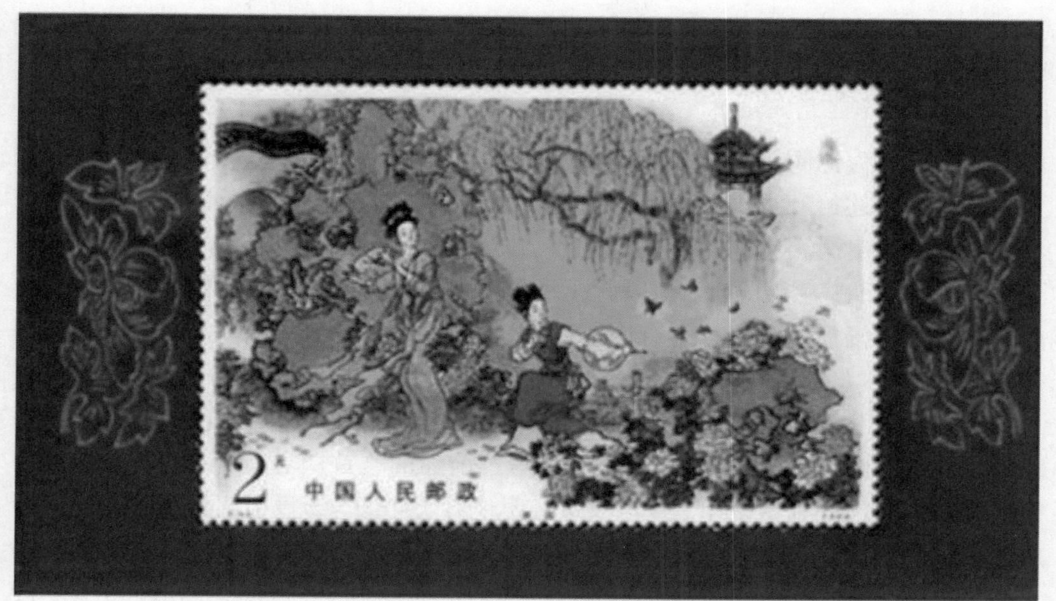

据说，汤显祖创作《牡丹亭》与一首中药诗有关，诗文如下：

牡丹亭边，常山红娘子，貌如天仙，巧遇推车郎于芍药亭畔，就牡丹花下一见钟情，托金银花牵线，白头翁为媒，路路通顺，择八月兰开日成婚，设芙蓉帐，结并蒂莲，合欢之久，成大腹皮矣，生大力子，有远志，持大戟，平木贼，诛草寇，破刘寄奴，有十大功劳，当归期，封大将军之职。

全诗一共128字，共写了22味中药名，但关于此诗文的来由，有两种说法。

第一种说法，汤显祖因日夜勤奋于写作剧本，用脑过度，经常头痛。他请了当地一位名医叶半仙诊治。叶半仙诊断后，笑着说："汤大人不必服药，只要常到敝舍的百草园来走走，不过半年，自会痊愈。"

一日，汤显祖为构思一个剧本，感到头痛，便去叶半仙的百草园散步。百草园有上千种药草，花开满园，四处飘香。当他踱步走进一个小巧玲珑的牡丹亭，只见四周正盛开着姹紫嫣红的牡丹花，那清新的芳香，使他顿感头脑轻松，舒适。一会儿，便依栏酣睡了，一个美好的梦，也悄悄进入他的睡眠之中。

他梦见一身穿红衣的美貌女子来到他身旁，说："是我治愈了您的脑病，您为什么不把我写进您的书中呢？"四周一个个如花似玉的姑娘喧嚷说："治好汤大人的病，岂止是你一人的功劳？还有我们呢。"汤显祖大惑不解，忙问："你们都叫什么名字”，姑娘们都纷纷自报：我叫芍药，我叫槟榔，我叫芙蓉……还有一个挺着大肚皮的姑娘，低声说：“我名叫大腹皮。”她的话立即引起众姑娘们的一阵哄笑。此时，人群中站出一位头发花白的老头，大声说：“诸位有什么好笑？她和石榴相爱，已结成夫妻。为他俩作月老的，就是我汤显祖。”醒后，他感到头一点不痛了，并把梦中的奇遇讲述给叶半仙听。叶半仙哈哈大笑说：“这是我园中的鲜花药草姑娘们治好了你的头痛病。”

汤显祖点头，感触颇深，想以此题材创作一个剧本。叶半仙很赞同，还写了上面的这首诗。汤显祖就根据此诗内容，编写了一个两代人的故事，创作出了《牡丹亭》。

第二种说法，认为《牡丹亭》的创作与朱震亨其人有关。元代朱震亨（1281-1358）不但擅长医术，还精通诗文，他曾写过前述的这首药名诗，诗中巧妙地应用中草药名描写民间爱情故事，妙趣横生。明代万历年间，汤显祖因抨击宰相申时行的恶行被降职为广东徐闻典史，后改任浙江遂昌知县，因当时遂昌与义乌毗邻，汤显祖又十分敬佩朱震亨的才学，便以他的药名诗为线索，经过作者创造性劳动，成功地塑造了杜丽娘和柳梦梅至死不渝的爱情故事，并以诗的首句“牡丹亭”三字作为剧本名称。

无论是哪种说法，都说明了汤显祖创作《牡丹亭》与中医药有关联。

白素贞盗仙草救许仙

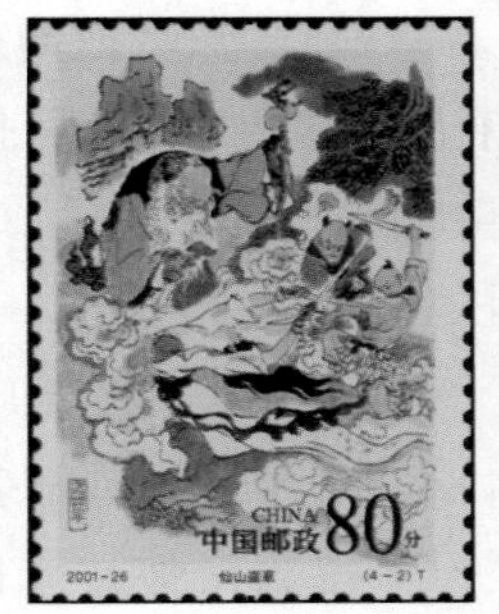

白素贞是修炼千年的蛇妖，为了报答书生许仙前世的救命之恩，化为人形，施展法力，巧施妙计与许仙相识，并嫁与他。但金山寺和尚法海诱使许仙在端午节让白素贞喝下雄黄酒，致她显出原形，许仙见状恐惧至极，猝死。于是，白娘子赴昆仑山求得灵芝仙草，许仙服用仙草灵芝后获救。2001 年 12 月 5 日，我国国家邮政局发行《民间传说—许仙与白娘子》特种邮票 1 套 4 枚，由著名邮票设计家王虎鸣设计，其中第

二图是“仙山盗草”。

邮票展现了白娘子潜入昆仑山，盗取灵芝仙草的途中发生的故事。白娘子正遭遇守仙草的鹤鹿二仙阻拦，二仙堵住她的去路，一起举剑向她刺去。由于白娘子长途跋山涉水，历尽艰辛，劳累过度，且身怀六甲，行动不便，渐渐在鏖战中败下阵来。眼见她将命丧黄泉，恰在此时，一位红颜鹤发、笑容可掬的南极仙翁，手中拿着“仙草”飘然而至，劝阻了鹤鹿二仙，并对白娘子说：“这仙草是昆仑山之宝，名唤灵芝。感念你不畏艰辛一片赤忱，就送与你吧，你速速归去救你夫婿。”

仙草灵芝何以能救命？在我国，对灵芝的认识可以追溯到几千年前。灵芝在上古时期被称为“瑶草”，《楚词·九歌·山鬼》称其为“三秀”，《尔雅》称其为“瑞草”，《神农本草经》称其为“神芝”，秦始皇时代称其为“还阳草”，东汉张衡的《西京赋》称之为“灵草”。传说灵芝是集天地间之正气，日月之精华，人服用后有延年之效。

关于灵芝功效的神奇传说有很多。相传唐尧时代的长寿老翁彭祖隐于福建武夷山脉北段东南麓，生有二子，长子名“武”，次子名“夷”，二人开山挖河，疏干洪水，后人为纪念他们，就把此山称为“武夷山”。传说彭祖是黄帝后代颛顼的玄孙，因常服食武夷山的灵芝仙草，活至 760 年仍然童颜不老。后人称他的养生之道是“茹芝饮瀑，遁迹养生”。

灵芝是中医药学宝库中的“国宝”，有悠久的应用历史。其性平，味苦，入心、肝、脾、肺、肾五经，具有滋补强身、扶正固本、安神健胃之功，能治诸虚劳损。《神农本草经》记载灵芝有“益心气”“安精魂”“补肝益气”“（令人）好颜色”的功效，更谓“久食轻身不老，延年益寿”。从中医辨证论治来分析，由于灵芝入五脏，可补益全身五脏之气，因此所治之病涵盖了内、外、妇、儿、五官各科疾病，涉及呼吸、循环、消化、神经、内分泌及运动等各个系统。

现代研究表明，灵芝主要成分为灵芝多糖、灵芝三萜、麦角甾醇等，其提取液具有明显的祛痰止咳作用和强心作用，可提高缺氧耐受力、改善心肌供血、降低胆固醇、双向调节血压，有“血管清洁工”之美誉。灵芝还具有美容、抗衰老的作用，通过改善微循环、清除皮肤色素、增加胶原蛋白的含量、提高身体脏腑机能、理通经脉、养血补气，达到去斑、抗皱、生发的效果，使人容光焕发，保持年轻态。

时疫肆虐　屠苏酒御瘟

早在古代，医家就开始应用药物来预防瘟疫，其中颇有名的当属喝屠苏酒防瘟疫染身。

据说，屠苏酒是由汉末名医华佗创制而成的，配方有乌头、附子、大黄、白术、桂枝、防风、花椒、芟等中药入酒中浸制而成。后又经东汉张仲景、唐朝孙思邈和明朝李时珍等诸多名家所推崇，久而久之，全国各地和多个民族饮屠苏酒便成了民间新年习俗。唐代名医孙思邈《备急千金要方》记载："饮屠苏，岁旦辟疫气，不染瘟疫及伤寒。"每年腊月，他总是要分送给众邻乡亲一包药，告诉大家以酒泡药，除夕进饮，可以预防瘟疫。孙思邈还将自己的屋子起名为"屠苏屋"。《保生秘要》云："和其肝气，勿食诸肝，以免死气入肝伤其魂也。宜烧苍术香，清晨饮屠苏酒、马齿苋，以祛一年不正之气。"

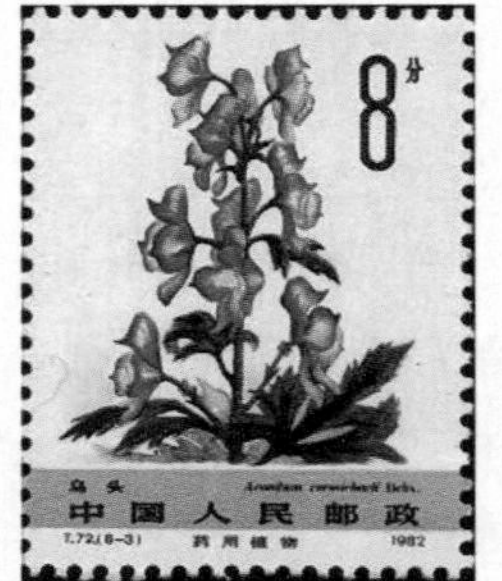

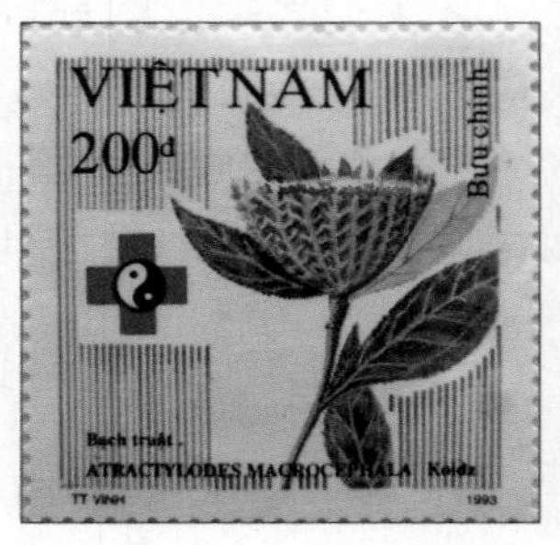

这种风俗在宋朝仍很盛行，宋朝文学家苏辙的《除日》诗中"年年最后饮屠苏，不觉年来七十余"，说的就是这种风俗。苏轼在《除夜野宿常州城外》诗中说："但把穷愁博长健，不辞最后饮屠苏。"苏轼认为，只要身体健康，虽然年老也不在意，最后"罚饮"屠苏酒自然不必推辞。

自古至今，许多医学古籍如《本草纲目》《备急千金要方》《小品方》《景岳全书》等均有屠苏酒的配方记载，其药物组成也大同小异。

分析方中各味药物的作用，大黄具有排泄各种滞浊之气的功效，被称为药中的将军；白术具有健胃、利水、解热的功效，久服能轻身延年；桔梗补血气、除寒热、祛风痹、下肿毒；蜀椒解毒、杀虫、健胃；桂枝活血化瘀、散寒止疼；乌头治风痺、风湿神经痛；菝葜驱毒、防腐、定神。各种药物配伍使用，对人体裨益甚多，具有

益气温阳、祛风散寒、避除疫疠之邪的功效。

如今，虽然屠苏酒已经不再像从前那样被人们所重视，但从我国数千年来民间积累的使用经验，对于瘟疫的防御作用，特别是对病毒性感染性传染病，屠苏酒或许仍能起到很好的预防作用。

鉴真：唐朝高僧　日本神农

1980 年 4 月 13 日，国家邮电部发行了 J55《鉴真大师像回国巡展》纪念邮票 1 套 3 枚，由我国著名邮票设计家孙传哲先生设计，北京邮票厂印刷。

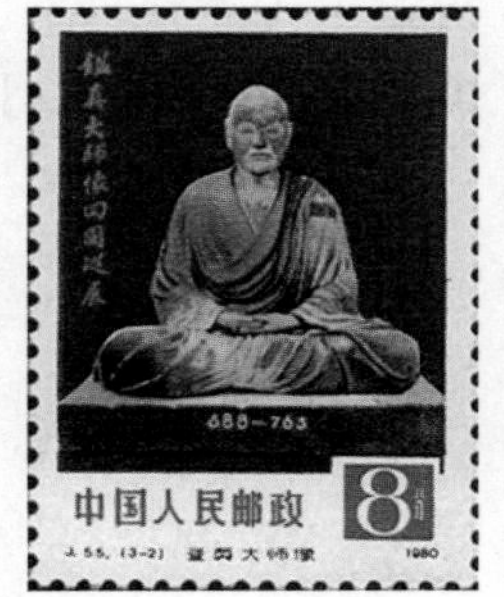

3 枚邮票图案分别为“扬州鉴真纪念堂”“鉴真大师像”和“鉴真东渡船”。邮票设计家以写实的手法向人们展示纪念堂、大师像和东渡船。

其中第 2 枚邮票“鉴真大师像”的规格为 3 厘米 ×4 厘米。图中鉴真大师像是存藏于日本奈良的唐招提寺中的鉴真大师干漆坐像。这具坐像是在鉴真大师逝世前，由他的日本弟子们于公元 763 年雕塑而成。鉴真大师像是江户时代保存下来的日本国家级重要文物。

邮票画面中，鉴真大师盘膝端坐，双手互搭，拇指相对，虽双目失明，却神态沉毅庄重，微含笑容，真实地表现了鉴真平静的心境；坐像衬以碧蓝色背景，既像无垠的宇宙，又寓意着东渡时跨越的茫茫海洋。

鉴真（公元 688—763 年），本是一位唐朝的高僧，俗姓淳于，广陵江阳（今江苏扬州）人，律宗南山宗传人。他在五次受挫后依然毫不动摇，历尽艰险，在 11 年后完成东渡日本，授律传戒，是日本佛教南山律宗的开山祖师。同时，鉴真又是著名的医学家，他博达多能，品鉴极精，曾主持过大云寺的悲田院，为人治病，亲自为病者煎调药物，医道甚高。鉴真通晓医学，精通本草，他东渡日本时，一同带去的药草有 36 种之多，如麻黄、细辛、芍药、附子、远志、黄芪、甘草、苦参、当归、柴胡、川芎、玄参、地黄、紫苏、丹参、黄芩、桔梗、旋覆花、苍术、知母、半夏、芫花、栀子、五味子、黄柏、杏仁、厚朴、肉桂、杜仲、唐木瓜、大枣、蜀椒、花椒、吴茱萸等，并推动在日本使用。在日本，他传授中国科学文化，把我国中药鉴别、炮制、配方、收藏等技术带到了日本，并传授医学。

至德元年（公元756年），鉴真及弟子法荣为圣武天皇治病，当时鉴真虽已双目失明，但他以口尝、鼻嗅、手摸来鉴别药物真伪，辨之无误；他又大力传播张仲景《伤寒杂病论》知识，留有《鉴上人秘方》一卷，因此他在日本医药界享有崇高的威望，被誉为“日本汉方医药之祖”，日本之“神农”。日本医史学家富士川游在《日本医学史》中指出：“日本古代名医虽多，得祀像者，仅鉴真与田代三喜二人而已。”

1000多年前，鉴真大师东渡日本，把盛唐先进的文化带到了日本，还把我国传统医学传播到日本。为纪念他的功绩，在日本唐招提寺内的供华园里，种满了中国的古莲、芍药、牡丹等，用中国的花果供奉着鉴真。

针刺麻醉一甲子

传统医学在麻醉领域的贡献除了华佗的“麻沸汤”之外，就当属“针刺麻醉”了。虽然针灸具有悠久的历史，古书上提到的原始针刺工具砭石，距今有4000~8000年的历史，相当于在氏族公社制度的后期已出现。在漫长的历史中，医家利用针刺治疗疾病引起的疼痛并积累了宝贵经验，而且史书上也早有针灸协助手术的记载，但真正把针刺应用于外科手术的针刺麻醉则发生在20世纪50年代。

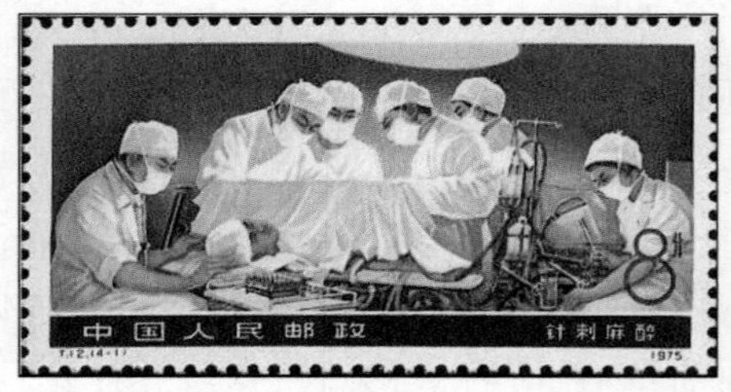

1958年8月30日，上海市第一人民医院耳鼻喉科医生尹惠珠，采用针刺麻醉技术为病人进行扁桃体摘除术，取得成功，当年9月5日《解放日报》报道了此成果。此后，该院成立五官科和中医科联合协作组扩大针刺麻醉研究，在接下来的几个月里，协作组共完成了74例手术，成功率达70%以上。次年1月协作组在《上海中医药杂志》

公开发表了《针刺替代麻醉为临床麻醉开辟了新道路》的临床研究成果，真正揭开了针刺麻醉和针刺镇痛的研究新领域。几乎与上海市第一人民医院研究的同时，西安市第四人民医院耳鼻喉科医生孟庆禄在没有使用麻醉药物的情况下，于1958年12月5日仅用电针进行麻醉，成功为一名病人摘除双侧扁桃体，并把这一结果立刻上报，随后卫生部即代表中央发来贺电。

从1958年到1989年三十余年间，我国通过针刺麻醉施行手术已达200多万例，手术种类多达100多种，几乎覆盖各个专业领域。但在政府层面认定“针刺麻醉”则是1971年7月18日，新华社发布官方消息：我国医务工作者和科学工作者成功创造了“针刺麻醉”。

中国官方之所以在这个时间节点上发布这则消息，或许与当时美国总统尼克松准备于次年访华不无关系。20世纪70年代初，中美关系开始缓和，尼克松总统定于1972年访问我国。当时，“针刺麻醉”不失为我国传统医学的重大成果，也值得国人骄傲。事实上，这一报道的确引起了白宫方面的关注和兴趣。为尼克松总统访华打前哨的美国著名记者詹姆斯·罗斯顿（James Reston，时任《纽约时报》驻华盛顿记者站主任）先生即于1971年7月被派往中国采访，并专门到中医院参观了针灸治疗。更为巧合的是，罗斯顿在访问期间患了“急性阑尾炎”。周恩来总理请了11位在北京的医学权威为他会诊，然后由反帝医院（即协和医院）的外科医生吴教授在常规局部麻醉（注射了利多卡因和苯佐卡因）下，实施“阑尾切除术”。手术没有任何并发症，也没出现恶心和呕吐。可是，术后第二天晚上，罗斯顿感觉腹部有种似痛非痛的难受。医院针灸科李医生在征得他的同意后，用一种细长的针在他右外肘和双膝下扎了三针，并用手捻针进行刺激，同时又把两根燃烧着的艾草放在他的腹部上方熏烤，并不时地捻动一下身上的针。治疗持续了约20分钟，不到一小时，罗斯顿感觉腹胀明显减轻而且以后再也没有复发。由此便诞生了他在《纽约时报》上的那篇著名纪实报道——北京之行（让我告诉你们我在北京的阑尾切除手术）。

如今，针刺麻醉已经走过60个春秋，随着医学科技的不断发展，针刺麻醉也必将有更新领域值得研究与探索。

口罩——防疫的盾牌

2020年初，新冠肺炎疫情全球流行。为了纪念广大医务人员奋力抗击新冠肺炎疫情，我国邮政部门于2020年5月11日发行特11《众志成城，抗击疫情》邮票一套两枚，由王虎鸣、刘向平设计。

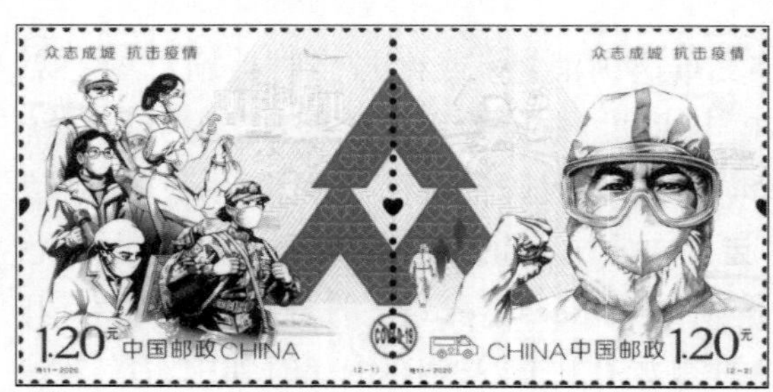

两枚邮票用连票的方式向人们呈现出各行各业抗击新冠疫情的场景。第一枚“众志成城”主图上出现了奋不顾身驰援武汉的人民解放军指战员、专心致志潜心研究的科研工作者、日夜坚守一线救治病人的医务人员、维护人民安全和社会稳定的公安干警、挨家挨户上门排查疫情的社区干部、任劳任怨默默奉献的志愿者。第二枚“抗击疫情”主图上是一名紧握拳头、刚毅决然的医务工作者，他全方位做好个人防护措施——护目镜、防护服、口罩、手套等，或许他战斗在重症病房或方舱医院。邮票中的每一个人都佩戴着口罩。口罩成为人们防疫的坚强盾牌之一，特别是对于通过呼吸道传播的传染病，口罩的作用更是举足轻重。

尽管口罩对于防止呼吸道传染病极其重要，但人类到19世纪末才开始将口罩应用于医疗领域，上世纪初口罩才成为大众生活必备品。

当然，在口罩诞生以前，人们很早已经认识到口鼻呼吸的气息可能会引起某种疾病相互传染。据说12世纪初，我国宫廷里的人开始用丝巾遮盖口鼻。侍者为防止气息传到皇帝的食物上，使用了一种蚕丝与黄金线织成的巾做成“口罩”。《礼疏》载：“掩口，恐气触人。”《孟子·离娄》同样记载道：“西子蒙不洁，则人皆掩鼻而过之。”马可·波罗在他的《马可·波罗游记》一书中，记述了他在中国生活17年的见闻，其中有一条：“在元朝宫殿里，献食的人，皆用绢布蒙口鼻，俾其气息，不触饮食之物。”这样蒙口鼻的绢布，也就是今天人们普遍使用的口罩的雏形。

19 世纪末，德国病理学专家莱德奇开始建议医护人员使用纱布罩具以防止细菌感染。1897 年，德国人美得奇介绍了一种用纱布包口鼻以防止细菌侵入的方法。以后，又有人做了一种六层纱布的口罩，缝在衣领上，使用时一翻过来罩住口鼻就可以了。可是，这种口罩一直要用手按住，极不方便。随后又有人想出了用带子系在耳上，这就成了今天人们使用的口罩。

口罩在防止疾病传播中的作用显而易见，因此在医院里，为了保护医护人员和患者共同的安危，口罩成为医务人员的必备防护用品，特别是在开展手术、有创操作过程中，戴口罩被认定为“无菌原则”的规范之一，必须得到恪守。

在防治新冠肺炎时，要求人们普遍佩戴口罩的另一个结果是，普通感冒及流行性感冒的发病率也大幅减少。除了防止疾病传播外，口罩还有更多的作用，比如防御 PM2.5 超标的污染空气、工矿粉尘、花粉、从事化学工业等都已经离不开口罩。在日本，每到杉树授粉季节，空气中会弥漫着该树的花粉，很多人为此患上了花粉症，口罩变成了应对花粉症最直接的武器。

生活常识对五行生克的朴素理解

阴阳五行学说在中医的形成与成熟过程中起到举足轻重的作用。众所周知，五行所指的“木、火、土、金、水”，并非是具体的物质，而是五类性质相同或相似事物的归类或称为“元素”，是中国古代哲学思想的重要内容。最早记载“五行”学说的是夏商时期的《尚书·洪范》，“五行：一曰水，二曰火，三曰木，四曰金，五曰土”，它肇始于夏商之际，完善于春秋战国，影响了包括医学在内的许多领域。

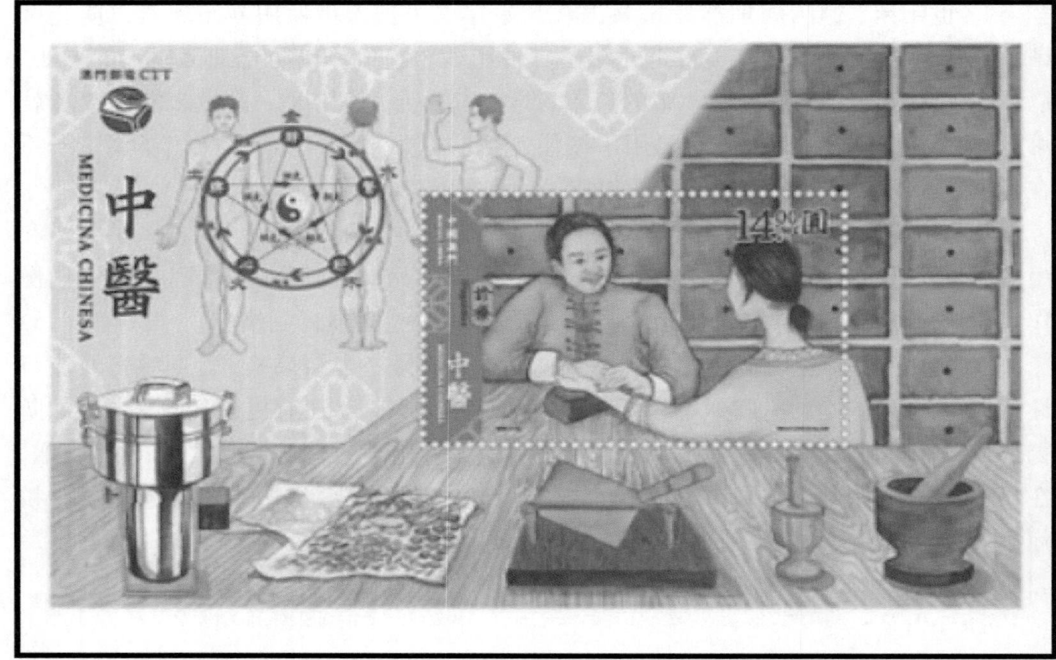

中医学很早就广泛应用了五行学说，用此解释人体的五脏六腑、生理功能、病理变化、发病因素等。《黄帝内经·素问·阴阳应象大论》认为："东方生风，风生木。""南方生热，热生火。""中央生湿，湿生土。""西方生燥，燥生金。""北方生寒，寒生水。"方位之气产生五行。几千年来，五行始终影响着中医学。

近年新冠肺炎疫情肆虐全球，中医凭借其独特的治疗方式，再次悬壶济世，让世界更加关注中医文化，为此澳门邮政部门于2020年7月3日发行了由李永汉设计的《中医》邮票，不仅向人们展示了药疗、针灸、拔罐和推拿四种最具中医特色的治疗保健方式，还用小型张表现中医诊脉过程，其左上角可见阴阳五行图，并表达了五行的相生相克关系。

远古时期，人们对五行相生相克的认识是极其朴素的，大多从生活现象来解释它们之间彼此的关系。

一、相生关系

土生金，人类的所有矿藏都埋在地里（地下），通过开采从土中找到各种金属

物质。1848年在美国加利福尼亚州发现了金矿，引起了世界的轰动，大批淘金者前往那里，试图一圆淘金的梦想。也有的人打捞起河里或湖里的淤泥后，在淘盘将淤泥洗涤，以便找出淤泥里的天然金沙，所以人们认为“土生金”。

金生水，除水以外的其他四行，只有金属有它的熔点，达到一定的温度后就会融化为液体，成为可以流动的、具备了水一样特性的物质，而且另外三行均不具备这样的特性，因此人们就理解为“金生水”。

水生木，植物的生长离不开水，就是最耐旱的沙漠植物也需要一定的水。正因为这样，沙漠里只有在人们发现植物的地方，才能找到水。任何时间，离开了水的滋润，植物就会枯萎死亡，“水生木”也就不难理解了。

木生火，在除了火以外的四行中，能够被点燃的东西，就是木了。在古代人生活中生火熟食、取暖最主要的材料还是那些枯枝树叶、柴草，所以人们知道“木能生火”。

火生土，“木生火”中的那些能够燃烧的植物最后被烧成灰烬，人们把灰烬倒在地里，成为土的一部分。

二、相克关系

金克木，金属器材如刀、斧、锯等可以用来随心所欲地砍伐树木，或改变其形状，制成各种木质家具，这就说明了“金克木”的现象。

木克土，从自古以来，防止土的流动，用得最普遍、最频繁的还是削树为桩；建造房屋挖基坑时，为了防止周边地块的移动，建筑师们首先在周边打下一排排防护桩。今天，为了防止沙漠流动和周边城市沙漠化，进行沙漠造林、绿化，也正是应用了“木克土”的道理。

土克水，兵来将挡，水来土掩已经告诉人们，要制止水的泛滥最有效的办法是用土。古代人预防洪水泛滥靠的是筑坝修堤，用的就是泥土。

水克火，水火不相容，就是来自“水克火”的道理。如今的灭火器、防火毯等，古时候都是没有的，古人只知道用水灭火。因此，从前大户人家的庭院里总是放着一口大缸，用来盛水以防火灾。

火克金，火能把金属熔化，黄金店的手工艺者也正是利用这个道理，把黄金塑造成顾客想要的首饰形状。在五行中，除此行之外，没有第二个东西能够左右金的性状了。

在古代人们对哲学思想的认识还处于较为粗浅的阶段，人们只能用生活中的自然现象来解释五行之间的相生相克关系，也颇能被普通民众理解和接受。

第二篇

橘井飘香

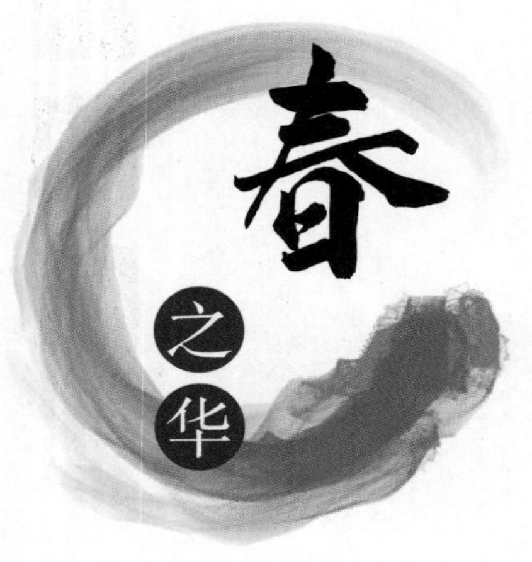
春
之
华

止咳化痰数贝母

感染流感后，除了发烧外，最常见的表现便是咳嗽、咯痰，有时持续不愈。每每此时，就想起了父辈们曾经拿出传统的“秘方”——贝母炖梨子。说实在的，连梨带药吃了几天后，十有八九咳嗽咯痰得到缓解。

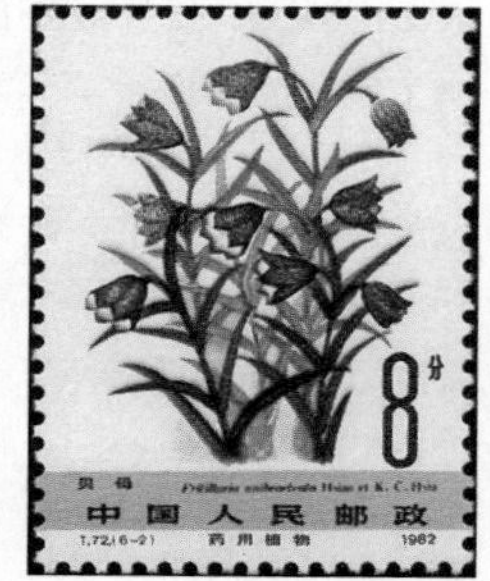

相传，很久以前四川某地有一贫困的妇女身染肺痨，连孕数胎均产后夭亡。一日偶遇当地名医，医生每日从山上挖得一种草药的鳞茎，让妇女煎汤服用，半年后肺痨痊愈，翌年便生下一个健康的孩子。由于这种草药鳞茎救了“宝贝及母亲”，便取名为“贝母”。其实，这只是民间流传的美丽传说，因为贝母作为一种止咳化痰的药物，我们的祖先们早已发现。成书于东汉时期的四大中医经典著作之一《神农本草经》就已经阐述了贝母的药效。在该书“中品”章节中记载贝母：“味辛，平。主伤寒烦热，淋沥邪气，疝瘕，喉痹，乳难，金创，风痉。”并详细介绍它的形态特征，“郭璞云：根如小贝，圆而白华，叶似韭。”“陆玑云：其叶如瓜蒌而细小，其子在根下如芋子，正白，四方连累相着有分解也。”

在我国，贝母因产地不同有多种不同的品种，最常见的有产于四川的川贝母、产于浙江的浙贝母、产于新疆的伊贝母等。原产地不同的贝母，虽然同样具有止咳化痰的功效，但作用有所不同。

川贝母是贝母中的珍品，价格最贵。性微寒而味甘苦，止咳化痰之效较强，入心肺经，且有润肺的功效。临床常用于热痰、燥痰、肺虚劳嗽、久嗽、痰少、口鼻干燥、咽干口渴咽燥、痰中带血以及心胸郁结、肺痿、肺痈等病症的治疗，痰多痰少均可使用，特别适用于肺燥或秋燥所致的咳嗽。民间常用的贝母炖梨子服法是：取川贝母 9~10 克，用水浸泡，中等大小的鸭梨 1 只，挖去梨核，将浸泡后的川贝母连同水一起放入挖空的梨中，用锅蒸 1 个小时，加适量冰糖调味后食用。

浙贝母因产于浙江象山，故又称象贝母。其味苦而性寒，入心肺经，具有解毒、止咳化痰的功能。由于其泻火的功效要强于川贝母，临床常用于痰热郁肺的咳嗽及痈毒肿痛、瘰疬未溃等病症的治疗，也可治胃痛、反酸、胃灼热。

现代药理研究证实，川、浙贝母所含的贝母碱功效也有所差异，川贝母碱有降低血压、兴奋子宫等作用，而浙贝母碱除了有降低血压、兴奋子宫作用外，还能缓解支气管平滑肌痉挛、减少支气管黏膜分泌、扩大瞳孔等作用。

在实际使用过程中，如何选择浙、川贝母，应当根据患者情况有所侧重。川贝母药性和缓，气味不浓，较适合于年老体弱患者，对于寒痰、湿痰患者应禁用川贝母；对于素体热盛的小儿及青年患者，最好选择浙贝母；而对于以咳嗽、咳痰不利、痰黄黏稠、口干口渴、舌苔红为主要表现的风热咳嗽患者，两者均适合。

姹紫嫣红杜鹃花

杜鹃花有很多别名，其中映山红、满山红、山踯躅等属于较熟悉的，是我国十大名花之一。很多人为了使杜鹃花能在春节蓬勃开放，像往年一样，1 月初便将杜鹃花盆移到了温度在 20℃左右的阳光房内，等待着春节期间观赏它的嫩紫殷红，给传统的节日增添喜庆的气氛。

杜鹃花在我国至少已有一千多年栽培历史。到了唐代，人们开始观赏杜鹃花，并在唐贞观元年出现了一些闲情逸致之士收集杜鹃品种栽培，移栽入庭园，最有名的是镇江鹤林寺所栽培的杜鹃花。在所有观赏花木之中，杜鹃花称得上花、叶兼美，地栽、盆栽皆宜。

杜鹃花品种繁多，观赏价值极高，全国各地争相举办杜鹃花展，吸引无数的观赏者。杜鹃花的用途广泛，除作观赏，还可食用：映山红的花可生食；大白杜鹃、粗柄杜鹃的花至今仍是滇中人的特色蔬菜；用杜鹃的枝、叶、花浸泡沤制，可作杀虫农药；杜鹃花有些种类的树皮、树叶含丰富的蘸质，可提取栲胶；有的叶、花可入药或提取芳香油。

除了上述的用途外，杜鹃的花、叶、根均可入药，其药用价值不仅早在《神农本草经》有记载，到《本草纲目》等医学古籍则更加完善，认为皆有止血的功用，又能止咳、祛痰、平喘，多用于急、慢性支气管炎、咳嗽痰多等呼吸道病症。

杜鹃花味酸、甘，性温。一般认为其药性较平和，具有和血、调经、祛风湿之功效。适用于月经不调、闭经、崩漏、跌打损伤、风湿痛、吐血、衄血等。常见的用法有：

治咳嗽痰多：杜鹃花30~40克，单味水煎服，可用于慢性支气管炎、咳嗽痰多；亦可用紫花杜鹃片，每次5片，一日3次，温开水送服。目前，满山红（为杜鹃花科杜鹃花属）制剂的胶囊及“消咳喘”口服液，已是支气管炎的常用药，可在医生指导下选用。

治咯血：用杜鹃花、仙鹤草、白及、甘草，水煎服，每日1剂。

治鼻衄：杜鹃花15~30克，水煎服。治鼻出血有良效。

治月经不调、经行腹痛者：可用杜鹃花、月季花、益母草，水煎服，每日1剂。经闭干瘦者，可用杜鹃花，水煎服。

治风湿：用杜鹃花、防己、苍术、薏苡仁，水煎服，每日1剂。

治头癣（癞痢头）：杜鹃花、油桐花，焙干研末，用桐油调搽（先剃头再搽药）于患处，可治疗癞痢头。

治跌打损伤：用杜鹃花籽1.5克，研成极细末，用白酒或黄酒适量送服。可治跌打损伤、瘀血肿痛。外伤红肿者，也可用杜鹃花嫩叶捣烂，外敷患处。

杜鹃的叶也能用于治疗疾病。用杜鹃嫩叶适量，捣烂如泥，敷于患处，每日换药2次，用于痈疮疔等各种阳性肿毒。用杜鹃鲜叶煎汤洗浴，可治荨麻疹。

特别提醒：一般入药的杜鹃植株都是粉红色的。有一种黄杜鹃，有剧毒，植株和花内均含有毒素，误食后会引起中毒；白色杜鹃的花中含有四环二萜类毒素，中毒后引起呕吐、呼吸困难、四肢麻木等，均不可食用或药用。黄杜鹃，还是很好的麻醉剂，有镇痛、祛风、除湿的疗效，民间用它熏杀蚊虫，效果也不错。

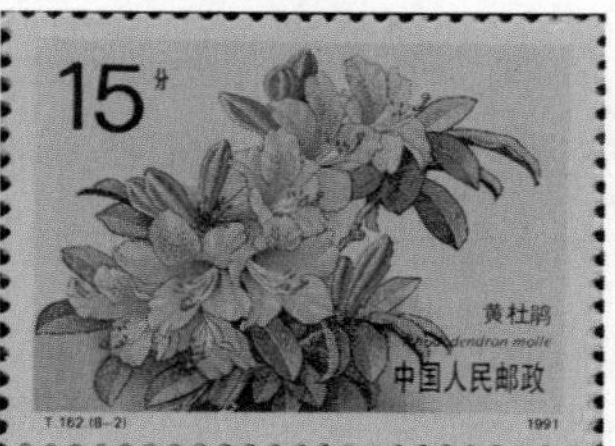

“七品三命”山茶花

公元221-263年的蜀汉时期，平昌令张翊著《花经》，沿用古代官衔等级将花卉也以“九品九命”等级品评。这是我国第一部花卉的著作，也是迄今为止最早记载山茶花的文献，可见当时人们就非常看重茶花的地位。

在《花经》中，山茶花被列为“七品三命”。直到今天，人们依然喜爱山茶花，被评为我国十大传统名花之一，也是世界名花之一，誉为花中珍品。史料记载，在三国时代，山茶花已有人工栽培。但直至南北朝及隋代，帝王宫廷、贵族庭院里栽种的，仍是野生原始种茶花，花单瓣红色。唐代丞相李德裕（787—850年）著的《平泉山居草木记》记载：“是岁又得稽山之——贞桐山茗。”南宋《会稽续志》述及贞桐山茗时说：“在唐，唯会稽有之。其种今遍于四方矣。”又说：“其花鲜红可爱，而且耐久。”宋代记载了茶花品种15个，此后品种不断增加，至今我国的山茶品种已达883个。

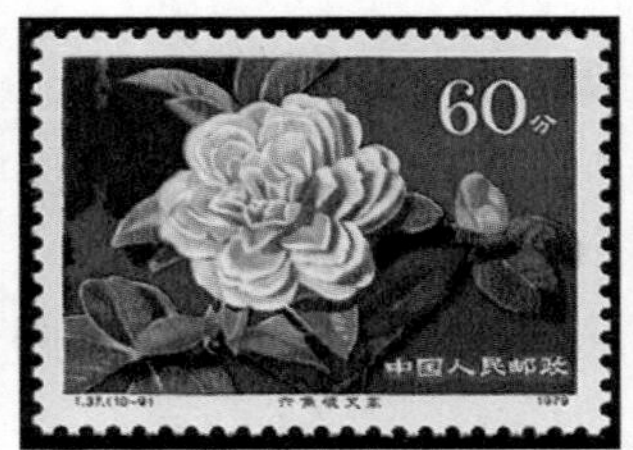

中医认为山茶花具有凉血止血、散瘀、消瘀肿的功效，内服可治吐血、衄血、咯血、便血、痔血、赤血痢、血淋、血崩、带下；外用则治烧烫伤、创伤出血、跌扑损伤、乳头皲裂疼痛等症，这主要与山茶花含有花白甙及花色甙等收敛止血成分有关。提及山茶花的药用价值最早见于明代李时珍《本草纲目》，该书对此有详细记载：“山茶，其叶类茗，又可作饮，故得茶名。产南方。树生，高者丈许，枝干交加。叶颇似茶叶，而厚硬有棱，中阔头尖，面绿背淡。深冬开花，红瓣黄蕊。主治吐血衄血肠风下血，并用红者为末，入童溺、姜汁及酒调服，可代郁金（朱震亨）。汤火伤灼，研末，麻油调涂。”清代名医吴仪洛的《本草从新》中已有详述：“山茶花微辛、甘寒、凉血。治吐衄、肠风下血，汤、火伤灼（麻油调涂）用红者。”在西南地区，民间常取山茶花花蕾供药用，视红色宝珠茶花为药用茶花。其他山茶花也有类

似的作用。山茶花可泡酒或煮粥。

此外，山茶花的种子还是重要的油料植物，山茶油含有丰富的不饱和脂肪油，特别适合心血管病患者食用。

樱花如雪　宜观宜药

1988 年 8 月 12 日我国邮电部发行《中日和平友好条约缔结十周年》纪念邮票一套两枚。根据当年中日两国邮政主管部门联合发行纪念邮票谅解备忘录，双方本着友好协商的精神，共同确定了邮票主题和图案内容。图案分别采用了“牡丹”和“樱花”。牡丹是中国国花，位列中国十大名花之首，是花中之王；樱花则是日本的国花，日本盛产樱花，有“樱花之国”美誉。设计者采用中国画工笔重彩的表现技法，运用国画传统的开合构图规律，樱花自右上角向下伸出一枝，与牡丹邮票相互呼应，形成一个整体的效果。作者以花喻情，采用盛开姿态，繁盛饱满，显示出旺盛的生命力，以寓意中日友好的前景。

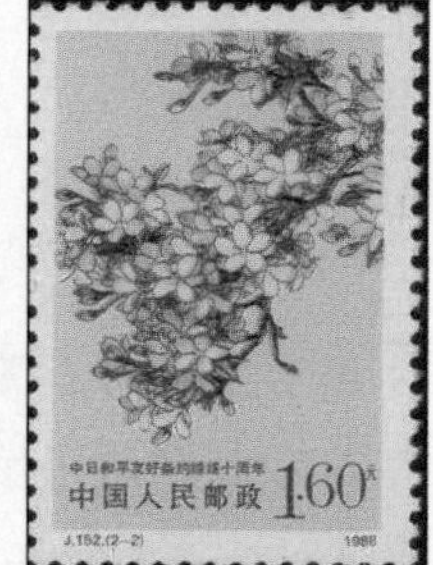

在日本，樱花已有 1000 多年的历史，早在公元九世纪，日本就举行了第一次赏樱大会。1598 年 3 月 15 日丰臣秀吉在京都醍醐寺举行的赏花会（历史上称“醍醐の花见”），以其豪侈华丽而名标史册。如今日本政府把每年的 3 月 15 日 ~4 月 15 日定为“樱花节（祭）”。而今天的国内，许多城市的街道边、道路旁、建筑物前甚至山坡、庭院都成了成片樱花树的落脚地，像武汉大学已经成为闻名遐迩的樱花观赏地。武汉大学校园内的樱花最早由侵华战争时期占领武汉大学的日本军人所种植。武汉三镇光复后，武大的师生们又引进了更多的樱花品种。周恩来总理也曾于 1972 年转赠了由日本首相田中角荣送的其中 50 株大山樱给武汉大学。

樱花除了观赏外，还具有药用、食用价值。

樱树叶及樱花作为传统中药材，具有较广泛的药用价值。樱花的树皮和新鲜嫩叶，性味辛、平，入肺经，具有止咳、平喘、宣肺、润肠、解酒的功效。近年来，现代医学研究发现樱叶除传统药性之外，还具有抑制肿瘤生长，抗凝血、抗氧化、调节心肌功能等功效。此外，樱花具有很好的收缩毛孔和平衡油脂的功效，能起到美容养颜的作用。

樱花也具有很高的食用价值，日本人狂热地喜爱樱花，为了能品尝樱花，在樱花盛开的时期，将它做成甜点、美食、果酱、腌菜、调味品或酿制成樱花美酒。这些食品不仅美味可口，香味迷人，还有很好的保健作用。樱叶茶甘润生津，香味独特。樱花酒具有解除疲劳、增进食欲、强身健体的功效。

木兰曾作女郎来

二月的江南，在春雨的润泽下，木兰花含苞欲放。

木兰花作为驰名中外的庭园早春观赏花木，历来受到人们的喜爱。唐代诗人白居易曾作诗《戏题木兰花》曰："紫房日照胭脂拆，素艳风吹腻粉开。怪得独饶脂粉态，木兰曾作女郎来。"诗中描绘了在灿烂的阳光照射下，紫色的木兰花苞绽开，吐出了美艳的花瓣，其怒放之态，如同一座精巧玲珑的建筑被"拆"开了；柔嫩、洁白的花朵，如同抹了脂粉的女郎细腻丰腴的肌肤，在微风吹拂下轻轻地改变着形态。诗中的木兰花生机盎然，给人一种动态的、勃发着青春活力的美。

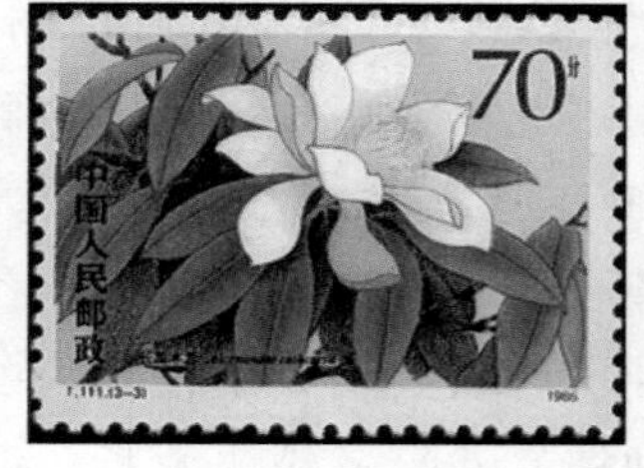

木兰每年2~3月份开花，花谢叶出。花初出枝头，苞长半寸，而尖锐俨如笔头因而俗称"木笔"；花开则似莲花而小如盏，紫苞红焰，作莲及兰花香，亦有白色者，故人们又称其玉兰，或粉或白，缀满枝头，幽姿淑态，艳丽芳香，别具风情。我国邮电部曾于1986年9月23日发行特种邮票，展现几种木兰科植物。

除了观赏外，木兰花蕾和皮可入药。在《神农本草经》中，木兰为上品，曰："性味苦寒，主身大热在皮肤中，去面热赤疱，酒皶，恶风癫疾，阴下痒湿，明耳目。"明代李时珍在《神农本草经》的基础上，增加了木兰主治"中风伤寒，及痈疽水肿，去臭气"等内容，进一步丰富了对于木兰的认识。《本草纲目》记载，木兰

"其香如兰，其花如莲，故名。其木心黄，故曰黄心。"李时珍还对生长于不同地方的木兰特征进行阐述："零陵诸处皆有之，状如楠树，皮甚薄而味辛香；生长于益州者皮厚，状如厚朴，而气味为胜；生长于巴峡山谷间，民呼为黄心树，大者高五、六丈，涉冬不凋，身如青杨，有白纹，叶如桂而厚大，无脊。花如莲花，香色艳腻皆同，独房蕊有异。"

每年 1~3 月，在齐花梗处剪下木兰未开放的花蕾，白天置阳光下曝晒，晚上堆成垛发汗，使里外干湿一致。晒至五成干时，堆放 1~2 天，再晒至全干。如遇雨天，可烘干。木兰花具有治疗"鱼鲠骨哽，化铁丹用之"的功效。《本草纲目》还辑录了葛洪《肘后方》中用木兰治疗疾病的医方以及《子母秘录》中用于治疗小儿重舌的处方。

二月是木兰花采集之时，欲将其作为中药材使用，不能错过这个时节。

清热解毒金银花

诗人段克己诗曰："有藤名鹭鸶，天生匪人育。金花间银蕊，翠蔓自成簇。"

金银花是民间随处可见、唾手可得的药材，是我国一种具有悠久历史的常用中药。1974 年 6 月 26 日国家邮电部发行了《赤脚医生》邮票一套四枚，其中"采药"邮票中描绘了两名女赤脚医生背着药筐，拿着锄头，在山坡上采摘金银花的场面。

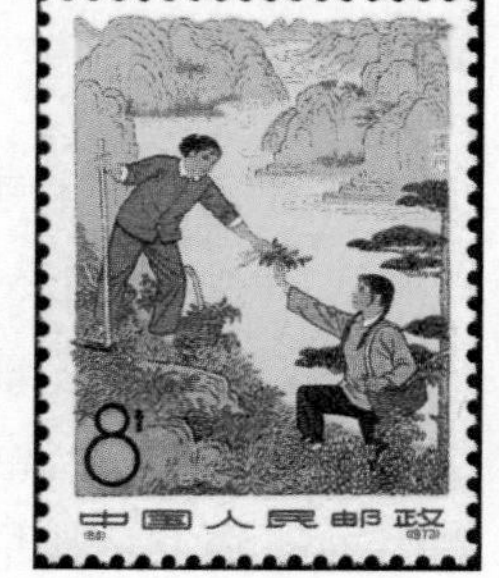

金银花最早称为忍冬，3000 年前始载于《名医别录》，被列为上品，用于防治疾病。由于忍冬花初开时花色俱白，二三日后花色变得金黄，黄白相映，故称金银花。最早出自于宋代《履巉岩本草·下卷》："鹭鸶藤，性温无毒，治筋骨疼痛，名金银花。"此外，金银花还有"银花""双花""二花""二宝花""双宝花"等别称。

自古以来，金银花以其广泛的药用价值而著名。唐朝孙思邈《千金翼方》仍沿用了《名医别录》之说。宋代仍然以藤入药，如《圣惠方》载："热毒血痢，忍冬藤浓煎饮。"《外科精要》中用忍冬藤治痈疽发背，一切恶疮。那个年代，人们已开始

栽培金银花，宋代《苏沈内翰良方》中称："可移根庭栏间，以备急。"

金银花性寒，味甘，入肺、心、胃经，具有清热解毒的功效，主治胀满下疾、温病发热、热毒血痢、痈疡等。此外对于头昏头晕、口干作渴、多汗烦闷、肠炎、皮肤感染、痈疽疔疮、丹毒、腮腺炎、化脓性扁桃体炎等病症均有一定疗效。《本草纲目》中详细论述了金银花具有"久服轻身、延年益寿"的功效。

金银花的解毒功效非同一般，据宋代张邦基《墨庄漫录》记载：崇宁年间，平江府天平山白云寺的几位僧人，从山上采回一篮野蕈煮食。不料野蕈有毒，僧人们饱餐之后便开始上吐下泻。其中 3 位僧人由于及时服用鲜品金银花，结果平安无事，而另外几位没有及时服用金银花的僧人则全都枉死黄泉。

金银花藤煲水后对小孩湿疹等皮肤瘙痒有一定治疗作用。用连翘、板蓝根、金银花煎汤可以治疗腮腺炎；金银花茶可以祛暑明目；连翘金银花凉汤可治疗外感发热咳嗽。金银花用蒸馏法提取的芳香性挥发油及水溶性溜出物制成的"金银花露"，是清火解毒的良品，可治小儿胎毒、疮疖、发热口渴等症；暑季用以代茶，能治温热痧痘、血痢等。

十里桃花笑春风

刚看完《三生三世十里桃花》，还没有从神仙般的生活中回到现实，却又见三月的江南，呈现出一派神仙般的景象。在这春暖花开的时节，各式各样的植物渐渐抽绿，枝头点点红晕攒动，桃花吐妍，成为一道道目不暇接的风景。

桃花除了观赏外，还有广泛的药用价值，从我国的古代医书得知，尤其是农历三月初三采撷的桃花，尤为重要。

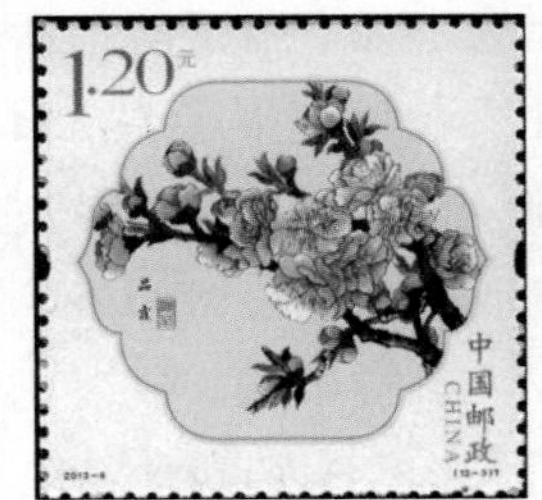

1. 养颜美容：我国很早就认识到桃花的美容价值，古人曾用"人面桃花相映红"来赞美少女娇艳的姿容。桃花味甘、辛，性微温，有活血悦肤、峻下利尿、化瘀止痛等功效。现存最早的药学专著《神农本草经》里谈到，桃花具有"令人好颜色"之功效。在清明节前后，桃花还是花苞时，采桃花 250 克、白芷

3克，用白酒1000毫升密封浸泡30天后，每日早晚各饮15~30毫升，同时将酒倒少许在手掌中，两掌搓至手心发热，来回揉擦面部，对黄褐斑、黑斑、面色晦暗等面部色素性疾病有较好疗效。据陶弘景曾经述及："《肘后方》言：服三树桃花尽，则面色红润悦泽如桃花也。"《圣济总录》介绍桃花能够令面光华，用三月三日收桃花，七月七日收鸡血，和涂面上，三、二日后脱下，则光华颜色也。现代医学也验证了桃花的美容作用，主要成分是花中所含的山柰酚、香豆精、三叶豆甙和维生素A、B、C等营养物质。这些物质能扩张血管，疏通脉络，润泽肌肤，改善血液循环，促进皮肤营养和氧供给，促进人体衰老的脂褐质素加快排泄，防止黑色素在皮肤内慢性沉积，从而能有效地预防黄褐斑、雀斑、黑斑，防治皮肤干燥、粗糙及皱纹等，还可增强皮肤的抗病能力，从而防治皮肤病、脂溢性皮炎、化脓性皮炎、坏血病等，对皮肤大有裨益。

2. 调理肠胃：据《千金要方》载："桃花三株，空腹饮用，细腰身。""大便艰难：桃花为末，水服方寸匕，即通。"《集验方》载：产后秘塞，大、小便不通：用桃花、葵子、滑石、槟榔等分，为末。每空心葱白汤服二钱，即利。《圣惠方》介绍干粪塞肠、胀痛不通者用毛桃花湿者一两，和面三两，作馄饨煮熟，空心食之。日午腹鸣如雷，当下恶物也。《名医别录》载："桃花味苦、平，主除水气，利大小便，下三虫。"桃花性味甘，平，无毒，可消食顺气，痰饮，积滞，小便不利，经闭。

3. 皮肤疾病：《外台秘要》载：脚气肿痛用桃花一升，阴干为末。每温酒细呷之，一宿即消。《食疗》记载：头上秃疮，用三月三日收未开桃花阴干，与桑葚（赤者）等分作末，以猪脂和。先取灰汁洗去痂，即涂之。崔元亮《海上方》说：头上肥疮和黄水面疮用一百五日寒食节，收桃花为末，食后以水半盏调服方寸匕，日三，甚良。《肘后方》载：足上疮，用桃花、食盐等分杵匀，醋和敷之。面上粉刺，子如米粉，时用桃花、丹砂各三两，为末。每服一钱，空心井水下，日三服。《圣济总录》介绍治发背疮痈疽，用桃花于平旦承露采取，以酽醋研绞去滓，取汁涂敷疮上。

除此之外，人们还将桃花制作成粥、酒、茶等食品，用于调理养生，美容美肤。但不宜久服，且月经期间应暂停服用，孕妇及月经量过多者忌服。

春暖细雨杏花香

杏树是中国古老的观赏树木，公元前七百年前后管仲所著的《管子》中就有记载，因此，至少在中国已有近三千年的栽培历史。“裁剪冰绡，轻叠数重，淡着燕脂匀注。新样靓装，艳溢香融，羞煞蕊珠宫女。”宋徽宗赵佶曾如此描绘过杏花。

杏树带给人类极其丰富的资源，用途很广，经济价值很高。其木材色红、质坚、纹理细致，可以加工成家具和各类工艺品；叶子是很好的家畜饲料；树皮可提取单宁和杏胶；杏壳是烧制优质活性炭的原料。此外，杏树还能为人类提供常见水果及常用的药材之一。

一、杏

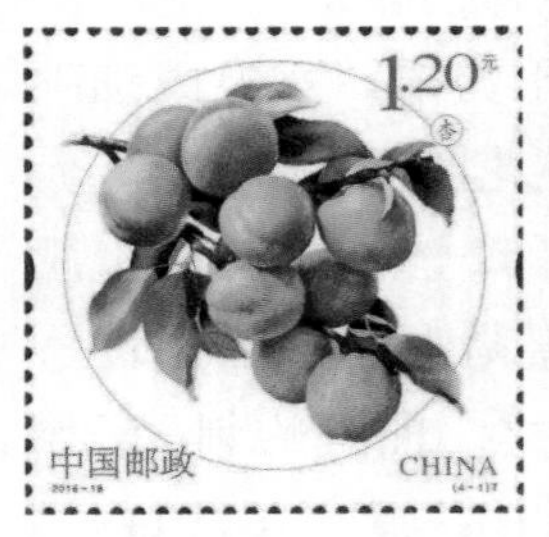

作为水果，杏树的果实——杏营养极为丰富，含有多种维生素、糖、蛋白质以及钙、磷等矿物质等。杏味酸、甘，性温热，经常食用对于代谢速度慢、贫血、四肢冰凉的虚寒体质如肺结核、痰咳、浮肿等病症者具有较好的保健作用；杏经过消化分解，所产生的氢氰酸和苯甲醛能起到防癌、抗癌、治癌的作用，经常食用还可延年益寿，人们常将它制成杏脯、杏酱等方便食用。

但崔禹锡《食经》提醒"不可多食，生痈疖，伤筋骨"。过食会使旧病复发，甚至会落眉脱发、影响视力，若产、孕妇及孩童过食还极易长疮生疖。实热体质的人过食容易发热，会加重口干舌燥、便秘等上火症状。由于鲜杏酸性较强，过食不仅容易激增胃里的酸液伤胃引起胃病，还易腐蚀牙齿诱发龋齿。

二、杏花

杏花味苦无毒，入脾、肾经，具有温补脾肾的功效。平时可用于女性不孕、五

更泄和脘腹胀满等的治疗。治疗时通常取干杏花6~9克，加入清水煎制，然后过滤直接饮用。

三、杏仁

虽然杏果、杏花均有一定的保健、治疗作用，但自古以来，医家注重其药效的最主要的便是杏仁。从古代医书《神农本草经》到明代李时珍的《本草纲目》，都只介绍了杏仁的作用。杏仁兼具保健和治病的功效。

相传明代翰林辛士逊有一次外出，夜宿青城山道院，一位道人向他传授了"长寿秘方"，就是让他每天吃七枚杏仁，坚持食用，必获大益。这位翰林遵照此方，坚持不懈，直到老年依然身轻体健，耳聪目明，思维敏捷，长寿不衰。现代医学认为，杏仁含有丰富的不饱和脂肪酸，适量食用不仅可以有效控制人体内胆固醇的含量，还能显著降低心脏病和多种慢性病的发病危险。肥胖者常把甜杏仁当零食吃，可以达到控制体重的效果。甜杏仁还能促进皮肤微循环，使皮肤红润光泽，具有美容的功效。

传统医学认为杏仁具有祛痰止咳、平喘、润肠通便、下气开痹的功效，在古代医方中被经常使用，特别是张仲景的经方，常见有与杏仁配伍者。《神农本草经》载："味甘，温。主咳逆上气，雷鸣，喉痹下气，产乳，金创，寒心，贲豚。生川谷。"主治咳嗽寒热，上气喘急，喘促浮肿，小便淋沥，头面风肿，偏风不遂，失音不语，喉痹痰嗽，喉热生疮，肺病咯血，血崩，痔疮下血，耳出脓汁，鼻中生疮，目中翳遮（但瞳子未破），目生胬肉或痒或痛、渐掩瞳仁，停食不化，气满膨胀诸症。

食药两宜话海带

1979 年 10 月 3 日，为了反映中国少年儿童从小爱科学、学科学的活动，国家邮电部发行《从小爱科学》特种邮票一套 6 枚，同时发行小型张一枚，由邮票设计家邹建军设计。小型张图案以茫茫的宇宙和奥秘的大海为背景，一位长着一双大眼睛的小女孩沉浸在神奇美妙的科学幻想之中。她双目炯炯有神，双手托着下巴，面前放着一本绘画册，右手执着一支铅笔，左手做出计算的样子。在她右边是浩瀚的太空，还有弯月、原子模型、宇宙飞船、人造卫星等；在她左边是蓝色的大海，还有海带、海鱼等海洋生物。

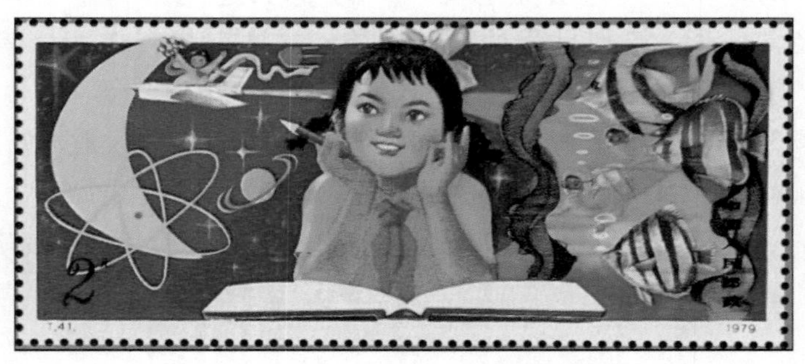

她在想什么呢？或许她早已认识了海带，在日常生活中曾经食用过海带，除此之外，她渴望知道更多有关海带的知识。

海带是美味菜肴之一，俗称海马兰，是一种在低温海水中生长的大型海生褐藻植物，属于亚寒带藻类，是北太平洋特有种类。我国原不产海带，1927 年和 1930 年才从日本引进海带。

海带素有“长寿菜”“海上之蔬”“含碘冠军”的美誉，从营养价值来看，是一种保健长寿的食品。在大众的餐桌上，海带或独自成为餐桌上的美味，或与其他食品配合成为佳肴。如豆腐配海带：豆腐营养丰富，含皂苷成分，能抑制脂肪的吸

收，促进脂肪分解，阻止动脉硬化的过氧化质产生，然皂苷会造成机体碘的缺乏，而海带中富含人体必需的碘，得到了弥补；相反，因海带含碘多，豆腐中的皂苷促进碘代谢，可使体内碘处于平衡状态。又如海带生地汤具有清热解毒、凉血养阴、美容养颜之功效；海带萝卜汤具有防癌抗癌功效；海带排骨汤可防人体缺钙，还有降血压的功效。

由于我国原不产海带，因此我国古代的医药学著作中常常出现的是昆布。最早，《神农本草经》记载昆布具有消痰、软坚、散结、行水的功能，可用于瘿瘤、瘰疬、睾丸肿痛、痰饮、水肿。李时珍《本草纲目》记载：昆布，气味咸、寒，滑，无毒，主治瘿气结核、瘰疬肿硬。自从我国引进海带后，它便代替昆布用于治疗疾病。

现代研究表明，海带具有广泛的药理价值，它所含的碘及碘化物可纠正由缺碘引起的甲状腺肿大、甲状腺机能不足，同时，通过暂时抑制甲状腺功能亢进的新陈代谢率而减轻症状。海带中的海带氨酸具有降血压作用，能显著抑制平滑肌收缩，解除支气管痉挛和镇咳，用于治疗慢性支气管炎、气喘等。此外它还能降血脂，可用于预防和治疗动脉粥样硬化、冠心病；可以用于降糖、提高免疫力、消除乳腺增生、护发、补钙、美容、减肥、延缓衰老、防癌、健脑补脑等。海带含有丰富的纤维素，能够及时地清除肠道内废物和毒素，因此它能有效预防直肠癌和便秘的发生。

但在食用海带时，应注意吃海带后不要马上喝茶或吃酸涩的水果，因为它们会阻碍机体对海带中铁的吸收。甲亢患者不要吃海带，孕妇和哺乳期妇女要控制海带食用量。此外，海带不能长时间浸泡，以免营养价值降低，一般浸泡 6 小时左右就可以了。沿海地区居民要尽量少食海带，防止碘过量引发疾病。

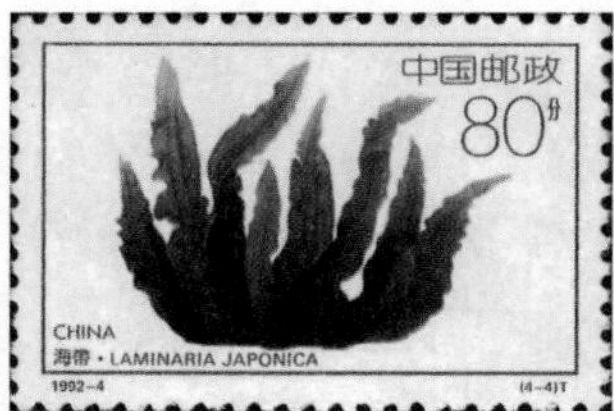

山珍猴头　滋补养胃

我国邮政部门于1981年8月6日发行志号为T66《食用菌》特种邮票，其中便有猴头菇。它因远远望去似金丝猴头而被称为猴头菌；又因像刺猬而得“刺猬菌”之称，是一种常用的食用菌类。

猴头菇是中国传统的名贵菜肴，肉嫩、味香、鲜美可口，是四大名菜（猴头、熊掌、燕窝、鱼翅）之一，素有“山珍猴头、海味鱼翅”之称。相传早在3000年前的商代，已经有人采摘猴头菇食用。但由于“物以稀为贵”，那时只有宫廷、王府才能享用猴头菇，外界只知道猴头菇是珍贵食品，对它的有关特性及其烹调方法都不清楚。明代徐光启《农政全书》中仅仅列有“猴头”的名称，未介绍烹饪方法。《御香缥缈录》载有清宫的猴头菜肴，并盛赞其味鲜美，还具体介绍了烹制猴头菇佳肴的炖、炒二法。

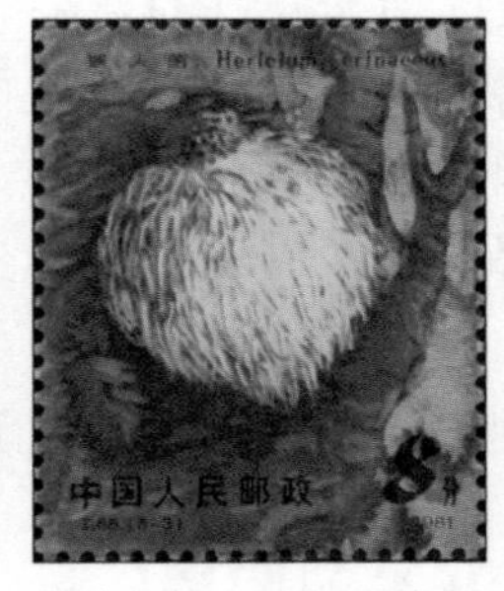

《乾隆四十四年五月节次照常膳底档》中记载乾隆每天膳食中都要有猴头肴。据史料记载，乾隆南巡期间曾到常州，发现常州府备好宴席中没有猴头菜肴，于是便令御厨速做猴头菜肴上桌。乾隆指着猴头肴对众臣说：“猴头殊可口，胜燕窝熊掌万万矣，长食轻身延年。”乾隆举办的大型筵席中，猴头肴必不可少，如乾隆二十六年（1761年）在香山庆贺皇太后七旬圣寿而赐三班九老的筵席；乾隆丙申年（1776年）平定金川，为皇太后幸宁寿宫而赐有功将军及军机大臣的筵席；乾隆壬寅年（1782年）为四库全书第一部缮录告竣而赐总裁、总纂、总校、分校等官员的筵席；乾隆五十年（1785年）举国大庆而举行的“千叟宴”等都有猴头肴。在他执政期间，凡他所到之处，必有专做猴头肴的御厨随同。有人认为乾隆皇帝的健康长寿、睿智聪慧，和他常食猴头肴有密切关系。

猴头菇既是美味菜肴，也是药材。早在元代的《饮膳正要》中，对猴头菇的药用价值已有明确记载。明代李时珍在其《本草纲目》中，也记载了猴头菌性平，味

甘，有利五脏、助消化、滋补身体等功效。20 世纪 70 年代以来，现代医学陆续证明猴头菌有良好的药用价值，可治疗消化不良、胃溃疡、胃窦炎、胃痛、胃胀及神经衰弱等疾病。用猴头菇制成的中成药不断问世，如猴菇片在《中华人民共和国卫生部药品标准》中记载："猴头菇经加工制成的片剂，具有养胃和中的功效，用于胃、十二指肠溃疡及慢性胃炎的治疗。"临床上广泛应用的"猴头冲剂"或"猴菇菌片"，都是治疗慢性胃病的良药。此外，猴头菇对于轻度或重度神经衰弱均可取得较为显著的疗效。除了组成各种成药外，猴头菇也被食品企业加工成饼干等，受到了消费者的青睐。

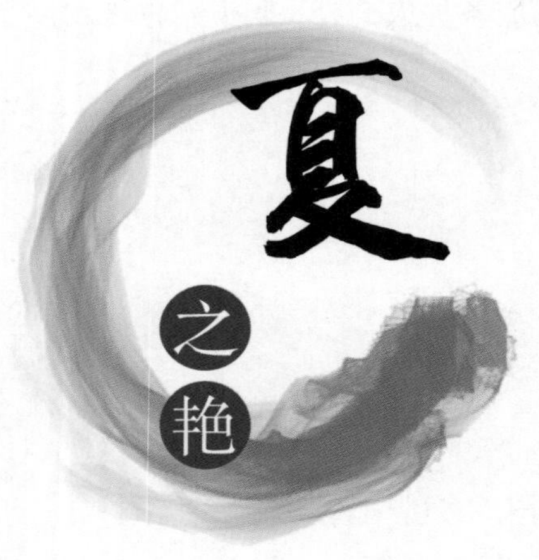
夏
之
艳

众药之王玉蕗藤

读过《红楼梦》便知道，其中有许多奇花异草，该书第 17 回“大观园试才题对额 荣国府归省庆元宵”中，贾宝玉一口气说出了“藤萝薜荔、杜若蘅芜、茝兰清葛”等，玉蕗藤便是一种。玉蕗藤就是人们再熟悉不过的甘草，早在《楚辞·七谏·谬谏》中有记载：“菎蕗杂于黀蒸兮，机蓬矢以射革。”

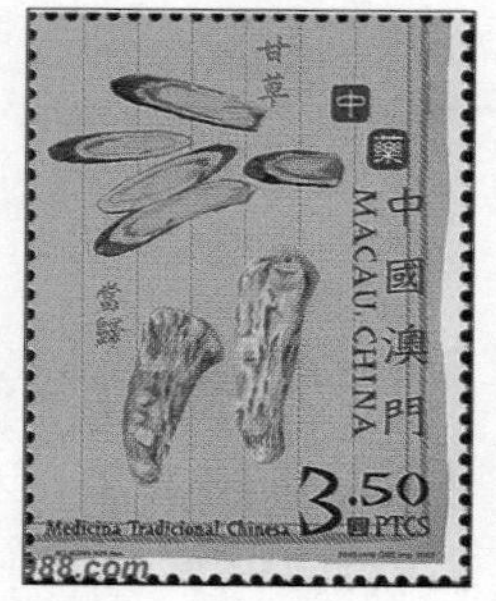

记得小时候，夏天父辈们总是泡一大杯甘草水代茶饮，说是有很多用处。其实自古以来，甘草就是中药中应用最广泛的药物之一，有“十方九草”之美誉，许多处方中都由它“压轴”。我国澳门特别行政区曾于 2003 年 6 月 18 日发行《中药》邮票一套，其中出现了经过炮制并已切片的“甘草”。如今甘草仍是最常用的中草药，年需要量 6 万吨左右，位列诸药前列。

甘草入药历史悠久，早在二千多年前，《神农本草经》已将其列为上品。南北朝医学家陶弘景将甘草尊为“国老”，并言：“此草最为众药之王，经方少有不用者。”李时珍在《本草纲目》中所释：“诸药中甘草为君，治七十二种乳石毒，解一千二百般草木毒，调和众药有功，故有‘国老’之号。”李时珍便将甘草放在所有药草的第一味。

甘草的发现还有一段有趣的传说：从前，有一乡村老医生，医术精湛。一次他赴外地为人看病，临行前给徒弟留了几包事先开好的药，准备应付家里来的病人。谁知他多日未回，留的那几包药快要用完了。徒弟无法，只好把院里烧水用的嚼起来略带甜味的干柴切碎包起来，妄称是师傅走时留下的。谁知那些患了脾胃虚弱、咳嗽痰多、咽痛、痈疽肿痛、小儿胎毒的病患吃了这些干柴，病都好了。这种干柴，就是甘草，从此甘草入药，沿用至今。

甘草性平，味甘，归十二经。有解毒、祛痰、止痛、解痉以及抗癌等药理作用。在中医上，甘草补脾益气，止咳润肺，缓急解毒，调和百药。甘草分“生用”与“蜜炙”之别，生用主治咽喉肿痛、痈疽疮疡、胃肠道溃疡以及解药毒、食物中毒等；蜜炙主治脾胃功能减退、大便溏薄、乏力发热以及咳嗽、心悸等。在传统医学，甘草多属于使药，它有调和诸药的功能，而且很多传统药方都用上甘草配搭。甘草用于治疗胃及十二指肠溃疡，常与乌贼骨、瓦楞子、马鞭草等同用。本品尚兼有利尿作用，故常以甘草梢做治疗热淋尿痛的辅助药。现代医学还从甘草中提炼出主要成分甘草酸，用于治疗肝损害。

由于甘草的药理作用有肾上腺皮质激素样作用，过量使用可导致身体水钠潴留，引起高血压；水分储存量增加，会导致水肿；甚至可以影响脑部，病人会出现嗜睡的症状。

“百草之王”人参

民间有“今年冬令进补，明年三春打虎”之说。中医学认为，人类生活在自然界里，人体的生理功能往往随着季节不同而有所变化，所谓“天人相应”。人类遵循自然界的规律，有“春生、夏长、秋收、冬藏”的特点，冬季服用补品补药，可以使营养物质易于吸收蕴蓄，进而发挥更好的作用。

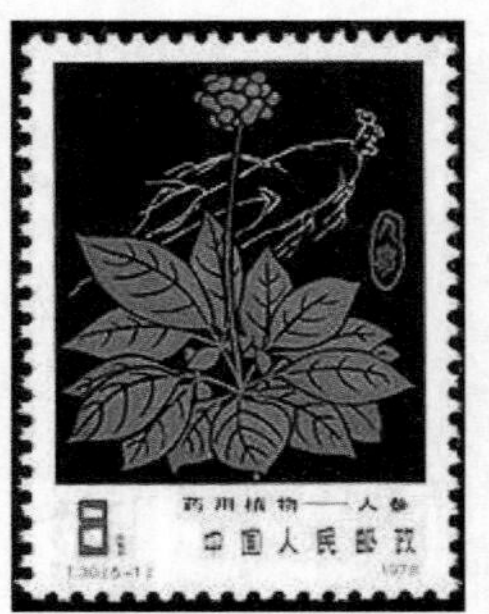

一提到进补，很多人自然想到了人参。在我国，人参不仅是“关东三宝”之首，而且历来被视为“百草之王”。3500多年前我国就已经创造出生动形象的“参”字，并有准确可靠的记载，这可以从郭沫若主编的《甲骨文合集》中查到商殷时代刻在甲面上的“参”字，我国是世界上最早应用人参并用文字记载的国家。

《神农本草经》中记载着4000年前我国就已经形成的人参药用的精髓：“人参，主补五脏，安精神，定魂魄，止惊悸，除邪气，明目，开心益智。久服，轻身延年。一名人衔，一名鬼盖。生山谷。”

人参根据分类方式不同有不同名称，根据产地来分有“高丽参”“西洋参”“吉林参”等；根据炮制方法可分为“水参”“生晒参”“红参”“白参”等。不同情况的

人应选择不同的品种：如果是刚做过大手术或者是接受过放化疗处于恢复期的人，可以考虑吃野山参。如果是心衰或心肌梗死的人，最好选用红参，通过红参起到强心的效果，特别可以选择别直参。如果是常常出现神疲乏力、少气懒言、动则出汗的人，中医认为属于体虚，则可以服用生晒参。西洋参在人参家族中属于药性最平和的一种，主要适用于气阴两虚的人。

服用人参有不同的方法，通常认为隔水炖服的效果最好。也可以剪成小段含服或制成胶囊服用，或者浸酒或做成药膳，西洋参最适宜用保温杯泡水喝。服用人参绝对不能天天连着吃，而应吃吃停停。最好的服法是，先吃参须（红参则先吃尾巴），每次吃 1 克，吃 1~2 天后停服，观察身体有无不适之感。如果没有什么反应，则过 5~6 天后再吃人参的中段，每次 1~2 克，连续服用 3 天后再停 5~6 天，最后才吃人参的头部。

虽然人参是“百草之王”，能够“包治百病”，但并不是人人适合，需辨证后服用。服用人参时不宜与萝卜、浓茶和咖啡等同服。

宰相芍药　醉美晚春

读过《红楼梦》的人都知道，该书第 62 回说史湘云在宝琴、宝玉、岫烟、平儿四人的生日宴席上，喝多了酒，便醉卧在石凳子上。原文是：“湘云卧于山石僻处一个石凳子上，业经香梦沉酣，四面芍药花飞了一身，满头脸衣襟上皆是红香散乱，手中的扇子在地下，也半被落花埋了。”顷刻间使人们把芍药与美丽连结到了一起。事实上，早在三千多年前，《诗经·郑风·溱洧》就写道：“维士与女，伊其将谑，赠之以芍药。”描绘了青年男女以赠予芍药作为定情之物。由此也印证了芍药是我国古老的花卉之一。

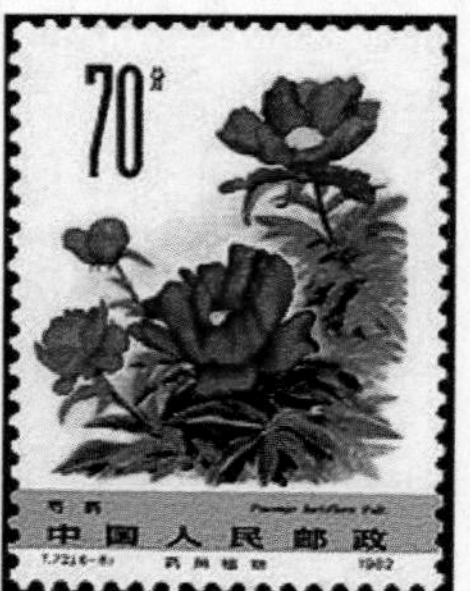

与“花中之王”牡丹相比，芍药只能称“花中宰相”了，但论药用价值，芍药并不逊色。在张仲景《伤寒论》记载的 112 首经方用药中，其中有 30 首用到了芍药，由此可见，它是非常

著名的中药材，被称为“女科之花”。《神农本草经》中记载了芍药的功效，无论是花还是根茎都能入药治病。

芍药花具有养血柔肝，散郁祛瘀，使气血充沛，容颜红润，可以治疗内分泌紊乱引起的雀斑、黄褐斑、暗疮，延缓面部皮肤粗糙衰老。芍药花还有清心润肺、平肝明目等功能，可治疗腹痛、胃痉挛、眩晕、痛风及利尿等病症。人们经常选取它制作芍药花粥，以养血调经，治肝气不调、血气虚弱所致的胁痛烦躁、经期腹痛等症；或制作芍药花羹、芍药花酒、芍药鲤鱼汤、芍药花茶等作为养生保健品。

中药材芍药通常是用该植物的根，鲜脆多汁，可供药用。根据分析，其含芍药甙和苯甲酸，功效因种而异。南北朝医家陶弘景将它分为赤芍、白芍两种。赤芍为野生品，入药以原药生用，功用以凉血逐瘀见长；白芍为栽培品，经刮皮、水煮、切片、晒干而成，功效以补血养阴为主。古方以白芍为主药者数以百计，如“桂枝汤”用芍药敛阴而和营；“黄芩汤”用芍药坚阴止利而缓急止痛。芍药有养血敛阴、补而不腻、柔肝缓中、止痛收汗的功用，在妇产科更是得到广泛应用。例如：白芍配熟地，肝肾并补。用于血气亏虚之证，可治少女发育偏迟，月经推迟，经量少而淡者。白芍配当归，补血和营，兼以安胎。用于血气不足所引起的胎动不安有效。芍药配川芎，守中有动，血畅气化。对气机不调，月经先后不均，来潮不畅者，能鼓舞气化，调整月事。芍药配柴胡，以白芍养血以涵其肝体，配柴胡辛散以顺肝之胜，用于经前乳胀、乳房小叶增生及肝郁乳汁不行等。中医认为白芍具有镇痉、镇痛、通经作用，对妇女的腹痛、胃痉挛、眩晕、痛风、利尿等病症有效。

西医学认为，芍药具有广谱抗菌作用，对于痢疾杆菌、伤寒杆菌、金黄色葡萄球菌、溶血性链球菌等有较强的抑制作用，此外还具有镇痛、镇静作用，能明显缓解肠痉挛引起的腹痛，可以与西药的止痛片相媲美。

当然，“是药三分毒”，芍药也不例外。凡血虚无瘀之症及痈疽已溃者慎服。《本草衍义》载：“血虚寒人，禁此一物。”《本草经疏》也认为：“赤芍药破血，故凡一切血虚病，及泄泻，产后恶露已行，少腹痛已止，痈疽已溃，并不宜服。”本品含有苯甲酸，大量服用会增加肝脏解毒的负担，因此肝功能不良者不宜长期服用。

国色天香　药效亦佳

人间四月，又是一个牡丹花开的季节。牡丹源远流长，《诗经》早已将牡丹入诗歌，距今至少有3000年以上的历史了。自古以来不少帝王将相、文人墨客都喜欢牡丹。《三国演义》第68回写道：曹操宴请群臣，正饮酒间，左慈足穿木屐，立于筵前。众官惊怪。左慈曰："即今天寒，草木枯死；大王要甚好花，随心所欲。"曹操曰："吾只要牡丹花。"左慈曰："易耳。"令取大花盆放于筵前。以水噀之。顷刻长出牡丹一株，开放双花。相传唐文宗赏牡丹时，问及当时谁的咏牡丹诗最好，程修己便以中书舍人李正封写下的一首咏牡丹为对，其中两句"国色朝酣酒，天香夜染衣"，深得唐文宗赞赏。李正封的诗成为咏牡丹的千古名句，从此，"国色天香"也变成牡丹的代称。

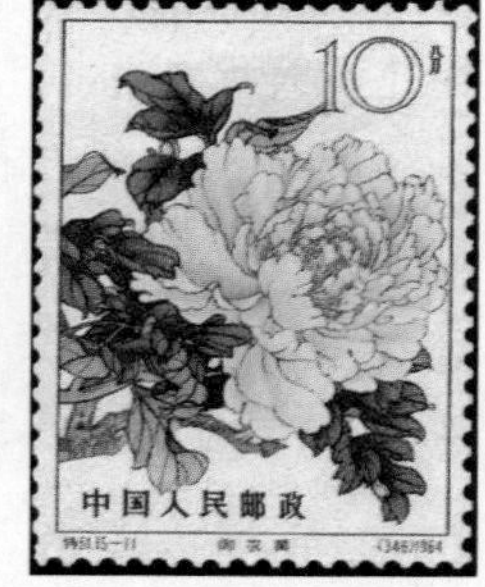

牡丹作为药物也历史悠久，《神农本草经》已经将牡丹列为中品，作为药用植物记载其中。"牡丹，味苦、辛，寒，主寒热、中风、瘛疭、痉、惊痫、邪气、除癥坚、瘀血留舍肠胃，安五脏，疗痈创。一名鹿韭，一名鼠姑。生山谷。"考古工作者在甘肃省武威县发掘的东汉早期墓葬中发现医学简数十枚，其中有牡丹治疗血瘀病的记载。明代李时珍《本草纲目》曰："牡丹以色丹者为上，牡丹虽结籽而根上生苗，故谓'牡'（意谓可无性繁殖），其花红故谓'丹'。"

牡丹以根皮入药，是一种功效出色的中药材，称牡丹皮，又名丹皮、粉丹皮、刮丹皮等，系常用凉血祛瘀中药。丹皮以安徽、四川产量大，安徽铜陵凤凰山为丹皮之乡，所产丹皮质最佳，习称凤丹。丹皮以皮厚、肉质断面色白、粉性足、香气浓、亮星多者为佳。丹皮性微寒，味苦、辛，归心、肝、肾经，具有清热凉血，活血化瘀之功效，可用于温毒发斑、吐血衄血、夜热早凉、无汗骨蒸、经闭痛经、痈肿疮毒、跌仆伤痛等症。现代研究表明，牡丹皮有抗菌、抗炎、抗过敏、抗肿瘤、止血、祛瘀血、清热解毒、镇静、镇痛、解痉等活性，还能促进单核细胞吞噬功能，提高

机体特异性免疫功能，增加免疫器官重量。另外丹皮中还有天然抗癌物质，使用后能使癌症的发病率明显下降。民间还有丹皮治疗急性荨麻疹、肝炎、流行性乙型脑炎、神经衰弱、不孕症、乳房硬块、冠心病、白血病等多种疾病的便方。牡丹花含黄芪苷，它是天然的活血成分，能起到活血调经的作用，对女性的月经不调具有明显治疗效果。

牡丹除了丹皮的药用价值外，花还可以供人类食用。据史料介绍，我国宋代就开始食用牡丹花了。明代的《遵生八笺》载有“牡丹新落瓣也可煎食”，同年代的《二如亭群芳谱》谓：“牡丹花煎法与玉兰同，可食，可蜜浸。”“花瓣择洗净拖面，麻油煎食至美。”到了明清时期，人们已经有了较为完美的原料配方和制作方法。据清代《养小录》记载：“牡丹花瓣，汤焯可，蜜浸可，肉汁烩亦可。”其意是：无论滑炒、勾芡，还是清炖，牡丹花瓣和花粉均可制作保健食品和饮料。这些以牡丹花为主的菜肴，不仅味美、清爽、细嫩，而且都有食疗的作用。牡丹的食用方法有很多，我国不少地方有用牡丹鲜花瓣做牡丹羹，或配菜添色制作名菜，如牡丹花银耳汤、牡丹花溜鱼片、牡丹花里脊丝等，也可以用蜜浸后食用，还有制成口味香醇的牡丹酒。牡丹中有多种维生素、13 种人体必需的氨基酸，人们食用以后能起到美容养颜和活血的作用，同时又是调配高级化妆品的重要原料。

佳肴黄花　良药萱草

萱草，又名金针菜、黄花菜，为百合科植物，在我国已有 2000 多年的栽培史，它的花蕾，也就是黄花菜。我国邮电部门曾经于 1982 年 5 月发行第二组《药用植物》邮票，附图便是其中的“萱草”。

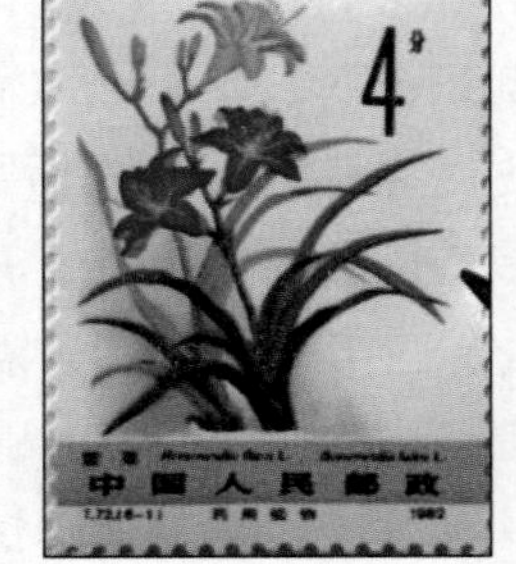

民间一直流传着一句俗语“黄花菜也都凉了”，形容等得时间太久了。从这句俗语中说明黄花菜是家喻户晓的菜肴。事实上，自古以来它就是一种美食，因其花瓣肥厚，色泽金黄，香味浓郁，食之清香、爽滑、嫩糯，常与木耳齐名，视为“席上珍品”。孙中山先生曾用黄花菜、黑木耳、豆腐、豆芽

（四物汤）作为自己健身的食疗食谱，且将黄花菜列在首位。“四物汤”营养成分完备，是补血、养血、美容的良方，又是日常素食中价廉物美的珍肴。

在民间，黄花菜有许多食用方法，人们经常将黄花菜与其他食品一起加工，烹制成“黄花菜花生猪蹄汤”“黄花菜瘦肉豆腐汤”“黄花菜粥”等等，用于产后气血亏虚、乳汁分泌不足、头昏眼花等。

相传，秦代大泽乡起义前的陈胜，家境十分贫困，因为家中无米下锅，不得不出去讨饭度日，加之营养缺乏，他患了全身浮肿症，胀痛难忍。有一天，陈胜讨饭到一户姓黄的母女家，黄婆婆是个软心肠，她见陈胜的模样可怜，让他进屋，给他蒸了三大碗萱草花让他吃。饥饿过度的陈胜狼吞虎咽，不一会儿三大碗萱草花全进肚子里去了。奇迹发生在几天后，陈胜全身浮肿便消退了。

中医认为，萱草性平、味甘、微苦，归肝、脾、肾经，有清热利尿、解毒消肿、止血除烦、宽胸膈、养血平肝、利水通乳、利咽宽胸、清利湿热、发奶等功效，主治眩晕耳鸣、心悸烦闷、小便赤涩、水肿、痔疮便血等病症，用于尿频、尿急、血尿、泌尿道结石等疾病的治疗。黄花菜含有丰富的卵磷脂，对增强和改善大脑功能有重要作用，同时能清除动脉内的沉积物，对注意力不集中、记忆力减退、脑动脉阻塞等症状有效。用其根端膨大体炖肉或炖鸡，对治疗贫血、老年性头晕等，具有较好的效果。

现代医学研究，每百克黄花菜含有蛋白质 14.1 克，脂肪 1.1 克，碳水化合物 62.6 克，以及多种维生素，特别是胡萝卜素的含量最为丰富，干品每百克含量达 3.44 毫克，在蔬菜中名列前茅，对人体健康甚为有益。但新鲜黄花菜中含有秋水仙碱，可造成胃肠道中毒症状，故不能生食，每次食量也不宜过多。

曼陀罗与麻醉药

曼陀罗也称“风茄儿”，原产于热带和亚热带，我国西南到东南部都有分布。中医认为其叶、花和种子都可以入药，是历史悠久的药用植物。我国邮电部于1978年发行了《药用植物》邮票一套，其中就有“曼陀罗”的倩影。

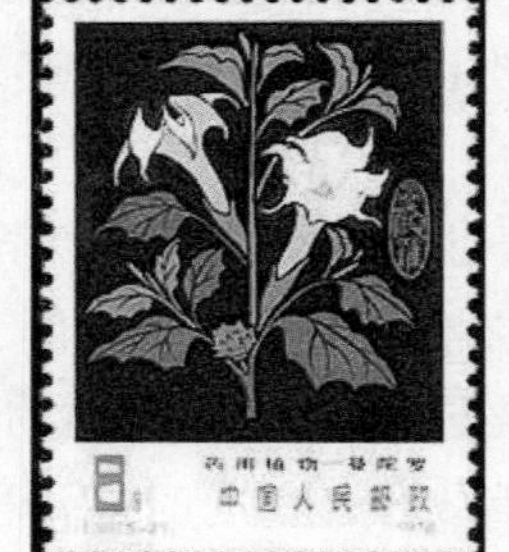

《列子·汤问》记载：春秋战国名医扁鹊曾用“毒酒”将鲁国公扈、赵齐婴二人“迷死三日”，给他们做“剖胸探心”的手术。这里的“毒酒”相当于现今的麻醉药，但是否为曼陀罗所制，不得考知。东汉末年神医华佗在民间“迷药”的基础之上，研制出名叫“麻沸散”的麻醉药，应用于全身及头颅手术。《后汉书·华佗传》记载：“若病发结于内，针药不能及者，乃令先以酒服麻沸散。既醉，无知觉，因刳破腹背，抽割积聚。若在肠胃，则断截湔洗，除却疾秽，既而缝合，敷以神膏，四五日创愈，一月之间皆平复。”根据中外专家的考证，华佗所调制具麻醉效果的“麻沸散”，其主要的药物是曼陀罗花、草乌、当归、川芎等。据传，华佗在市集上看到猎人贩卖的猎物里，很多呈昏睡状态，而且全身软绵绵的，不做任何抵抗或嚎叫。于是，好奇的华佗详问猎人，为何能够捕捉动物而不见伤痕。原来山中的猎人常见狒狒食用一种红褐色的果子后，就昏睡不醒，而且全身柔软无力，任人摆弄。猎人们互相研究这种果实，有一个胆大的猎人就尝试吃了一个，没想到竟然浑身麻木，接着就迷迷糊糊地昏睡过去，良久方才苏醒过来。于是这种果实就被掺在食物中，用来诱捕动物，依动物的体型而增减果实的分量。

而中国四大古典小说之一的《水浒传》中，有一段说的是吴用、阮氏兄弟等人把蒙汗药偷偷放入水酒，麻翻了青面兽杨志和护送金银珠宝的官兵，智取了北京大名府梁中送给老丈人蔡太师十万贯金银珠宝。以上这些记载、论述都说明，曼陀罗花就是制造麻醉剂、蒙汗药的主要成分。

曼陀罗花不仅可用于麻醉，而且还可用于治疗疾病，其叶、花、籽均可入药。曼陀罗的花名称“洋金花”，性温、味辛，具有麻醉止痛、平喘的功效，用于治疗咳逆气喘、胃痛等病症，煎汤洗治诸风顽痹及寒湿脚气，花瓣的镇痛作用尤佳，可治神经痛等；叶和籽可用于止咳镇痛。

花中皇后月季花

月季花被称为花中皇后，又称“月月红”，还有其他许多别称，既可作为观赏植物，也可作为药用植物。

传说很久以前，神农山下有一高姓人家，家有一女名叫玉兰，年方十八，温柔沉静，很多公子王孙前来求亲，玉兰都不同意。因为她有一老母，终年咳嗽、咯血，多方用药，全然无效。于是，玉兰背着父母，张榜求医：“治好吾母病者，小女愿以身相许。”一位名叫仲原的青年揭榜献方。玉兰母服其药后，果然痊愈。玉兰不负约定，与仲原结为秦晋之好。洞房花烛夜，玉兰询问什么神方如此灵验，仲原回答说：“月季月季，清咳良剂。此乃祖传秘方：冰糖与月季花合炖，乃清咳止血神汤，专治妇人病。”玉兰点头记在心里。

月季原产于我国，有两千多年的栽培历史，相传神农时代就有人把野月季挖回家栽植，汉朝时宫廷花园中已大量栽培，唐朝时更为普遍。中国记载栽培月季的文献最早为王象晋的《二如堂群芳谱》，他在著作中写道：“月季一名‘长春花’，一名‘月月红’，一名斗雪红，一名‘胜红’，一名‘瘦客’。灌生，处处有，人家多栽插之。青茎长蔓，叶小于蔷薇，茎与叶都有刺。花有红、白及淡红三色，逐月开放，四时不绝。花千叶厚瓣，亦蔷薇类也。”由此可见，在当时月季早已普遍栽培，成为处处可见的观赏花卉了。这比欧洲人从中国引进月季的记载早了160多年。月季在李时珍所著的《本草纲目》中有药用的记载：“处处人家多栽插之，亦蔷薇类也。青茎长蔓硬刺，叶小于蔷薇，而花深红，千叶浓瓣，逐月开放，不结子也。”月季味甘、性温、无毒，具有活血、消肿的功效。

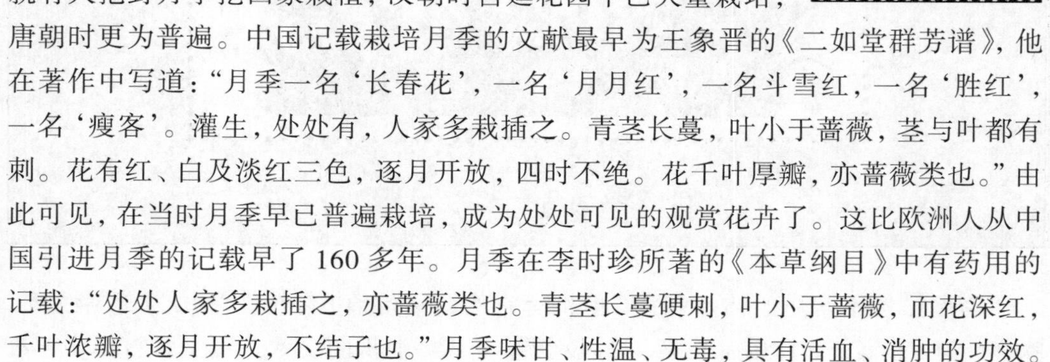

书中介绍了瘰疬（现代医学称为颈淋巴结结核）未破，用月季花头二钱，沉香五钱，芫花（炒）三钱，碎锉，入大鲫鱼腹中，以鱼肠封固，酒、水各一盏，煮熟食之，即愈。鱼须安粪水内游死者方效。此是家传方，活人多矣。

中医学认为月季的根、叶、花均可入药，具有活血消肿、消炎解毒功效。女性以此花瓣泡水常当茶饮，或加入其他养生茶中冲饮，可防治妇女月经不调或痛经，还可活血美容，使人青春长驻。但是月季花不宜久服，脾胃虚寒者及孕妇要慎用，偶见服用月季花过量引起腹痛者。

五月鸢尾入药来

我国邮电部门曾经于1982年5月发行第二组《药用植物》邮票，其中的小型张就是“鸢尾花”。

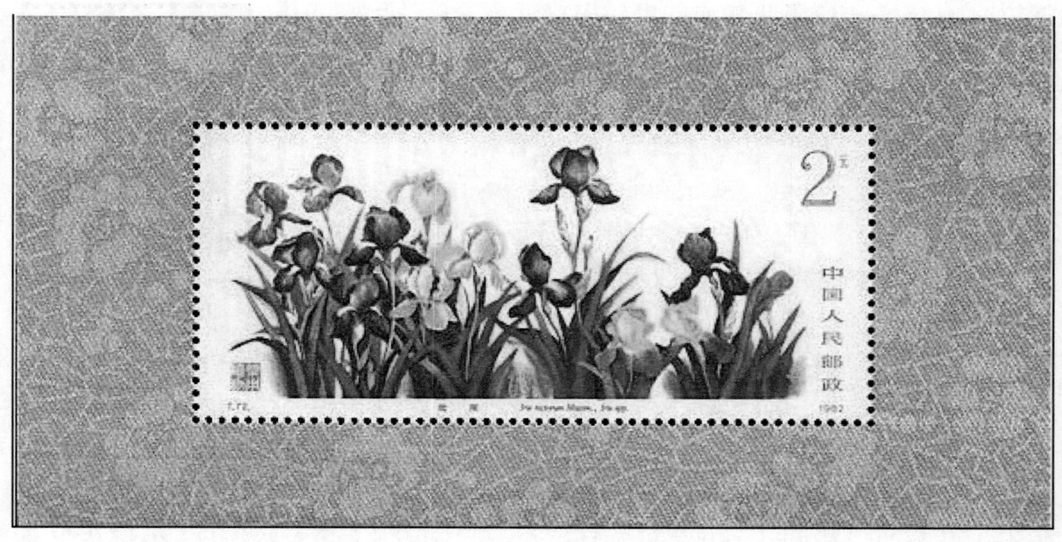

鸢尾虽然不常用于治疗病症，但也有它的药用价值，传统医学认为鸢尾性寒，味辛、苦，有毒，具有活血祛瘀、祛风利湿、解毒、消积的功效。用于跌打损伤，风

湿疼痛，咽喉肿痛，食积腹胀，疟疾；外用治痈疖肿毒，外伤出血。正因为它具有一定的毒性，《神农本草经》将它列入下品，作为辅药使用，该书记载：鸢尾主蛊毒邪气，鬼疰，诸毒，破癥瘕，积聚，去水，下三虫。孙思邈《千金翼方》的草部记载：味苦，平，有毒。主蛊毒邪气，鬼疰诸毒，破癥瘕积聚大水，下三虫。疗头眩，杀鬼魅。生九疑山谷，五月采。李时珍在《本草纲目》中附有本药的两个处方：一是治疗飞尸游蛊着喉中，气欲绝者：鸢尾根削去皮，纳喉中，摩病处，令血出为佳（陈藏器《本草拾遗》）。二是治疗鬼魅邪气则用四物鸢头散：东海鸢头、黄牙（即金牙）、茛菪子、防葵各一分，为末，酒服方寸。

中医学认为鸢尾作用有三：一是消食化积。鸢尾味辛苦，辛能散，苦能泄，入脾胃二经，故能消食化积。常用于食滞胀满。本病多因暴饮暴食，或恣食肥甘厚腻辛辣之品，伤及脾胃，食滞内停，以致脾胃受纳运化失职，升降失调所致，可用本品消食化积，使积去食消，脾胃得和，诸症自解。二是活血祛瘀。鸢尾辛苦，入肝脾经，则入血分，《神农本草经》载："主破癥瘕积聚。"故有活血祛瘀之功效。三是行水消肿。《神农本草经》载：鸢尾"去水"；《贵州民间方药集》则载"治臌胀痛"，故有行水消肿之功效。若因瘀血阻于肝脾脉络之中，隧道不通，致水内聚，而发臌胀病，可用本品，活血化瘀，行水消肿。

"花中神仙"海棠花

周恩来总理生前特别喜欢居所中南海西花厅的那棵海棠。在他逝世后，其夫人邓颖超睹花思人写下了《西花厅的海棠花又开了》，回忆她与总理五十多年来相依相伴的革命生涯。为此，在周总理诞辰120周年之际，国家邮政总局发行《海棠花》邮票一套以纪念这位伟人。

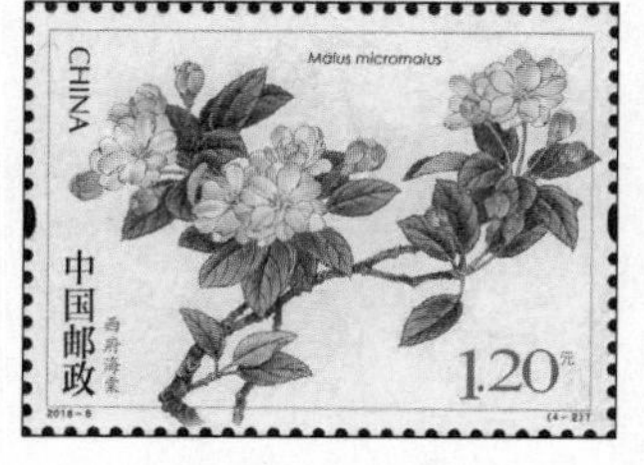

海棠花姿潇洒，花开似锦，自古以来是雅俗共赏的名花。古往今来许多名人雅士与海棠结下了不解之缘。同时，它也是一味可以内服兼外用的草药。

虽然早在先秦时期的文献中就有记载海棠花在中国古代的栽培历史，但是在我国的史料中，第一次记载的并不是它的观赏性，而是它的食用价值。《诗经·卫风·木瓜》有诗曰："投我以木瓜，报之以琼琚；匪报也，永以为好也！投我以木桃，报之以琼瑶；匪报也，永以为好也！投我以木李，报之以琼玖；匪报也，永以为好也！"诗中的"木瓜""木桃""木李"都属于海棠类的植物，在古代常常被作为送给亲朋好友的礼品。在宋代，海棠花的发展达到鼎盛时期，被奉为"百花之尊"。

四季海棠可入药，性寒，微苦，能够清热解毒，活血化瘀，对疮疖有很好的治疗功效。

（1）生津止渴。海棠含有糖类、多种维生素及有机酸，可帮助补充人体的细胞内液，从而具有生津止渴的效果。

（2）健脾开胃。海棠果中维生素、有机酸含量较为丰富，能帮助胃肠对食物进行消化，故可用于治疗消化不良、食积腹胀之症。

（3）涩肠止痢。海棠能缓中收涩，具有收敛止泄、和中止痢之功用，能够治疗泄泻下痢、大便溏薄等病症。

（4）补充营养。海棠中蕴含有大量人体必需的营养物质，如糖类、多种维生素、有机酸等，可供给人体养分，提高机体免疫力。

此外，四季海棠还可外用，具有消炎止痛、祛风散热的功效，能治疗跌打损伤等。取新鲜的四季海棠，将其捣碎并敷在患部，药物通过皮肤渗透至皮下发挥治疗作用。

浪漫玫瑰　食药同源

“赠人玫瑰，手留余香”是另一种境界，比喻人们在给予别人快乐的同时也会使自己感到快乐。1997 年 10 月 9 日我国与新西兰联合发行《花卉》邮票展现了我国玫瑰和新西兰月季的倩影。

在《中国植物志》分类上，玫瑰、月季花和蔷薇都隶属于蔷薇科蔷薇属蔷薇亚属。从植物分类学角度，一般业余爱好者常常难以正确区分玫瑰、月季和蔷薇。我国明代李时珍的《本草纲目》也只有“月季”而没有列出玫瑰的药用价值。

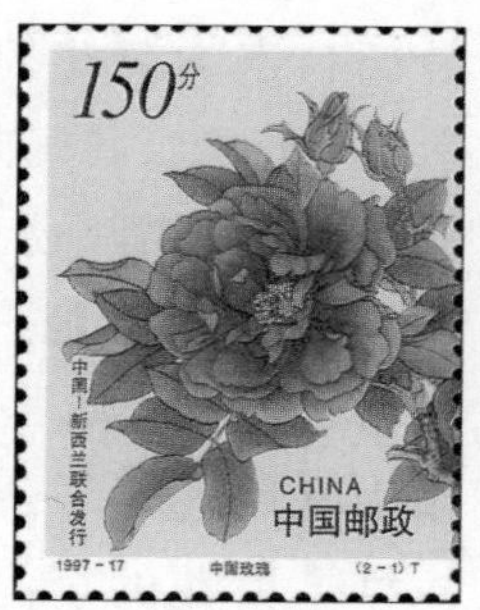

玫瑰是药食同源的花卉。中医学认为，玫瑰花味甘微苦、性微温，最明显的功效就是理气解郁、活血散淤和调经止痛，因此常常成为食品和药品的原材料。

作为食材，玫瑰花可制成玫瑰饼、膏或茶等。玫瑰饼是北京著名的京式四季糕点之一，香味浓郁，酥皮清脆，口感酥松绵软，最早是旧时王府大宅门的一种时令食品，又称做“内府玫瑰火饼”。据史料记载，当年，康熙皇帝每次去承德避暑或去围场打猎，都把此饼作为专供食品享用。玫瑰花茶是人们常用的饮品，性质温和、男女皆宜。《食物本草》称它：“主利肺脾、益肝胆，食之芳香甘美，令人神爽。”玫瑰膏是另一种玫瑰食品，《救生苦海》记载用鲜玫瑰花半斤，加水煎汤取汁，煎至浓稠，加等量白糖，煎沸成膏，待冷备用，具有止血益胃之功。

作为中药材，玫瑰花具有理气解郁、活血散瘀、行血的功效，主治肝胃气痛、新久风痹、吐血咯血、妇女月经过多、赤白带下、痢疾、乳痈、肿毒、肠红半截出血等。但是，玫瑰花具有收敛的作用，便秘者不适合服用；因活血散淤的作用比较强，月经量过多者在行经期不宜饮用。此外，胃寒、腹泻、常感到疲倦或身体虚弱者不宜服用。

亦食亦药话荷花

荷花也叫莲花，列入我国的十大名花，其名称繁多，被称为“活化石”。荷花不仅是我国古老而著名的食用植物，而且还具有很高的药用价值，尤为古时江南人偏爱，遂将每年农历六月廿四日定为荷花的生日。1980 年 8 月 4 日正是农历六月廿四日，我国邮电部发行了《荷花》邮票。

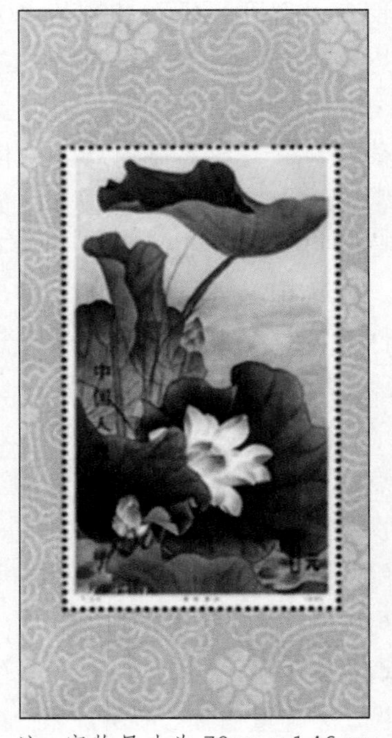

注：实物尺寸为 70mm×146mm

西周初期（公元前 11 世纪），荷花开始从湖畔沼泽的野生状态走进了田间池塘。《周书》载有“薮泽已竭，既莲掘藕”。可见，当时的野生荷花已经开始作为食用蔬菜了，成为先人食用的 40 余种蔬菜中的一种。荷花的全身都为人们食用，自古祖先就视莲子为珍贵食品，如今仍然是高级滋补营养品，莲子可以用糖来煮，做成糖莲子或莲子汤，也可以加在糕饼里，在中秋的月饼里，莲蓉算是上品。莲藕是很好的蔬菜和蜜饯果品，含有蛋白质、淀粉和维生素 C，味甘，清脆而多汁，可以当水果生吃，也可以用来做汤、炒菜，在藕的空穴中灌进糯米，蒸熟便成家喻户晓的“糯米糖藕”，是上好的甜品。莲叶为茶的代用品，也可用鲜莲叶或干莲叶蒸荷叶饭，具有特别的荷叶清香。人们较为熟悉的食品还有莲子粥、荷叶粥、莲房脯、莲子粉、木耳莲子羹、藕片夹肉、荷叶粉蒸肉等。尤其荷叶粉蒸肉是一款享有较高声誉的汉族名菜。在清末，相传其名与“西湖十景”的“曲院风荷”有关，它是用当时杭州的鲜荷叶，将炒熟的米粉和经调味的猪肉裹包起来蒸制而成，其味清香，鲜肥软糯而不腻，夏天食用很适合胃口。

荷花的药用历史也十分悠久。在我国的汉朝“神农”尝遍百草后，总结出一套治病良方，即《神农本草经》，其中就有莲藕药用保健功能的描述。东汉谯县华佗在手术前，先给病人饮“麻沸散”，使其失去知觉，刳割腹背后缝合伤口，最后涂敷以藕皮等制成的膏药，四五天后便可愈合。荷花全株都有药用价值，是我国医药宝库中不可多得的一枝奇葩。李时珍在《本草纲目》中记载有：医家取为服食，百病可却，认为荷花、莲子、莲衣、莲房、莲须、莲子心、荷叶、荷梗、藕节等均可入药。

荷花：有去湿消暑、活血止血的功效，常用于暑热烦温、咯血等，可治小儿中暑，外用浸涂可治天泡疮。

莲子：以湖南的“湘莲子”最为著名，具养心安神之效，用于虚烦、惊悸、失眠；炒莲子固涩作用增强，长于健脾止泻，补肾固涩。用于脾虚腹泻和肾虚遗精，带下。

莲子心：莲子心是莲子中央的青绿色胚芽，味苦，有清热、固精、安神、强心的功效，可治疗高烧引起的烦躁不安、神志不清和梦遗滑精等症，也用于治疗高血压、心悸和失眠。

荷叶：清香升散，具有消暑利湿、健脾升阳、散瘀止血的功效，主治暑热烦渴，头痛眩晕、水肿、食少腹胀、泻痢、白带、脱肛、各种出血症、崩漏、产后恶露不净、损伤瘀血。我国自古就把荷叶奉为瘦身的良药，因为荷花的根、藕和叶有单纯利尿、通便的作用。

藕节：味涩收敛，既能收敛止血，又兼能化瘀，有止血而不留瘀的特点，可用于各种出血之证，对吐血、咯血等上部出血病证尤为多用。

此外，莲衣能补脾阴；莲房消瘀、止血、去湿；莲须能清心、益肾、涩精、止血、解暑除烦，生津止渴；荷梗能清热解暑、通气行水、泻火清心。

绿绒蒿之药效

绿绒蒿身居高山幽谷，多在海拔 3000~5000 米高山地带的流石滩中开放，所以常常不被人们所熟知。它与庭园栽培的虞美人形态十分相似，同属于罂粟科，是亲缘极近的“表姊表妹”，只不过绿绒蒿具黄色乳汁，果自顶端向基部开裂，而虞美人则为白色乳汁，果孔裂。绿绒蒿的花色与虞美人相比，则更胜一筹，它不仅是著名的观赏植物，有些种类还能入药治病。全球的绿绒蒿品种中除了一种产于西欧外，其余 48 种均分布于中国—喜马拉雅地区，其中我国有 38 种。我国邮电部门于 2004 年 9 月发行《绿绒蒿》邮票一套四枚，分别展示了长叶绿绒蒿、总状绿绒蒿、红花绿绒蒿和全缘绿绒蒿四个品种，据有关资料证实，这四个品种均有药用价值，但作用有所不同。

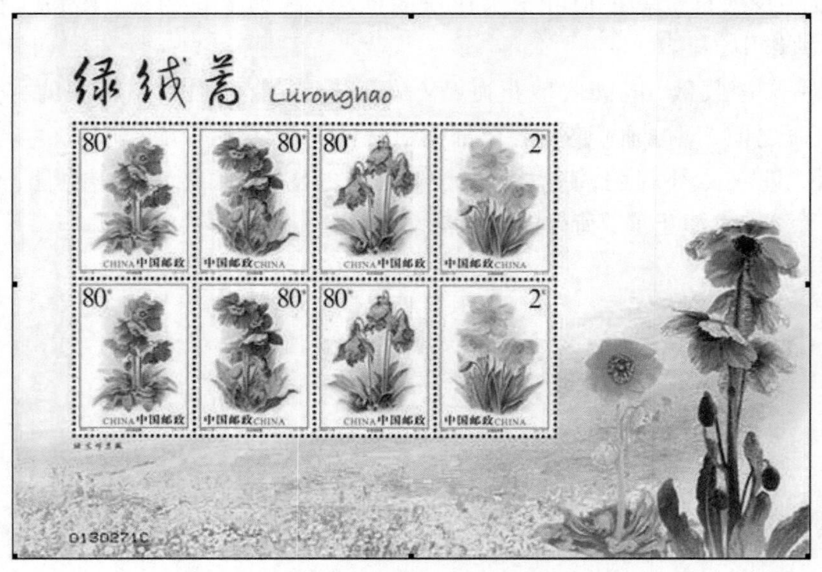

注：实物尺寸为 200mm×140mm

一、长叶绿绒蒿

全草含氨基酸、有机酸、强心甙、挥发油、糖类、鞣质、生物碱、香豆精。味苦、涩，性寒，有小毒。入肝、肾、大肠经，具有清热利湿、镇咳平喘、镇静止痛、制痢止血的功效。主治肺炎咳嗽、湿热黄疸、水肿、胃肠发炎、肝炎、胆痛、白带、痛经、创伤久不愈合。可以煎汤内服，也可以研末外敷。如用花或果配麻黄根、天仙子、葶苈子煎汤服用治疗哮喘；用花或果配火把果根、香蒿、火绒草煎汤服用治疗肠炎及久泻；用花或果配莨菪叶煎汤服用治疗胆绞痛等。

二、总状绿绒蒿

又名鸡脚参，纳西族、藏族称其红毛洋参、雪参。全草入药，味微苦、涩，性寒，具有补中益气、清热解毒、止痛功效。可治气虚、浮肿、哮喘、肺炎、传染性肝炎、风热头痛、跌打损伤、骨折、关节肿痛等症。《中国植物志》记载，西藏用全草消炎、止骨痛、治头伤、骨折；云南用根入药，治气虚下陷、浮肿、脱肛、久痢、哮喘；青海以花、茎入药，治腰痛、腿痛。

三、红花绿绒蒿

藏名称阿柏几麻鲁。花茎及果实入药，味苦、涩，性微温，入肝、肾经，具有镇痛、止咳、固涩、抗菌的功效。主治遗精、白带、肝硬化、高热、肺结核、肺炎、肝炎、痛经、湿热水肿、头痛、高血压及清热解毒、利湿。如配藁本煎汤服用治疗神经性头痛；配地榆、荠菜煎汤服用治疗肠炎；配悬钩子根、峨参，炖肉吃可治疗遗精、白带、肾性水肿。

四、全缘绿绒蒿

丽江又称“黄芙蓉”，藏语名“埃贝赛保”。全草或根入药，味苦、涩，性寒，有小毒，具有清热解毒的功效，主治清热利湿、止咳；花前采叶治胃中反酸；花可退热催吐、消炎，还治跌打骨折。

万能药草——芦荟

芦荟是被古罗马称为“万能药草”的良药，其作为药用植物已有3500多年历史。

公元前1550年，古埃及医书《艾帕努斯·巴皮努斯》最早记载了芦荟对腹泻和眼病的治疗作用以及芦荟的多种处方。考古发现金字塔中木乃伊的膝盖之间置有芦荟，说明当时人们已经应用芦荟治疗疾病。公元前1世纪，罗马皇帝的御医蒂俄斯可利蒂斯著有医书《克利夏本草》，把芦荟称作为“万能药草”，书中记载了使用芦荟治疗不同病症的具体处方。此后，芦荟的效用在欧洲得到了广泛的承认。

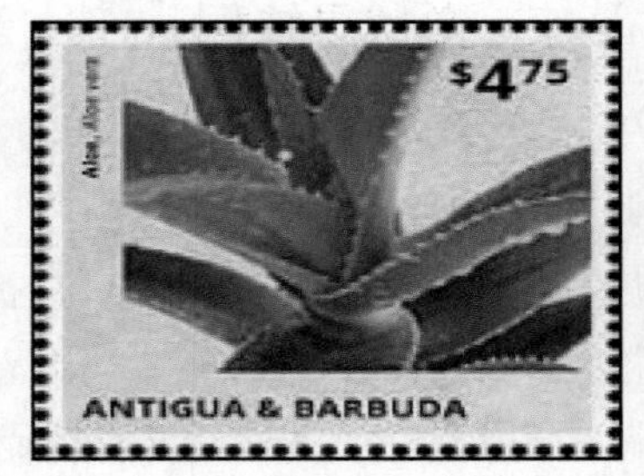

随之，芦荟通过丝绸之路传到了中国，李时珍在《本草纲目》的木部记载了芦荟：“其木生山野中，滴脂泪而成。采之不拘时月。”“气味苦，寒，无毒。”“主治热风烦闷，胸膈间热气，明目镇心，小儿癫痫惊风，疗五疳，杀三虫及痔病疮，解巴豆毒。主小儿诸疳热。研末，敷齿。”李时珍对芦荟还有自己的研究成果：“其功专于杀虫清热。”《太平圣惠方》记载了用“芦荟丸”治小儿疳积、面目萎黄、头发成穗、鼻痒口干、脘腹虚胀、青筋暴露、四肢壮热；用“芦荟散”治小儿鼻疳、痒痛不止者等药方。

现代医学研究发现芦荟具有杀菌、抗炎、湿润美容、健胃下泄、强心活血、免疫和再生、免疫与抗肿瘤、解毒、抗衰老、镇痛、镇静、防晒等作用。

芦荟中含的多糖和多种维生素，对人体皮肤具有良好的营养、滋润、增白等美容作用。能使皮肤收敛、柔软化、保湿、消炎、漂白，还有解除硬化、角化、改善伤痕的作用。具有防止小皱纹、眼袋、皮肤松弛、保持皮肤湿润、娇嫩的作用，且对皮肤炎症、粉刺、蝴蝶斑、雀斑、老年斑、痤疮以及烫伤、刀伤、虫咬等亦有很好的疗效。面部美容可用芦荟鲜叶汁早晚涂于面部15~20分钟，具有保持面部皮肤光滑、白嫩、柔软的作用。

芦荟属于寒性药物，人到中年气血逐渐亏虚，像芦荟这样寒性重的植物要慎用，最好先咨询医师，否则用清实热泻实火的芦荟就会使病症加重，伤阴劫津，损伤阳气。服用芦荟产生副作用多缘于它大寒的特性，表现主要是过食寒凉导致的阳虚气虚：如畏寒怕冷、手脚发凉、腰痛肾痛、嗜睡无力、凌晨腹泻、夜尿频多、全身浮肿、记忆力及性功能减退等。孕妇忌服，脾胃虚弱者禁用。

菖蒲斩千邪

端午节起源于我国，与春节、清明节和中秋节构成了我国的四大传统节日。2006 年 5 月，国务院将端午节列入首批国家级非物质文化遗产名录；2009 年 9 月，联合国教科文组织正式审议并批准中国端午节列入世界非物质文化遗产名录。端午节成为中国首个入选世界文化遗产的节日。

2001 年 6 月 25 日（当年的端午节），国家邮政局发行的《端午节》邮票，第二图"包粽子"。邮票画面为倒挂的蝙蝠、撑开的翅膀以及蝙蝠口中衔着的长命锁，各种五颜六色的吉祥饰物装饰起来的粽子，旁边衬以如意中国结，左边的瓶子中插着菖蒲、艾叶。邮票上出现了菖蒲，这与我国的端午民俗有关。为了保佑健康，许多地方流传着在端午节挂菖蒲、喝菖蒲酒的习俗。

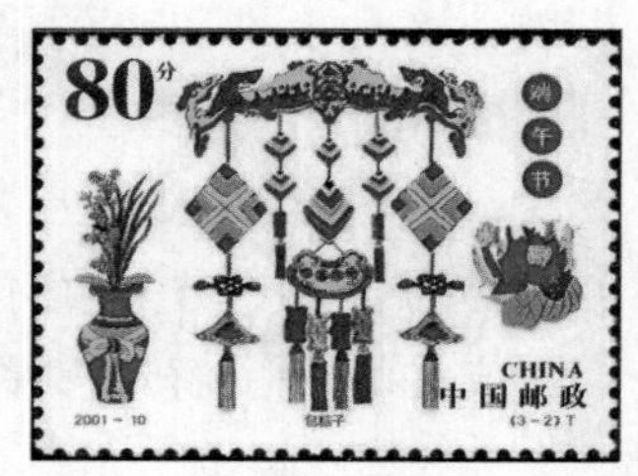

端午节时值仲夏，气温骤升且多雨潮湿，细菌繁殖快，故而疾病易发，因此自古以来民间将五月称为"毒月"。为了辟邪、防病、保安康，人们习惯于在端午节的早晨，将菖蒲、艾叶插在门上、房檐下，意在借助它们挥发的芳香气味驱除蚊虫，清洁空气，消除病毒，保持居室卫生。

菖蒲为"天中五瑞"（指菖蒲、艾草、石榴花、蒜头和龙船花）之首，象征驱除不祥的宝剑，因为生长的季节和外形被视为感"百阴之气"，狭长的叶片呈剑形，插在门口可以避邪，所以方士们称它为"水剑"，后来的风俗则引申为"蒲剑"，可以斩千邪。江南地区则有在端午节饮菖蒲酒的习俗，能更直接地发挥药效，通常在节

前便把菖蒲切碎，拌上雄黄，浸入酒中，节日便可饮用。

《神农本草经》把“菖蒲”列入草部的第一味，说明两千多年前它的功效已经得到充分肯定。事实上，菖蒲入药历史悠久，功效与作用相当丰富。其性微温，味辛，具有开窍、豁痰、理气、活血、散风、去湿、化湿和胃的功效。菖蒲狭长的叶片含有挥发香油，是提神通窍、健胃消滞、杀虫灭菌的上等药物。

银朵馥馥栀子花

栀子花从冬季开始孕育花苞，直到近夏至才绽放，经历长时间的含苞期，其绽放时散发出浓郁的芳香，正如诗人所描写的那样：“艳春不露，绿簇一身素。夏日骄阳甘露沐，银朵芳香馥馥。”栀子叶色亮绿，四季常青，花大洁白，芳香素雅，格外清丽可爱，人们常常将它用于阶前、池畔和路旁配置或盆栽观赏。

秦汉以前，栀子成为应用最广的黄色染料，主要是因为栀子的果实中含有藏红花酸。汉马王堆出土的染织品的黄色就是以栀子染色获得的。《汉宫仪》记有“染园出栀、茜，供染御服”，说明当时染最高级的服装用栀子。因其在染坊业中的重要性，太史公在《史记·货殖列传》中记载：“若千亩卮茜、千畦姜韭：此其人皆与千户侯等。”但栀子染黄不耐日晒，因此自宋以后染黄又被槐花部分取代。

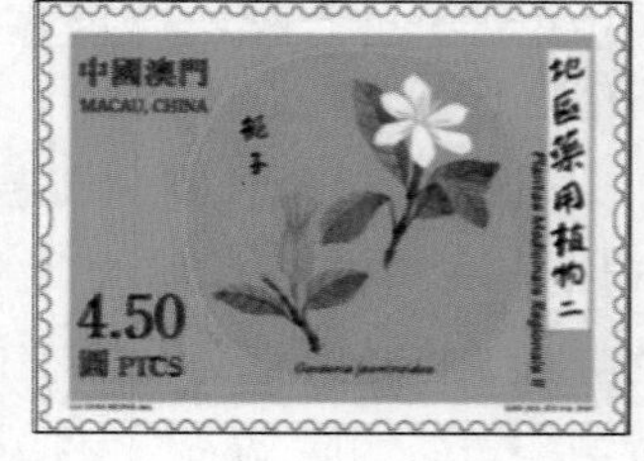

或许人们了解最多的是栀子作为一味传统的中药材，具有泻火除烦、清热利湿、清肝明目、消肿止痛等功效，临床上常用于治疗黄疸型肝炎、扭挫伤、高血压、糖尿病等症。

2020年4月20日，我国澳门特别行政区将“栀子”作为地区药用植物搬上邮票。该套邮票由吕泽强先生设计，在浅蓝色背景衬托下，两瓣绿色的栀子折枝，一枝上是盛开的洁白栀子花，另一枝上则是椭圆形的黄色栀子果，花、果遥相呼应。

其实，栀子并不只是澳门地区的传统中药材，在我国大部分地区都用此药材，国家早已将其列入第一批药食两用资源。

从其食用性来说，民间有“凉拌栀子花”：将栀子花洗净放入沸水中，煮一沸捞出沥水，晾凉后撒上葱花、姜丝，浇入香油、老醋，酌放食盐、味精搅拌均匀即可。此菜具有清热凉血、解毒止痢的功效，适用于肺热咳嗽、痈肿、肠风下血等病症。也有“栀子花茶”：将栀子花朵烘干后，饮用时直接用热水冲泡，可加入冰糖、蜂蜜等增加甜味。其他还有栀子蛋花、栀子花炒韭菜、栀子花炒小竹笋等，既是食物，也能发挥清热养胃、宽肠利气的保健作用。

从其药用性来讲，栀子花、果、叶和根均可入药。中医上以果实入药为主，其性寒、味苦，入心、肝、肺、胃经，具有清热泻火的功效，主治热病高烧、心烦不眠、实火牙痛、口舌生疮、吐血、眼结膜炎、疮疡肿毒、黄疸型传染性肝炎、蚕豆病、尿血；外用治外伤出血、扭挫伤。《本草纲目》称其“悦颜色，《千金翼》面膏用之”。栀子也有使用禁忌证，如脾胃虚寒、容易腹泻的人就不宜使用，

栀子花能入血分而清邪热，亦能宽肠通便。栀子根味苦、性寒，入肝、胆、胃经，具有清热利湿、凉血止血的作用，主治传染性肝炎、痢疾、跌打损伤、风火牙痛等。栀子叶能活血消肿、清热解毒，外用可主治跌打损伤、疔毒、痔疮等。

独自黄葩夏日闲

金丝桃花，有许多别称，有称狗胡花的，也有称金线蝴蝶、金丝海棠的，还有叫木本黄开口、五心花的，其果实常当作“连翘”的代用品。其实，传统医学认为，金丝桃不只有果能入药，其根茎叶花果均可药用，性凉，苦涩，归心、肝经，具有清热解毒、散瘀止痛、祛风湿作用，可起到镇静、抗抑郁、抗菌消炎、收敛创口等效果，常常用于治疗肝炎、急性咽喉炎、结膜炎、疮疖肿毒、蛇咬及蜂螫伤、跌打损伤、风寒性腰痛等病症。提取的金丝桃素还能应用于美容医疗。

当然，金丝桃有小毒，平时用15~30克煎汤内服，过量服用时可毒害人畜，奶牛误食后牛奶也会含有。外用，则可在夏、秋采鲜根或鲜叶适量，捣烂后外敷即可。

遗憾的是，这样一味中药材，至今还没有登上我国方寸世界，翻阅全球的邮

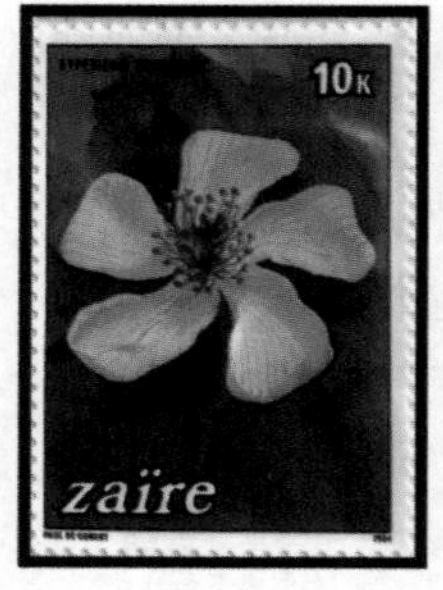

票，只有扎伊尔（现在称刚果民主共和国）于1984年发行过一枚“金丝桃”邮票。邮票向大家展示了一朵金黄色的金丝桃花朵，五片完全张开的花瓣，朝一个方向旋转排列，金黄色的雄蕊根根挺立，呈放射状排列，数量达到约150枚，分成了明显的5束。而在花的底部，则是雌蕊的子房，呈卵珠状圆锥形，与子房相连便是它的花柱和花头。有意思的是，所有的雄蕊都众星捧月般围绕在雌蕊周围，像是肩负着保护雌蕊的责任，又像是向雌蕊炫耀自己的坚强和雄伟。

又似一阵微风吹过，灿烂的金丝桃花在风中摇曳，楚楚动人，恰如宋代吕本中的诗：“菲菲红紫送春去，独自黄葩夏日闲。”

照日凌霄吐妍媚

1980年越南曾发行过一套花卉邮票，其中之一便是“凌霄花”，画面上两朵盛开的凌霄花，5片张开的裂片，蓬勃向上，周边那些含苞欲放的花蕾，正是点缀这个夏天的美景。

凌霄在我国有悠久的历史记载，早在春秋时期的《诗经》中，就有“苕之华，芸其贵矣”，其中的“苕”指的就是凌霄。凌霄花有许多别称，如紫葳、红花倒水莲、倒挂金钟、吊墙花等，其花萼为钟状，长约3厘米，花冠内面鲜红色，外面橙黄色，长约5厘米。凌霄借助它物（墙垣、枯树、石壁等）攀升向上，花如喇叭，色艳多姿，常为庭园中棚架、花门之良好绿化品种。

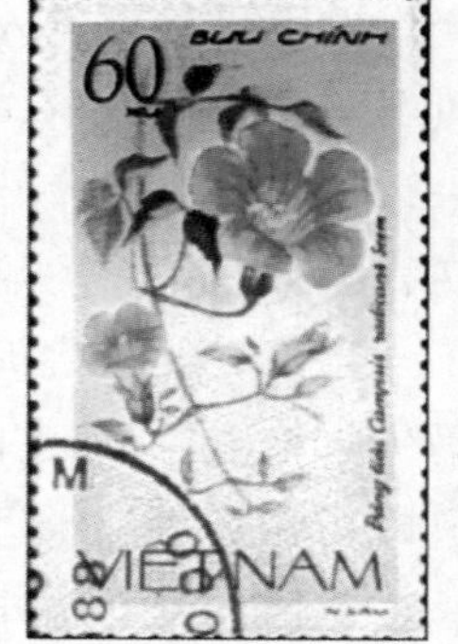

古往今来，人们对凌霄花有许多的赞誉，宋朝诗人陆游曾留下了“庭中青松四无邻，凌霄百尺依松身。高花风堕赤玉盏，老蔓烟湿苍龙鳞”的诗篇。北宋宰相贾昌朝则以另一种心境向人们展现了凌霄花：“披云似有凌霄志，向日宁无捧日心。珍重青松好依托，直从平地起千寻。”

古代医家早已认识凌霄花的药用价值，多种医药专著阐述其花、根、茎、叶能入药治病。《神农本草经》记载：“主妇人产乳余疾，崩中，癥瘕，血闭，寒热羸瘦。”唐代甄权所著的《药性论》中记载：“主热风，风痫，大小便不利，肠中结实，止产后崩血不定，淋沥。”公元7世纪编撰的《唐本草》在“紫葳”项下曰：“此即凌霄花也，及茎、叶具用。”李时珍在《本草纲目》述说：“凌霄花及根，甘酸而寒，茎叶带苦，行血分，能去血中伏火，故主产乳崩漏诸疾及血热生风之证也。”

凌霄花味甘、酸，性寒，有行血祛瘀、凉血祛风的功效，用于经闭癥瘕、产后乳肿、风疹发红、皮肤瘙痒、痤疮。其根为紫葳根，味苦，性凉，有活血散淤，解毒消肿的作用，可以治疗风湿痹痛、跌打损伤、骨折、脱臼、吐泻等。其茎叶味苦，性平，能凉血散淤，用于血热生风、皮肤瘙痒、瘾疹、手脚麻木及咽喉肿痛诸症。如治女经不行，可以凌霄花为末，每服10克，食前温酒下。治崩中漏下血，则以凌霄花为末，温酒服方寸匕，每日三次。治通身痒，用凌霄花碾末，酒调服5克。治痫疾，凌霄花为细末，每服15克，温酒调下，空腹服。治大便后下血，凌霄花浸酒饮服。治误食草药毒者，每用凌霄花同黑豆一起蒸熟，拣去花，只服豆三五粒。

凌霄花也是我国多个民族的药用植物。瑶族、苗族、壮族、侗族、土家族等都有使用凌霄花及其根茎治疗疾病的经验记载。

昙花一现　亦是良药

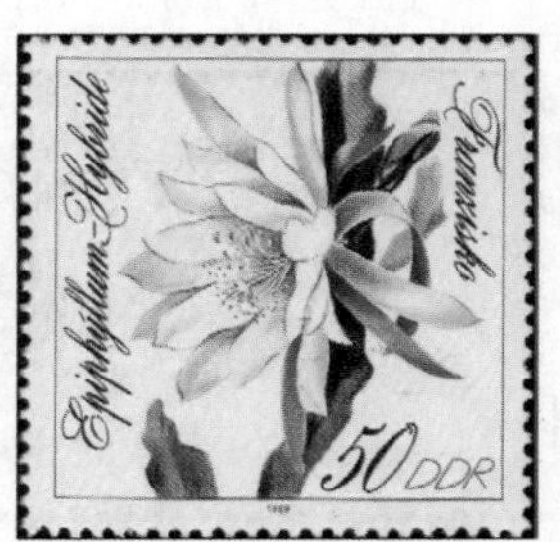

昙花为仙人掌科昙花属植物，又名琼花、昙华、鬼仔花、韦陀花等。在两德统一的前一年即1989年，德意志民主共和国（东德）发行了一套《昙花》邮票。邮票向人们展示了盛开状态下的昙花，墨绿的叶片上挂着硕大的一朵昙花，在褐色的花萼衬托下，洁白的花瓣完全张开，其中的花丝清晰可辨。

昙花因为具有一定的药用价值而被人们用来预防和治疗疾病。中医学认为，昙花味甘、淡，性平或微寒，入肺、心经，具有清肺止咳、凉血止血、养心安神之功效。其功效主要为以下三方面：第一，清热润肺，对于湿热体质效果更好，可用于治疗发热、感冒、咽喉肿痛、口腔溃疡、肺燥咳嗽、咳痰、气喘等症状。用于治疗肺热咳嗽时，多取昙花数朵，开水冲泡代茶饮。第二，软便去毒，可缓解因体内热盛所致的大便干结、便秘，促进体内毒素排出。对于一些经常便秘和脸上长痘长斑的人，昙花有很好的治疗作用，可以保护女性的健康。第三，消炎杀菌，昙花可以预防某些炎症和慢性疾病，特别是妇科病，食用昙花有较好的治疗作用。

昙花含有的丰富微量元素和氨基酸，可为机体提供所需营养物质，从而增强机体免疫力，促进身体机能修复。它还可以降低“三高”，对于高血压和高血脂具有很好的治疗作用。脾胃虚寒者及孕妇最好不要服用昙花，若想食用时需要合理搭配，注意营养。

紫薇长放半年花

立秋后气候凉爽宜人，西湖湖面上荷花渐渐稀少，但湖畔的紫薇格外诱人。远远望去，紫薇色彩斑斓，有淡紫色、粉红色、玫红色、白色，不失它独有的庄重和魅力。它们随着秋风翩然起舞，散发出清新馥郁的幽香，令人陶醉。难怪宋代诗人杨万里诗曰：“似痴如醉丽还佳，露压风欺分外斜。谁道花无红百日，紫薇长放半年花。”

1982 年 7 月 31 日，我国邮电部发行了由许彦博设计的《明、清扇面画》特种邮票，全套 6 枚，所选的 6 幅扇面画都是中国明清两代著名画家的得意之作，其中有清代王武的《梧禽紫薇图》。《梧禽紫薇图》将枝叶扶疏的梧桐和繁花似锦的紫薇呈现在人们眼前。初秋时节，在梧桐的叶荫之下，一只喜鹊伫立在紫薇枝头，正在啄食梧桐的果子。画中的紫薇用笔写意，点染有致；梧桐叶写中带工，脉络清晰，凋零枯败之态，跃然纸上；喜鹊细致工整，刻画入微，姿态造型生动。

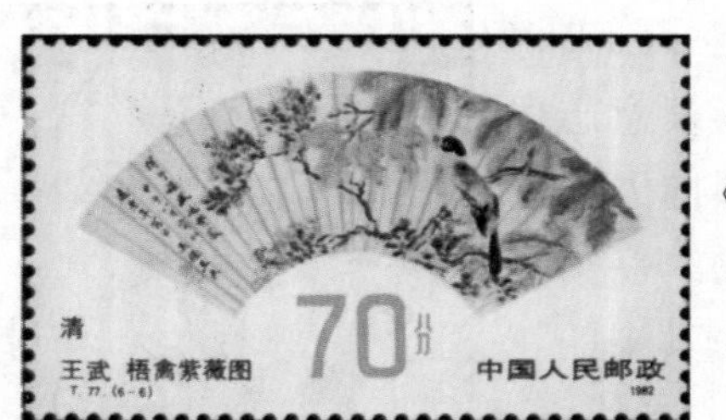

关于紫薇花来历，在我国民间有这样一个传说：在太古时期，有一种叫“年兽”的野兽，形貌恐怖，生性凶残，出没在深山密林中，专食飞禽走兽、鳞介虫豸，一天换一种口味，从磕头虫一直吃到大活人，让人谈“年”色变。目睹人畜受到伤害，玉帝便指派紫微星下凡，将“年兽”锁进深山，一年只准它出山一次。为了加强平日里对“年兽”的监管，紫微星便化作紫薇花留在人间，世世代代保护百姓的平安。从此以后，假如哪家四周开满了紫薇花，就意味着紫微星给他们带来一生一世的幸福。

紫薇花美丽的传说如同它自身的鲜艳美丽深深地吸引了文人墨客。唐代诗人杜牧赞赏道：“晓迎秋露一枝新，不占园中最上春。桃李无言又何在，向风偏笑艳阳人。”

“紫薇开最久，烂漫十旬期。夏日逾秋序，新花续故枝。”（节选自明代薛蕙《紫薇》）紫薇花朵之美和花期之长，使得它成了热带地区广泛栽培的庭园观赏植物。公园、庭院、道路、街区到处都是它们的倩影，池塘畔、草坪旁及公园中也随处可见。

紫薇全身皆是中药，其花、叶、根、皮均可入药，其味微苦，性寒，具有清热解毒、利湿祛风、活血祛瘀之功效，主治无名肿毒、丹毒、乳痈、咽喉肿痛、肝炎、疥癣、鹤膝风、跌打损伤、内外伤出血、崩漏带下等。因其活血祛瘀的药力较强，孕妇忌用。

园有桃，其实之肴

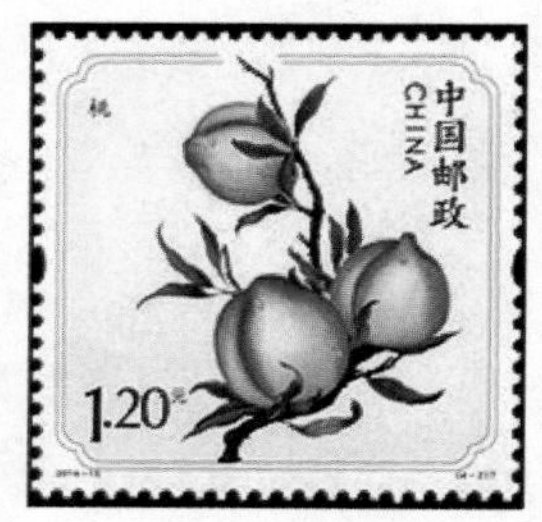

《诗经》中曰“园有桃，其实之肴”。桃子原产我国，已有4000多年的栽培历史，我国桃子的品种极为丰富，据统计全世界约1000个，我国有800个，用于生产栽培的有30个左右。桃子汁多味美，口感良好，芳香诱人，色泽艳丽，通体散发出一股能够令人心情愉悦的香甜味，所含营养物质也相对丰富，食之对身体有补益延年的作用，因此也成为最先入主我国方寸世界的四种水果品种之一。

桃子不仅是人们酷爱的水果，还具有良好的药用价值。唐代药物学家孙思邈《千金翼方》中认为："蜜桃，肺之果，肺痈宜食之。"中医称肺为"娇脏"，喜湿润，恶干燥。桃子性热，味甘酸，具有补心、解渴、充饥、生津的功效，其果肉中富含蛋白质、脂肪、糖、钙、磷、铁和维生素B、维生素C及大量的水分，对慢性支气管炎、支气管扩张症、肺纤维化、肺不张、矽肺、肺结核等出现的干咳、咯血、慢性发热、盗汗等症，可起到养阴生津、补气润肺的保健作用。桃子还含较多的有机酸和纤维素，能促进消化液的分泌，增加食欲和胃肠蠕动，有助于消化。它所含的胶质物，在大肠中能吸收大量的水分，起到预防便秘的作用。《大明本草》记载：将桃晒成干（桃脯），经常服用，能起到美容养颜的作用。

除了桃子本身的药用功效外，桃花、桃胶、桃仁、桃叶、桃毛、桃枭、桃蠹等都可以入药。《神农本草经》早有记载：桃花杀注恶鬼，令人好颜色。桃枭（凫），微湿，主杀百鬼精物（初学记引云，枭桃在树不落，杀百鬼）。桃毛主下血瘕寒热，积寒无子。桃蠹，杀鬼邪恶不祥。而到明代的李时珍，对桃子及其附属品的药用价值阐述得更加透彻，如核仁，味苦、甘、性平、毒，可用于治疗半身不遂、上气咳嗽、胸满气喘、尸疰鬼疰（按：即肺结核）、崩中漏下、大便不快，里急后重及风虫牙痛等。桃胶（桃树茂盛时，以刀割树皮，久则有胶溢出，采收，以桑灰汤浸泡过，晒干备用）苦、平、无毒，用于治疗虚热作渴、石淋、血淋、产后下痢、里急后重等症。桃胶还成为人们喜爱的佳肴之一。

值得注意的是，桃子食用前要将桃毛洗净，以免刺入皮肤，引起皮疹，或吸入呼吸道，引起咳嗽、咽喉刺痒等症。《滇南本草图说》："多食动脾助热，令人膨胀，发疮疖。"桃子性热，有内热生疮、毛囊炎、痈疖和面部痤疮者忌食；糖尿病患者忌食；《日用本草》："桃与鳖同食，患心痛"，因此桃子忌与甲鱼同食；烂桃切不可食，否则有损健康。

南有蓼木 葛藟累之

早在《诗经》中就已经有了关于“葡萄”的文字记载，如《周南·蓼木》中的“南有蓼木，葛藟累之”；《幽风·七月》中的“六月食郁及薁，七月亨葵及菽”，其中的“藟”（音同磊）和“薁”（音同郁）就是野葡萄，这反映出殷商时代的人们已经知道采集并食用野葡萄了。

如今，我国许多地方都种植葡萄。但是，现代人所食用的葡萄是在汉武帝时期由张骞从大宛国引进的。2016 年 7 月 23 日我国邮政发行的《水果》系列邮票，其中第二组的第二图便是果实累累的“葡萄”。

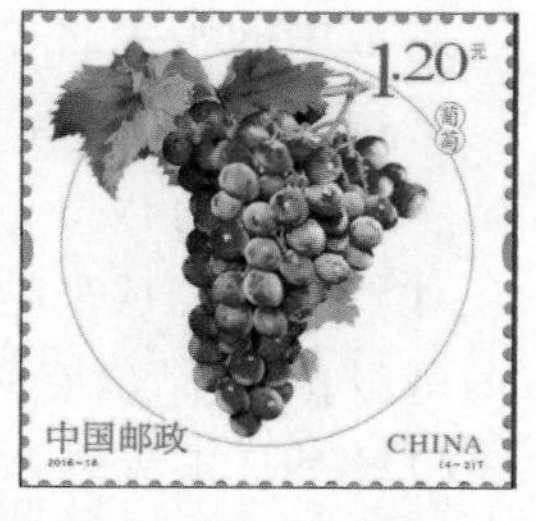

据《神农本草经》记载：葡萄味甘平，主筋骨湿痹、益气倍力强筋燥湿。强志，肝藏魂。令人肥健耐饥，忍风寒。久食轻身，不老延年，可作酒。现代医学研究发现，成熟的葡萄中含糖量高达 10%~30%，以葡萄糖为主。葡萄中含有多种果酸，有助于消化，适当食用葡萄能健脾和胃。

应该注意的是，糖尿病、便秘患者、脾胃虚寒者不宜多食葡萄；阴虚内热、津液不足者忌食葡萄。食用葡萄后不能立即喝水或牛奶，否则容易引起腹泻。

食药兼优　佳果菠萝

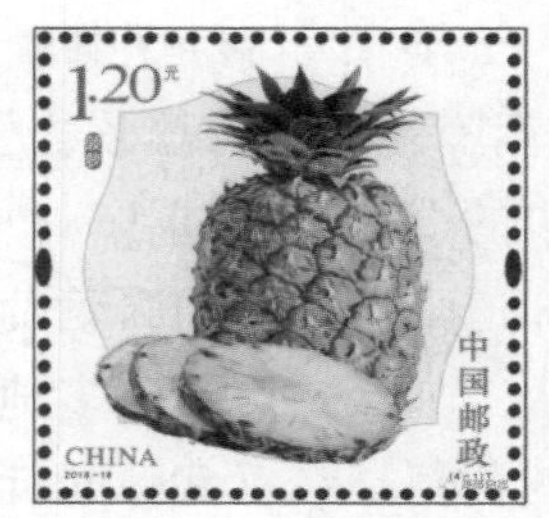

原产巴西、阿根廷及巴拉圭一带干燥的热带山地的菠萝，16世纪末至17世纪传到了我国南部各地区，至今已经有400多年的历史。目前，我国的菠萝栽培主要在台湾、广东、广西、福建、海南等。每当夏天来临时，菠萝便成了人们常用的水果之一。正值此时，我国邮政部门于7月14日发行《水果（三）》邮票一套，其中第一图便是“菠萝”。

菠萝具有极高的营养价值，作为鲜食，肉色金黄，香味浓郁，甜酸适口，清脆多汁。菠萝也越来越成为人们餐桌上的风味菜肴，在食肉类或油腻食物后，吃些菠萝可以预防脂肪沉积，对身体大有好处。

此外，菠萝还具有一定的药用价值，中医学认为菠萝味甘、酸，性微寒，具有清暑解渴、消食止泻、补脾胃、固元气、益气血、消食、祛湿、养颜瘦身等功效，为夏令时节医食兼优的佳果。

医学研究发现，菠萝中所含的“菠萝朊酶”能分解蛋白质，帮助溶解阻塞于组织中的纤维蛋白和血凝块，改善局部的血液循环。菠萝蛋白酶能有效分解食物中蛋白质，补充人体内消化酶的不足，增加肠胃蠕动，对便秘有一定疗效。

菠萝虽好，但一次不宜吃太多，明代李时珍在《本草纲目》中提及了过量食用对肠胃有害。同时，食用前宜将菠萝先在稀盐水或糖水中浸渍，减少菠萝中甙类物质对口腔黏膜和嘴唇的刺激作用，也可以降低少数人食用菠萝后出现的过敏反应。此外，菠萝不宜与高蛋白食物同食，菠萝中的果酸容易与蛋白质结合，影响消化。

夏日吃西瓜 药物不用抓

西瓜又名寒瓜，性寒，味甘，归心、胃、膀胱经，生食能生津止渴、解暑热烦躁、利尿除烦，有“天生白虎汤”之称。中国民间谚语曰：夏日吃西瓜，药物不用抓。说明暑夏吃西瓜不但可解暑热、发汗多，还可以补充水分，因此西瓜号称夏季瓜果之王。祖国医学认为，西瓜果肉（瓤）、果皮（西瓜皮）、中果皮（西瓜翠）均具有清热解暑、解烦渴、利小便的作用，主治胸膈气壅，满闷不舒，小便不利，口鼻生疮，暑热，中暑及解酒毒等症。

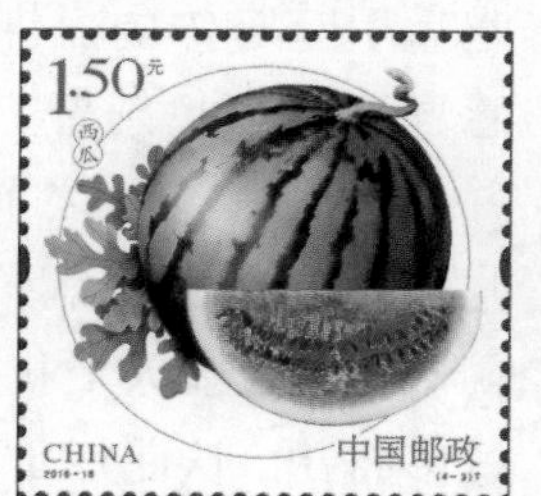

李时珍在《本草纲目》中记载西瓜皮甘、凉、无毒。主治口舌生疮：用西瓜皮烧过，研末，放口内含噙。治闪挫腰痛：用西瓜青皮阴干，研为末，盐酒调服三钱。治食瓜过多，人感不适：用瓜皮煎汤饮服可解。如今人们常用西瓜皮治疗夏季痤疮：绿豆 100 克，加水 1500 毫升，煮汤，沸后 10 分钟去绿豆，西瓜皮（不用削去外皮）500 克，煮沸后冷却。饮汤，一日数次。方中绿豆甘凉，可消肿下气、清热解毒；西瓜皮甘寒，可清热解暑、除烦止渴。也有用西瓜皮壮阳者：西瓜皮切丝，开水焯后捞出，与熟鸡丝、瘦肉丝加调料食用。西瓜皮还可解暑气：盛夏，赤日炎炎，人们常常会出现“疰夏”，表现为胸闷不适，精神萎靡，疲惫乏力，头晕目眩，食欲不振，体重下降，或有低热等，但检查未发现器质性病变。随着夏去秋来，天气渐凉，症状慢慢好转恢复，但翌年又有可能反复，如此周而复始。祖国医学认为，“疰夏”是由于夏天暑湿之气侵入人体，阻遏中焦脾胃之气的缘故。这样的患者可用西瓜皮和花生、麦芽、米仁，煮成浓汤，连服六七日，症状便可以得到改善。为许多人所熟悉的“西瓜霜”是由未成熟的果实与皮硝制成，用于热性咽喉肿痛，治口疮、口疳、牙疳、喉蛾（急性咽喉炎）及一切喉症。

西瓜虽好，但应该注意以下情况：首先，应注意西瓜不宜多吃：西瓜属于“生冷食品”，任何人吃多了都会伤脾胃。明·汪颖《食物本草》云：西瓜，性寒解热，有天生白虎汤之号，然亦不宜多食。李时珍《本草纲目》云：西瓜、甜瓜，皆属生冷，世俗以为醍醐灌顶，甘露洒心，取其一时之快，不知其伤脾助湿之害也。其次，对于一些患者应控制食用量。一是中医辨证属于脾胃虚寒，寒积腹痛，小便频数，小便量多者，以及平常有慢性肠炎、胃炎及十二指肠溃疡等属于虚冷体质的人均不宜多吃。二是糖尿病患者：西瓜约含糖类 5%，且主要是葡萄糖、蔗糖和部分果糖，吃西瓜后会致血糖增高。三是肾功能不全患者：该类患者排出体内水分和钾离子的功能大为降低，若吃太多西瓜，会因摄入过多的水，又不能及时排出体外，致使水分在体内潴留，加重水肿，且容易诱发急性心力衰竭；同时西瓜钾含量丰富，多吃后引起身体内血钾增高而威胁生命。四是感冒初期患者：中医认为，不论是风寒感冒还是风热感冒，其初期均属于表证，应采用让病邪从表而解的发散治疗方法，并认为在表未解之前若攻之会加重病情。而西瓜有清里热的作用，所以这个时候吃西瓜会使感冒病情加重或病程延长。五是口腔溃疡患者：中医认为口腔溃疡是阴虚内热、虚火上扰所致。若口腔溃疡者多吃西瓜，会使溃疡复原所需要的水分被过多排出，从而加重阴虚和内热，使病程绵延，不易愈合。

佳果良药话石榴

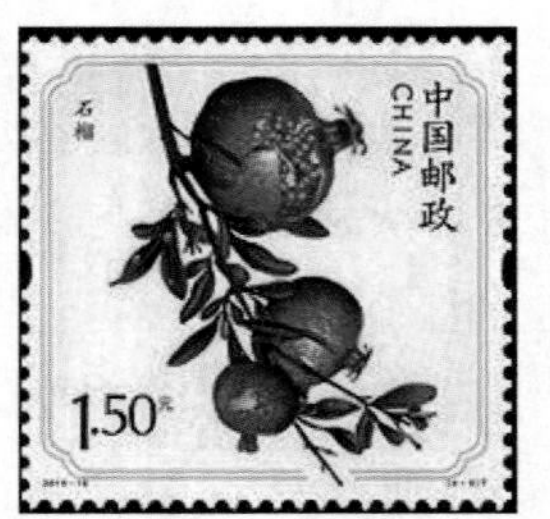

石榴是人们非常熟悉的水果之一，我国从汉代就开始栽培，据陆巩记载是张骞从西域引入。2014 年 7 月我国信息产业部发行了邮票《水果》，石榴与苹果、桃和金橘同入方寸。

石榴果实如一颗颗红色的宝石，果粒酸甜可口多汁，富含丰富的水果糖类、优质蛋白质、易吸收脂肪等，营养价值高，维生素 C 含量比苹果、梨要高出一二倍，可补充人体能量和热量。营养价值很高，尤适合老年人，还能消除女性更年期障碍，所以老人应该常吃石榴。

石榴不仅是味道上佳的珍奇浆果，而且中医认为，石榴果、皮、花、叶均可入药，可谓全身是药，具有补血、活血、止咳和止泻功效，适合黄疸性肝炎、哮喘和久

泻的患者及经期过长的女性。孙思邈《千金翼方》记载石榴，味甘酸，无毒。主咽燥渴，损人肺，不可多食。李时珍《本草纲目》认为石榴有“止泻痢、下血、脱肛、崩中带下”之功。《外台秘要》卷二十五引陈廪丘：安石榴汤由干姜、黄柏、石榴、阿胶组成，主治下痢白滞，久治不愈，困笃欲死。

具体地说，石榴叶具有收敛止泻、解毒杀虫的功效，主泄泻、痘风疮、癞疮、跌打损伤。石榴皮具有涩肠止泻、止血、驱虫、痢疾、肠风下血、崩漏、带下、害虫之功效，主治鼻衄、中耳炎、创伤出血、月经不调、红崩白带、牙痛、吐血、久泻、久痢、便血、脱肛、滑精、崩漏、带下、虫积腹痛、疥癣。石榴花能够治疗鼻衄、中耳炎、创伤出血。据《福建民间草药》介绍：治齿痛，可用石榴花水煎代茶常服。石榴根具有杀虫、涩肠、止带的作用，用于治疗蛔虫、绦虫、久泻、久痢、赤白带下等症。《圣济总录》中记载：二花散即酸石榴花一分，黄蜀葵花一钱。上二味，捣罗为散，每服一钱匕，水一盏，煎至六分，不拘时候温服，用于治疗鼻衄不止。葛洪《肘后方》载治疗肿恶毒，以针刺畔，榴皮着疮上，以面围四畔炙之，以痛为度仍用榴束敷上，急裹，经宿，连根自出也。

此外，石榴是治疗宿醉的最佳圣品，若饮酒过度，适时吃些石榴，可以帮助解除酒醉的痛苦。把石榴当作果汁来喝，可使一些慢性疾病如肩膀酸痛、眼睛疲劳等症状得到改善。石榴花泡水洗眼，还有明目的效果。

值得注意的是，便秘、尿道炎、糖尿病、实热积滞者禁食。石榴不可与西红柿、螃蟹、西瓜、土豆同食，若与土豆同时食用，可用韭菜泡水喝下去解毒。

日啖荔枝三百颗

一、荔枝营养丰富

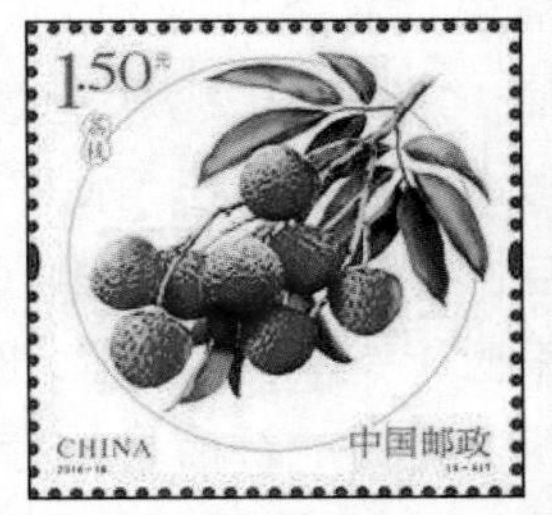

北宋著名文学家苏东坡被贬至惠阳（今广东惠州市）时留下脍炙人口的“日啖荔枝三百颗，不辞长作岭南人”。诗句虽有夸张，但也从一个侧面反映了诗人对荔枝的喜爱。荔枝也曾博得杨贵妃的垂爱，有唐代诗人杜牧的“一骑红尘妃子笑，无人知是荔枝来”为证。

荔枝能够得到历代文人雅士厚爱不无道理，因为它具有较高的营养价值，与香蕉、菠萝、龙眼共称“南国四大果品”，在我国民间素有“荔枝上市，百果让位”之说。同时，荔枝具有较高药用价值，有健脾生津、理气止痛之功，适用于身体虚弱，病后津液不足，胃寒疼痛，疝气疼痛等症。李时珍在《本草纲目》中述及：荔枝实甘、平、无毒。主治痘疮不发时用荔枝肉浸酒饮，肉亦吃下，忌生冷；治风牙疼痛时用荔枝连壳烧存性，研末擦牙即止；治呃逆不止时用荔枝 7 个，连皮核烧存性，研为末，开水调下，立止。荔枝核甘、温、涩、无毒。治脾痛时用荔枝核为末，每服 2 钱，醋送下，数服即愈；治疝气时将荔枝核炒黑、大茴香（炒），等分为末，每服 1 钱，温酒送下。也可用“玉环来笑丹”，取荔枝核 49 个、陈皮（连白）9 钱、硫磺 4 钱，共研为末，加盐水调面糊成丸子如绿豆大，遇痛时空腹酒服 9 丸，3 次见效。治睾丸肿痛时用荔枝核、青橘皮、茴等分，各炒过，研细，酒送服 2 钱，一天 3 次。

现代研究发现，荔枝有营养脑细胞的作用，可改善失眠、健忘、多梦等症，并能促进皮肤新陈代谢，延缓衰老。

二、性热不可多食

荔枝既有营养价值也可用于治疗疾病，是否可以真的像苏轼所言，能“日啖荔枝三百颗”呢？荔枝因性热，据说多吃会上火，客家话有“一颗荔枝三把火”之说，吃多了脸庞会火红。荔枝三百颗，有二十余斤，吃了会死人的。为了避免上火，食用荔枝时一是要控制数量，成年人每天吃荔枝一般不要超过 300 克，儿童一次不要超过 5 枚。二是要采用正确的食用方法。在吃荔枝前后适当喝点盐水、凉茶或绿豆汤，或者把新鲜荔枝去皮浸入淡盐水中，放入冰柜里冰后食用。这样不仅可以防止虚火，还具有醒脾消滞的功效。另外，用荔枝壳煎水喝，能解荔枝热。不要空腹吃荔枝，因为会引起低血糖，最好是在饭后半小时再食用。三是某些疾病状态下应慎吃。糖尿病患者、阴虚火旺者慎服，正在长青春痘、生疮、伤风感冒，或有急性炎症的，就不宜吃荔枝，吃了会加重病症。荔枝性热，孕妇、出血病患者以及儿童都应该忌食或少吃。

樱桃也有“诗与远方”

5 月正是樱桃成熟期，人们相聚在樱桃树下，边采摘边品尝，感受着初夏的味道。我国邮政部门发行《水果》邮票，其中可见樱桃的倩影。

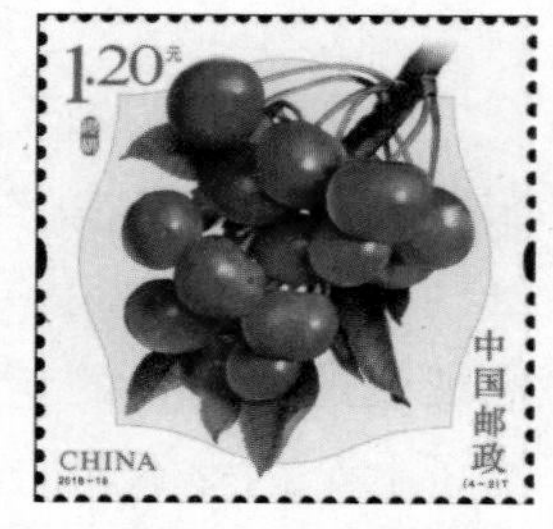

樱桃邮票由中国美术家协会郭振山先生设计，采用水彩画的艺术表现手法，以中国传统的异形窗形为背景，衬托出樱桃娇小玲珑的身姿、红艳光洁的色泽，营造出令人向往的温馨生活场景，清爽新鲜的樱桃跃然于纸，足以令樱桃爱好者垂涎三尺。

樱桃属于蔷薇科落叶乔木果树，果实成熟时颜色鲜红，玲珑剔透，味美形娇，营养丰富，被称为“生命之果”。尽管我国栽培樱桃的时间始于 19 世纪 70 年代，但对樱桃的认识已经有很长的历史了。西汉时期成书的古籍《礼记》中已有“仲夏之日以会桃先荐寝庙”的记载，“会桃”即樱桃。

樱桃曾被列为向朝廷进献的“贡果”，也成为众人赞美之物，留存了许多诗篇。唐太宗《咏樱桃诗》：“华林满芳景，洛阳遍阳春；朱颜含远日，翠色影长津。乔柯转娇鸟，低枝映美人；昔作园中实，今来席上珍。”

在唐太宗吟诗赞樱之际，同时代的药王孙思邈则在研究樱桃的药用价值。他在《千金翼方》中记载：“樱桃味甘，主调中，益脾气，令人好颜色，美志。”

如今对樱桃的食药作用有了更深的认识。樱桃味甘酸，性微温，能益脾胃，滋养肝肾，涩精止泻。可用于脾胃虚弱所致纳差、腹泻或脾胃阴伤引起的口舌干燥；用于肝肾不足所致腰膝酸软、四肢乏力或遗精；对血虚所致头晕、心悸、面色不华等均有益处。经常食用樱桃能养颜驻容，使皮肤红润嫩白。

现代研究发现，樱桃含糖、枸橼酸、酒石酸、胡萝卜素、维生素 C、铁、钙、磷等成分，特别是铁的含量较高，每百克樱桃中含铁量多达 59 毫克，居于水果首位，可以预防或缓解缺铁性贫血。

一般人群均可食用樱桃，消化不良、体质虚弱、面色无华者适宜食用。但有溃疡症状者、上火者、肾功能不全、少尿者慎食。糖尿病、热性病及虚热咳嗽、便秘者忌食。

趣谈中药葫芦

6 月 1 日是国际儿童节，我国邮政部门发行了《动画——葫芦兄弟》邮票，由宋鉴设计。邮票内容取材于上海美术电影制片厂 1986 年原创出品的 13 集系列剪纸动画片。其中第一图“七色葫芦”的画面向人们展现的是善良的老爷爷种下葫芦籽后，很快结出了七个色彩不同的葫芦。老爷爷高兴得左手抱一个，右手抱一个，并亲切地和小葫芦们交谈，穿山甲也在一旁高兴地看着。画面色彩鲜艳饱满，黄色的底色对比衬托出七色葫芦的鲜亮。

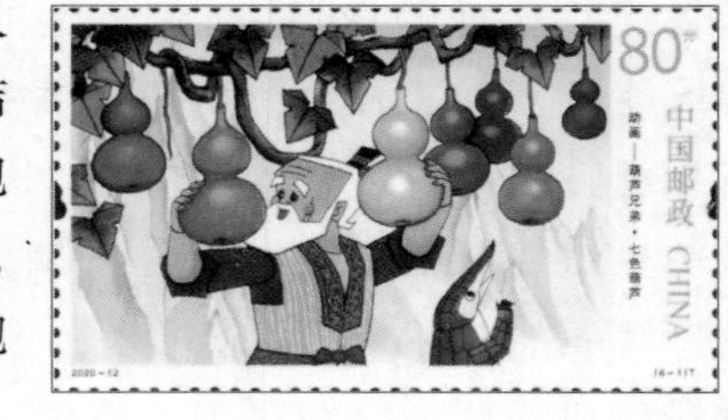

葫芦是世界上最古老的作物之一，据浙江河姆渡原始社会遗址的考古发现，

在7000多年前，我们的先人就已开始种植葫芦，而用葫芦作为盛水的用具要早于陶器和青铜器。中国最早将葫芦称为瓠、匏和壶。在《诗经·豳风·七月》中就有“七月食瓜，八月断壶”的记载。葫芦的别称很多，明朝李时珍在《本草纲目》里出现了七种名称：悬瓠、蒲卢、茶酒瓠、药壶卢、约腹壶、长瓠、苦壶卢。

成熟葫芦的果实可以加工为容器或者烟斗。电影或电视故事里，总能见到南来北往的僧人，腰间挂着装有药物的葫芦云游四海，为民疗疾。

除了能盛药，葫芦本身也可为药，其蔓、须、叶、花、子、壳均可入药。葫芦花味甘、性平、无毒，可做解毒之药，对各种瘘疮尤为有效。蔓、须药性与花相同，可治麻疮。葫芦瓤味苦、性寒，可单用鲜葫芦汁治疗水肿、小便不利、湿热黄疸或肺燥咳嗽等。做法是，取鲜葫芦1个，捣烂，绞取汁液，每次用1小碗，加入适量蜂蜜调服；也可以与猪苓、茯苓、泽泻等药同用，治疗面目浮肿、四肢肿、大腹水肿等症及小便不通、鼻塞和一切痈疽恶疮。葫芦壳的药用价值最高，其味甘，性平，无毒，可用于消热解毒、润肺利便，愈是陈年的葫芦壳，疗效愈高。

然人们了解最多的或许还是葫芦作为一种菜肴，其未成熟的细嫩果实是夏天人们餐桌上的家常菜。其吃法很多，有炒、烩、做汤、制馅等。元代王祯《农书》说：“匏之为用甚广，大者可煮作素羹，可和肉煮作荤羹，可蜜煎作果，可削条作干……”又说：“瓠之为物也，累然而生，食之无穷，烹饪咸宜，最为佳蔬。”可见古人早已把葫芦作为瓜果菜蔬食用，而且吃法多种多样，既可烧汤，又可做菜，既能腌制，也能干晒，烧汤清香四飘，其味鲜美。葫芦的营养价值较高，含有丰富的葡萄糖、蛋白质、脂肪以及纤维素等，另外在含有的多种微量元素里其钙元素的含量是最高的，有助于增强机体免疫功能。同时，所含有的丰富维生素C，可提高机体抗病毒能力。

烹调葫芦时不宜煮得太烂，否则营养损失多。一般人群均可食用，特别适合免疫力低下、高血糖、癌症患者多食，但脾胃虚寒者不宜食用。

食药两相宜的百合

百合原本是一种野生的花卉，很久以前已经成功人工栽培，是一种从古到今都受人喜爱的名花。早在公元4世纪时，人们只作为食用和药用。到南北朝时代，后梁宣帝发现百合花很值得观赏，赋诗："接叶有多种，开花无异色。含露或低垂，从风时偃抑。甘菊愧仙方，蘩兰谢芳馥。"（也有称为梁宣帝之第三子萧察所作）赞美它具有超凡脱俗，矜持含蓄的气质。

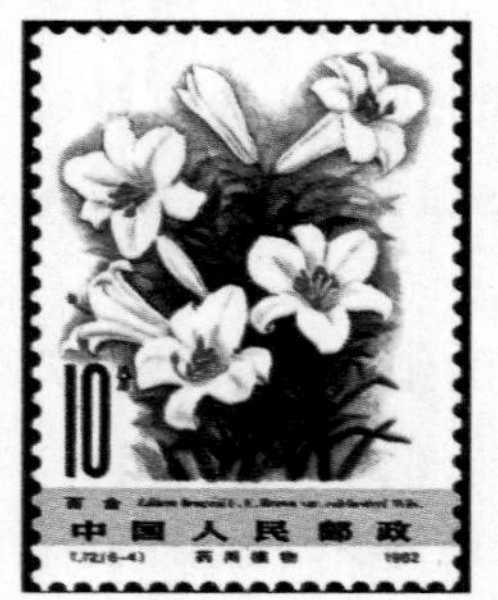

现代医学研究发现，百合除含有蛋白质21.29%、脂肪12.43%、还原糖11.47%、淀粉1.61%、每百克含1.443毫克维生素B、21.2毫克维生素C，及钙、磷、铁等营养素外，还含有一些特殊的营养成分，如秋水仙碱等多种生物碱。这些成分综合作用于人体，不仅具有良好的营养滋补之功，对秋季气候干燥而引起的多种季节性疾病有一定的防治作用，还具有镇咳祛痰、镇静、滋阴润肺、强壮以及抗癌作用。

事实上，我们的祖先对百合的药用及食用价值早已了如指掌。《神农本草经》中就作为"中品"记载了百合的药用价值：味甘平，主邪气腹胀心痛，利大小便，补中益气。张仲景在《金匮要略》中"百合狐惑阴阳毒病证治第三"一篇提出"百合病"，主方为"百合地黄汤"。百合作为"百合地黄汤"中的主药，除定位于心肺二经外，还可兼顾虚实两个方面，补中有清，清中寓补，无论阴伤与邪热之多寡，统而治之。李时珍在《本草纲目》中对"面合病"（伤寒病之后坐卧不安，神志不清，胡言乱语），根据不同的表现，分别应用"百合知母汤""百合鸡子汤""百合代赭汤"和"百合地黄汤"，其主药便是百合。百合炮制时应拣去杂质、黑瓣，簸除灰屑。其性味甘、微苦、微寒，归心、肺经。功能主治：养阴润肺、清心安神。主阴虚久嗽、痰中带血、热病后期、余热未清，或情志不遂所致的虚烦惊悸、失眠多梦、精神恍惚、痈肿、湿疮。用法用量：煎汤内服，6~12克；或入丸、散；亦可蒸食、煮

粥。外用：适量，捣敷。

除了药用价值外，百合还是一味美食。人们常将百合与粳米一起煨煮至熟烂成“百合粥”，对中老年人及病后身体虚弱而有心烦失眠、低热易怒者尤为适宜。也有将百合除去杂质洗净，用水煮至极烂成“百合汤”，可作结核病患者的食疗佳品。其他还有多种食用方法，如“百合茶”“百合煎”“百合蒸”“百合炒”等等，均具有润燥、清火、清心养肺的功效，适用于肺燥干咳、久咳、失眠、心烦、口渴等症。

应当注意的是，风寒咳嗽及中寒便溏者忌服。

夏日食银耳　清凉又滋阴

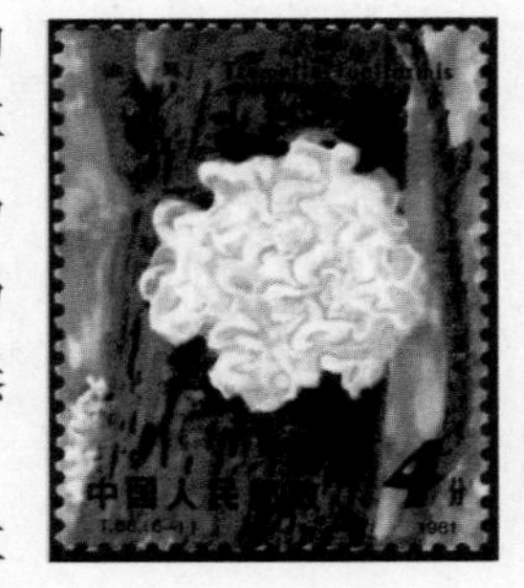

银耳又称作白木耳、雪耳、银耳子等，有“菌中之冠”的美称。银耳和燕窝均为滋补之品，但燕窝价格昂贵，而银耳无论颜色、品感、功效都与燕窝相似，价格便宜，因此被称为“穷人的燕窝”。我国邮政部门于 1981 年 8 月 6 日发行志号为 T66《食用菌》特种邮票一套 6 枚，其中第 1 图便是人们熟悉的“银耳”。

银耳具有开胃补脾、益气清肠的功效。在我国，食用银耳的历史非常悠久，历代皇家贵族都将银耳看作是延年益寿之品、长生不老良药。曹雪芹创作《红楼梦》时也将银耳搬到了四大家族的餐桌上，与众珍馐媲美。但以前人们食用的一直是野生银耳，直到清朝慈禧太后执政期间才开始有了人工种植的银耳。当时慈禧太后患上了痢疾，许多太医无法医治。后来太医唐容川以银耳做成汤剂给慈禧太后服用，慈禧太后便逐渐好起来。从此以后慈禧就经常饮用银耳汤。“上有所好，下必甚焉并贡之”，银耳也就成为各级官员孝敬慈禧太后的一种专利品。官员们到处搜寻最好的银耳进贡给慈禧太后及皇家贵族，同时达官贵人也争相食用银耳，造成银耳供不应求、市价飙升，一小匣子银耳得花上一二十两银子。这造成了当时即使有钱也不容易得到好的银耳的局面，于是在 1894 年人们开始试验人工培育银耳并取得成功。

银耳味甘、淡、性平，无毒，入肺、胃、肾经，已有上千年的药用历史。隋唐时期孙思邈的《千金翼方》、明代李时珍的《本草纲目》等对银耳均有详细的论述，银耳“色白如银，形似菊花、鸡冠，长于古树，味甘辛、清肺热、济肾燥、强心神、益气血”。《本草纲目》一书记载银耳与其他药物配合使用可以治疗眼流冷泪、崩中漏下、泻痢、牙痛、脱肛泻血、月经不断、赤白带下、瘰疬溃烂、蛔虫寄生、肺痈咯血等症。

银耳作为胶菌首珍，具有滋阴润肺、益胃生津的作用。凡肺虚有热、肺燥咳嗽、痰中带血、咯血及久病或热病后期体虚气弱、虚热口渴、食欲不振者均宜常食。银耳还有润肠通便之功，老年人肠燥便秘者，常食银耳可使大便保持通畅。银耳能提高肝脏解毒能力，具有保肝作用，还能增强慢性支气管炎患者痰液中溶菌酶的活力，提高人体对外界致病因子的抵抗力，可以作为慢性支气管炎、肺源性心脏病患者的营养佳品。因为银耳富含维生素 D，能防止钙的流失，对生长发育十分有益。同时银耳富有天然植物性胶质，加上它的滋阴作用，长期食用银耳可以润肤，并有祛除脸部黄褐斑、雀斑的功效。银耳中的膳食纤维可助胃肠蠕动，减少脂肪吸收，从而达到减肥的效果。

亦蔬亦药话丝瓜

“黄花褪束绿身长，白结丝包困晓霜；虚瘦得来成一捻，刚偎人面染脂香。”这是宋代赵梅隐的《咏丝瓜》诗。

2016 年国家邮政部门发行了《二十四节气》系列邮票第二组，由中央美院教授刘金贵和著名邮票设计师王虎鸣设计。邮票画面将以物候、民俗、农事等为表现对象，反映了夏季各个节气轮转中物候的变化。在第六图大暑中，描绘的是人们纳凉避暑的悠闲场景。一位手中执扇的老者坐在蒲席上，关注着两位儿童，儿童正在画画、读书、写字，那可爱

的猫也因为天气炎热而懒洋洋地打盹，旁边是西瓜、一壶凉茶。在他们身后，有一片长势茂盛的丝瓜藤，虽然上面的黄花已不多，但翠绿的藤下垂挂着不少成熟又丰满的丝瓜。爷爷或许对两位小朋友说："好好做作业，爷爷晚上给你们做好吃的丝瓜。"

丝瓜有许多别称，如天罗、蛮瓜、绵瓜、鱼鲛、天骷髅、天吊瓜等，是夏日里常见的时蔬之一。李时珍的《本草纲目》早有记载："丝瓜，唐宋以前无闻，今南北皆有之，以为常蔬。嫩时去皮，可烹可曝，点茶充蔬。……其花苞及嫩叶卷须，皆可食也。"其吃法可凉拌、炒食、烧食、做汤食或榨汁。丝瓜络鲫鱼汤，不仅是一道美味的食材，还具有通络下乳的效果，对产后缺乏奶水的孕妇有通乳的作用。

诗人陆游曾写道："丝瓜涤砚磨洗，余渍皆尽而不损砚。"指的是成熟丝瓜里面的网状纤维即丝瓜络，可代替海绵用作洗刷灶具及家具或砚台，效果特别好。李时珍在《本草纲目》中也有同样的记载："老则大如杵，筋络缠纽如织成，经霜乃枯，涤釜器，故村人呼为洗锅罗瓜。"

丝瓜络除了用于洗涤器物外，还有很高的药用价值，《本草纲目》曰："煮食除热利肠。老者烧存性服，去风化痰、凉血解毒、杀虫、通经络、行血脉、下乳汁，治大小便下血、痔漏崩中、黄积、疝痛卵肿、血气作痛、痈疽疮肿、痘疹胎毒。"丝瓜络味甘性平或凉，归肺肝胃和大肠经，具有清热解毒、活血通络、利尿消肿的作用，可用于筋骨痛、胸胁痛、经闭、乳汁不通、乳痈、水肿等证。对于皮下结节，经常用丝瓜络擦身洗澡，有助于结节消退。

此外，丝瓜根、藤、叶、果柄、籽均具有一定的药用价值。

需要注意的是，据《滇南本草》介绍，丝瓜不宜多食，否则损命门相火，令人倒阳不举。而《本经逢原》认为丝瓜嫩者寒滑，多食泻人。

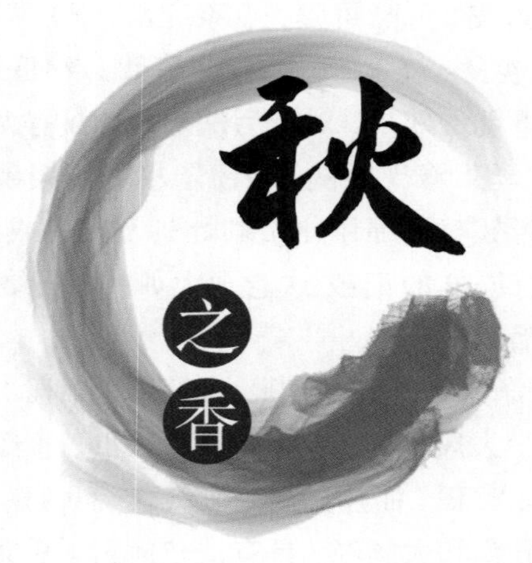
秋
之
香

幽兰日日吹古香

兰花属于兰科，是单子叶、多年生草本植物，亦叫胡姬花。由于大部分品种原产于我国，因此又称中国兰。1988 年 12 月 25 日我国发行了《中国兰花》特种邮票一套，分别选取了中国名兰中的“龙字”“大一品”“银边墨兰”“大凤尾”，小型张选用“红莲瓣”精品兰花。

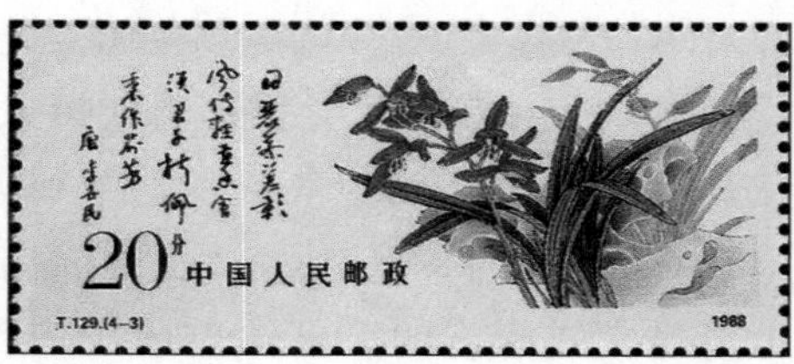

兰花是一种以香著称的花卉，具有高洁、典雅的特质，孔子曾说“芝兰生幽谷，不以无人而不芳，君子修道立德，不为穷困而改节”，孔夫子以兰花节气暗喻自己的君子风范。古今文人雅士对兰花评价极高，将其与梅、竹、菊并称为“四君子”。古代文人常把诗文之美喻为“兰章”，把友谊之真喻为“兰交”，把良友喻为“兰客”。正因为如此，《中国兰花》邮票涉及历代名家咏兰诗，书画连璧，佳构宛若天成。第一枚配宋苏轼的诗：“春兰如美人，不采羞自献；时闻风露香，蓬艾深不见”；第二枚配清何绍基的绝句：“香逾澹处偏成蜜，色到真时欲化云”；第三枚配唐李世民的《芳兰》诗：“日丽参差影，风传轻重香；会须君子折，佩裹作芬芳”；第四枚配明张羽的五言绝句《咏兰叶》：“泣露光偏乱，含风影自斜。俗人那解此，看叶胜看花”。小型张则配有朱德的咏兰诗：“幽兰吐秀乔木下，仍自盘根众草旁；纵使无人见欣赏，依然得地自含芳。”

兰花的香气清冽醇正，用来熏茶品质最高。兰花沏茶色泽碧绿，银毫显露，汤色清明，滋味清醇，闻之兰香怡人，饮之回味甘甜。兰花也可做汤或做菜，如川菜中的名肴有“兰花肚丝”“兰花肉丝”等。

兰花全草均可入药，有养阴润肺、利水渗湿、清热解毒等功效。李时珍在《本草纲目》中记载：“兰草，气味辛、甘、平，无毒。其气清香、生津止渴，润肌肉，治消渴胆瘅……治消渴生津饮，用兰叶，盖本于此。”据记载，兰的根、叶、花、果、种子均有一定的药用价值。其根可以治疗肺结核、肺脓肿及扭伤，也可以接骨；其叶治疗百日咳；其果能止呕吐；其种子治疗目翳；其花梗可以治疗恶癣。不同兰花其功效有所差异，如建兰根煎汤为催生良药，建兰叶可以治疗虚人肺气；蕙兰全草能治疗妇女病；春兰全草治疗神经衰弱、蛔虫病和痔疮等病症。兰花在四川部分地区被称为“催生花”，据说妇女若遇难产，赶快搬一盆“催生花”进产房，孕妇闻到兰花香味就会顺利分娩。

清寒傲雪话菊花

每到重阳节，就会想起唐代诗人孟浩然《过故人庄》：“待到重阳日，还来就菊花。”人们在这个时节养成了赏菊和饮菊花酒习俗。

在人们心目中，菊花是最熟悉不过的花卉之一，它在我国十大名花中排行第三。经常搓麻将的人都知道菊花是麻将牌中的“花”牌之一，与梅花、兰花和竹结成了花中四君子。

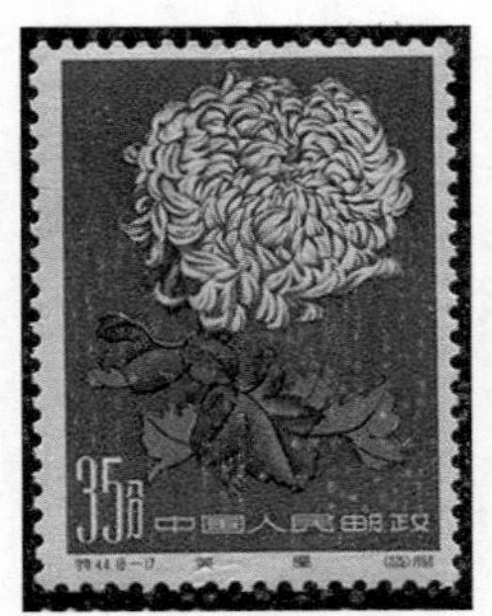

根据经典记载，中国栽培菊花历史已有3000多年。最早在《礼记·月令篇》有“季秋之月，鞠有黄华”，说明菊花是秋月开花，当时都是野生种，花是黄色的。战国时代的伟大诗人屈原，在《离骚》中也有“春兰兮秋菊，长无绝兮终上”之诗句，说明菊花与中华民族的文化早就结下不解之缘。在唐代，菊花已经有黄、白、紫色等品种，宋代栽培菊花更加广泛，宋人史铸在《百菊集谱》中，列举的菊花品名达163种之多。

菊花除了观赏价值外，还有极高的药用价值。据汉朝应劭的《风俗通义》记载：南阳郦县有山谷，谷中水甘美。其上有大菊，水从山上流下，得其滋液。谷中有30余家，不复穿井，悉饮此水，上寿百二三十，中寿百余，下寿七八十者之大夭。汉朝《神农本草经》将菊花列为上品，记载：“菊花久服能轻身耐老。”《西京杂记》：“菊花舒时，并采茎叶，杂黍米酿之，至来年九月九日始熟，就饮焉，故谓之菊花酒。”当时帝宫后妃都把它称为“长寿酒”，当作滋补药品，相互馈赠。宋代诗人苏

辙有诗句“南阳白菊有奇功，潭上居人多老翁”，足以说明菊花久服或饮菊花茶能令人长寿。药学家李时珍在《本草纲目》中提及，经他亲自考察过的菊花就达900多种。

菊花的花蕾花瓣可入药，味甘、苦，性微寒，归肺、肝经，具有疏风清热、平肝明目、解毒消肿功效。主治外感风热或风温初起、发热头痛、眩晕、目赤肿痛、疔疮肿毒。可用于风热感冒，头痛眩晕，目赤肿痛，眼目昏花。但人们更多的是将菊花做成精美的佳肴。如北京有名的“菊花锅子”，清淡味美，别有风味。也有将菊花、陈艾叶捣碎为粗末，装入纱布袋中，做成“菊花护膝”，可祛风除湿、消肿止痛，治疗鹤膝风等关节炎。但对于气虚胃寒、食少泄泻之病者，宜少用菊花。凡阳虚或头痛而恶寒者均忌用。

乌头——从毒药到良药

1982年5月20日，国家邮电部发行《药用植物》系列邮票，乌头为其中之一。

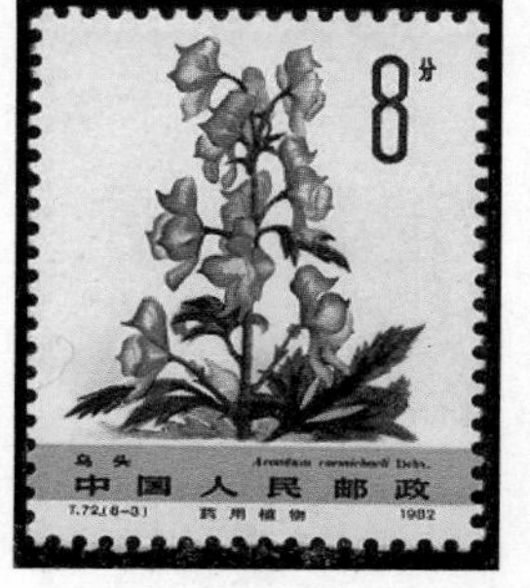

乌头像许多中药材一样，存在着它的双面性——毒性和药性。乌头属于毛茛科乌头属植物，是该属植物中我国最早药用的品种。李时珍曰：“初中为乌头，像乌鸦的头；附着乌头而生的是附子，像子附母。”乌头可制镇痉剂，治风痹，风湿神经痛。附子有回阳、逐冷、祛风湿的作用，属温里药，是中药中“回阳救逆第一品”。乌头的野生品种称为草乌，分布于我国大部分省区，而栽培品种称为川乌，在四川地区栽培已近千年历史。

附子和乌头入药记载始于《神农本草经》，列为下品。乌头属植物种类繁多，全株有毒，以块根毒性最强，一般在幼嫩时毒性较小，开花前及开花时毒性最强，结实后毒性最小，在晒干或贮存后毒性并不消失。《神农本草经》记载：“其汁煎之，名射罔、杀禽兽。”据说，人们将乌头叶煎汁涂抹在箭头上制成毒箭，用于捕捉猎物或射杀敌人。汉《淮南子》中“天下之凶者，莫凶于鸡毒”，指的是乌头之毒。《前汉书·外戚传》记载：霍光专权，女为帝妃，欲起女贵，串通女医淳于衍，用大毒之药附子制成药丸毒杀了临产的皇后。李时珍在《本草纲目》中述及："乌附毒药，非危重病不用，用之不当，致祸甚速。"乌头中毒后表现为口舌、四肢及全身发麻、头晕、耳鸣、言语不清及心悸气短、面色苍白、四肢厥冷、腹痛腹泻等症。

虽然乌头是剧毒的植物，但几千年前，我国劳动人民早已掌握了减毒的办法，经繁杂、耗时的炮制、煎煮后，乌头中的生物碱含量可损伤大半，其毒性也大减，但它的药效仍继续保留。

乌头中毒多与超量、生用、配伍不当或与酒同用有关。为了降低乌头的毒性反应，除了使用经过正规炮制的药品外，还应严格掌握使用的数量。服用乌头或附子期间不能饮酒，更不能用酒作药引子。

焰焰烧空红扶桑

一提到"扶桑"，人们自然而然想到东瀛岛国。但本文要赏析的是在华南栽培十分普遍的中国名花扶桑，它是一种具有药食两用属性的植物。

李时珍《本草纲目·木部·扶桑》中载："东海日出处有扶桑树。此花光艳照日，其叶似桑，因以比之。后人讹为佛桑，乃木槿别种，故日及诸名亦与之同。扶桑产南方，乃木槿别种。其枝柯柔弱，叶深绿，微涩如桑。其花有红、黄、白三色，红者尤贵，呼为朱槿。花、茎、叶皆如桑。其叶光而浓。木高四、五尺，而枝叶婆娑。其花深红色，五出，大如蜀葵，重敷柔泽。有蕊一条，长于花叶，上缀金屑，日光所烁，疑若焰生。一丛之上，日开数百朵，朝开暮落。自二月始，至中冬乃歇。插枝即活。"

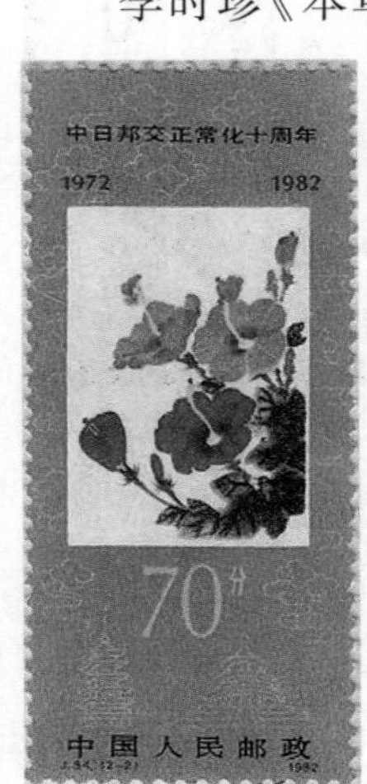

"扶桑"有很高的经济价值，花、叶、根都可入药，但开始认识它的药用价值并有记载一直晚到明代的李时珍。在此前，古代的《神农本草经》和孙思邈的《千金翼方》中均没有关于"扶桑"药用性的记载。直到明代李时珍，在其著作《本草纲目》中进行

了简单记录：叶及花，甘，平，无毒。主治痈疽腮肿，取叶或花，同白芙蓉叶、牛蒡叶、白蜜研膏敷之，即散。

其实扶桑的花、叶、茎、根都可药用。

花：在花季时采，采后去泥土等杂质，可晒干备用或用鲜品，通常作汤剂或炖剂。外用可以鲜花捣烂敷患部。扶桑的花含棉花素、槲皮苷、山柰醇、醋类、维生素。在中医而言，扶桑的花性味甘寒，有凉血、解毒、利尿、消肿、清肺、化痰等功效，适用于急性结膜炎、尿路感染、肺热咳嗽、腮腺炎等病症。

叶及茎：四季可采，采后去泥土等杂质，可晒干备用或用鲜品，茎需切片，外用则以鲜叶捣烂敷患部。扶桑的叶及茎含萨壳固醇、蒲公英甾醇、乙酸脂类及酶等。扶桑的叶主要用于治疗皮肤生疮。

根：四季可采，采后去泥土等杂质，可晒干备用，根需切片。扶桑的根含支鞣质，功效与花类似，是中医主要的药用部分。

新近发现扶桑还有降低血压作用。

扶桑花也可以当作蔬菜食用，据《南越笔记》记载："其朱者可食，白者尤清甜滑，妇女常为蔬，谓可润喀补血。"当然，也有人爱用扶桑制成水果如"扶桑花酿雪梨"等，也别有一番风味。

长寿之药积雪草

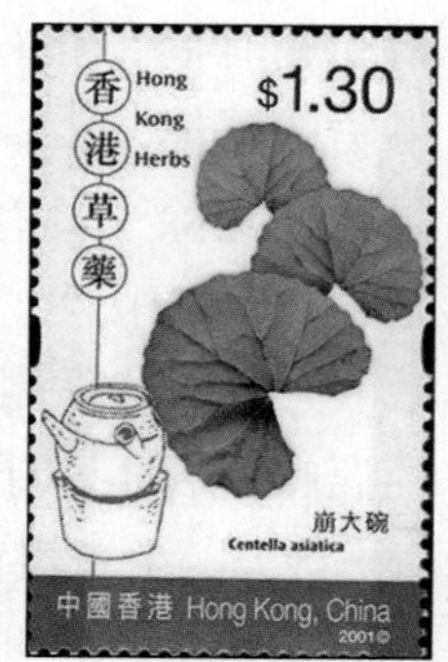

我国最古老的药典《神农本草经》已将积雪草列为中品，认为它具有治疗大热、恶创痈疽、浸淫、赤熛、皮肤赤、身热诸证。此后的历代名家对积雪草的药效不断丰富认定其为长寿药。中国香港曾于 2001 年 10 月发行了《香港草药》邮票，其中可见"积雪草"的倩影，邮票上将它称为"崩大碗"，除了这个别称外，积雪草还有许多称呼，如胡薄荷、连钱草、遍地香、马蹄草、雷公根、灯盏草、铜钱草等，在广东清远叫老帮根，广东开平五邑地区方言称老梗根，广东东莞叫老耳。

《本草纲目》中记载，积雪草茎叶，气味苦寒无毒，主治大热，恶疮痈疽，浸淫赤，皮肤赤，身热。通常在秋后收积雪草，阴干为末，水调敷之或生捣用于治疗热毒痈肿。用积雪草和水沟污泥同捣烂，随左右塞耳内治疗牙痛塞耳。

随着科学技术的不断进步，对积雪草的研究也更上了一个台阶。研究发现它有抑制纤维组织增生、促进皮肤生长、镇静安定等作用。积雪草还是治疗慢性肾炎和狼疮性肾炎的常用药，也是治疗硬皮病和肺纤维化、皮肌炎的皮肤肌肉纤维化的常用药，还用于治疗慢性肝病、肝脏部分纤维化，长期服用有望使纤维化得到部分逆转。

使用积雪草时应注意：虚寒者不宜。在服用过程中，要保持良好的作息习惯，尽量避免熬夜；少吃辛辣或者刺激性食物；积极参加户外运动，放松心情；不要给自己太大的压力，学会合理减压。

物之美者　招摇之桂

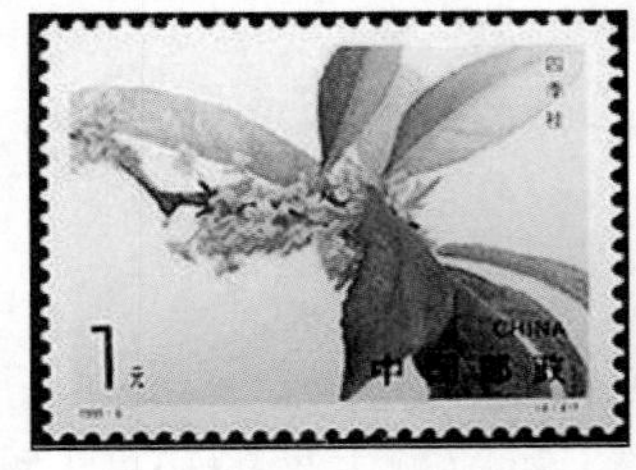

据文字记载，中国桂花树栽培历史达2500年以上。春秋战国时期的《山海经·南山经》提到的招摇之山多桂。《山海经·西山经》提到皋涂之山多桂木。屈原的《九歌》有“援北斗兮酌桂浆，辛夷车兮结桂旗”。《吕氏春秋》中盛赞：“物之美者，招摇之桂。”自汉代至魏晋南北朝时期，桂花成为名贵的花卉与贡品，并成为美好事物的象征。

桂花除了具有很强的观赏性外，还是一种天然药材。花、果实及根入药。秋季采花、春季采果、四季采根，分别晒干备用。花性温味辛，具有健胃、化痰、生津、散痰、平肝的作用，可治痰多咳嗽、肠风血痢、牙痛口臭、食欲不振、经闭腹痛；果性温味辛甘，具有暖胃、平肝、散寒功效，用于虚寒胃痛；根性平味甘微涩，能祛风湿、散寒，用于风湿筋骨疼痛、腰痛、肾虚牙痛。

历来人们也特别注重桂花的养生保健作用，古人认为桂花为百药之长，所以用

桂花酿制“桂花酒”或制作“桂花茶”。在汉代，桂花酒就是人们用来敬神祭祖的佳品，祭祀完毕，晚辈向长辈敬用桂花酒，长辈们喝下之后则会延年益寿，达到“饮之寿千岁”的功效。而桂花茶，属于我国特产茶，香气柔和、味道可口，可养颜美容、舒缓喉咙、改善多痰、咳嗽症状；也可解除口干舌燥、润肠通便，减轻肠道胀气胃不适；还可用于胃寒胃疼等。

金秋芙蓉独芬芳

“水边无数木芙蓉，露染胭脂色未浓。正似美人初醉着，强抬青镜欲妆慵。”宋代诗人王安石在其《木芙蓉》中给人们描绘出秋天一番美丽的景色。

木芙蓉花或称芙蓉花，开放在秋季。此时，自然界万物都逐渐枯黄，百花日趋凋零，而芙蓉花却以它独有的魅力吸引了人们的眼球。硕大的花朵、妖娆的花色，格外诱人的是它一日三变的色彩：早晨开花时呈乳白色或浅红色，到了中午变成粉红色，而下午则又呈现深红色，因此，它又有了“三色花”的名称。

芙蓉原产于我国，已有3000年以上的栽培历史，但“芙蓉”之名最早见于屈原的《楚辞·九歌·湘君》中：“采薜荔兮水中，搴芙蓉兮木末。”后唐代王维引此著诗一首《辛夷坞》：“木末芙蓉花，山中发红萼。涧户寂无人，纷纷开且落。”

“芙蓉”一名据说脱胎于“夫容”。传说一位女子不相信自己的丈夫出海身亡了，便天天蹲在海边等他回来。有一天她恍惚中看见海面上浮现出丈夫的面孔，可是定神一看却是岸边的树，于是她就把这棵树当成自己的丈夫。后来人们为它起名为“夫容”，时间久了便演变成了“芙蓉”。

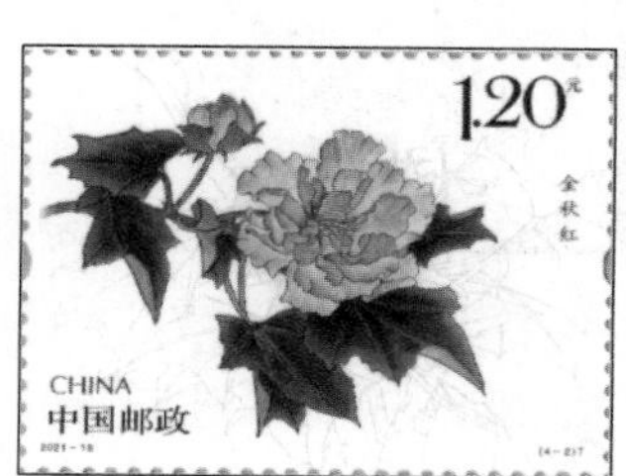

如此秀美而又赋予情感的一种花卉，自然也得到了集邮爱好者的青睐。2021年9月7日《木芙蓉》登上我国邮票。邮票设计家张桂徵采用中国传统的工笔画技法，将“木芙蓉”“金秋红”“重瓣白”等四种芙蓉花，呈现在集邮者的面前。花瓣卷褶分明，叶片清润简洁，在若隐若现、工笔白描的枝条衬托下，鲜艳娇嫩的芙蓉花夺目纷呈，画面富有感染力，画为言情，情趣与意境共融一体。欣赏着散发着油墨浓香的芙蓉，不由自主地沉浸在宋代诗人吕本中“小池南畔木芙蓉，雨后霜前着意红。犹胜无言旧桃李，一生开落任东风”的意境中。

古代医家对芙蓉也有较深入的认识，宋代苏颂在其编撰的《本草图经》中已有“味辛、性平，无毒，主恶疮”的记载。明代李时珍曰：“木芙蓉处处有之，插条即生，小木也。其干丛生如荆，高者丈许。其叶大如桐，有五尖及七尖者，冬凋夏茂。秋半始着花，花类牡丹、芍药，有红者、白者、黄者、千叶者，最耐寒而不落，不结实。”《本草纲目》记载：“治一切大小痈疽，肿毒恶疮，消肿、排脓、止痛。”研究发现，它有清热解毒、凉血止血、消肿排脓的功效，可用于治疗肺热咳嗽、吐血、目赤肿痛、崩漏、腹痛腹泻、痈肿、毒蛇咬伤、水火烫伤、跌打损伤等病症。将花加上凡士林配成20%的软膏，能够治疗局部感染。

人们也时常将芙蓉花当作一种很好的美食材料，可以用来煮汤，也能与面粉混合进行油炸，还可以和竹笋或者粳米一起煮成粥羹等。虚寒患者及孕妇禁服。

秋来梨果熟

每年夏日的暑气刚刚退去，各地各种各样的梨子便开始大量上市，人们也迫不及待地享受起梨子的美味，感受着梨子给人们带来的营养和保健。

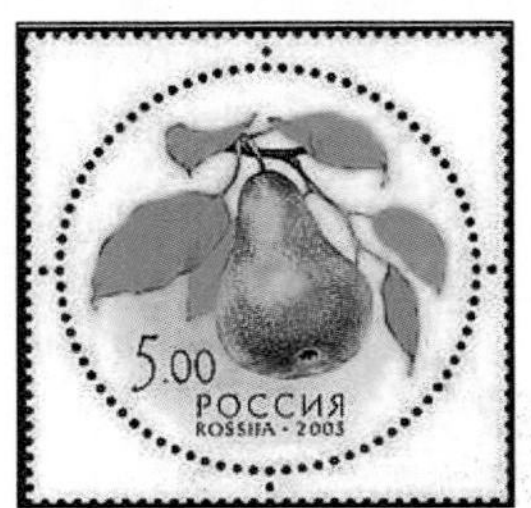

梨子自古被尊为“百果之宗”，可以治咳润肺。秋季干燥，容易上火，由此常使人觉得喉咙不舒服，此时多吃些梨对保护嗓子有好处。梨柔软多汁，味甘性寒，有清热、化痰、生津止渴等功效，尤其在秋季食用能明显缓解咽喉干燥。若久咳不愈，可用雪花梨配以川贝炖冰糖，分次喝下，还真有奇效。事实上，梨子的功效并非局限于此。

（1）梨富含膳食纤维，是最好的肠胃“清洁工”，特别是经常在酒店吃饭的人，饭后吃梨，能促进胃肠蠕动，使积存在体内的有害物质大量排出，避免便秘。

（2）梨具有润燥消风的功效，在气候干燥时，人们常感到皮肤瘙痒、口鼻干

燥，有时干咳少痰，每天吃一两个梨可缓解干燥。

（3）梨含有较多糖类和多种维生素，对肝脏有一定的保护作用，特别适合饮酒人士。

（4）梨具有降低血压、养阴清热的功效，患高血压、心脏病、肝炎、肝硬化的病人，经常吃梨大有益处。

（5）梨有助于肾脏排泄尿酸和预防痛风、风湿病和关节炎。

（6）梨能促进食欲，帮助消化，并有利尿通便和解热作用，可用于高热时补充水分和营养。

（7）梨味甘酸而平，有润肺清燥、止咳化痰、养血生肌的作用，因此对咽喉干燥、痒、痛、音哑、痰稠等均有良效。

但是，人们常只知其功效，而忽略其性质是否适合自己的体质。由于梨性寒冷，体质虚寒、寒咳者不宜生吃，必须隔水蒸过，或者放汤，或与药材清炖亦可；脾胃虚寒、消化不良及产后血虚的人，不可多食。吃梨时应注意以下几方面：

（1）梨性偏寒助湿，多吃会伤脾胃，故脾胃虚寒、畏冷食者应少吃。

（2）梨含果酸较多，胃酸多者，不可多食，也不宜与碱性药同用，如氨茶碱、小苏打等。

（3）梨有利尿作用，夜尿频者，睡前少吃梨。

（4）血虚、畏寒、腹泻、手脚发凉的患者不可多吃梨，并且最好煮熟再吃，以防湿寒症状加重。

（5）梨含有糖量高，糖尿病者当慎。慢性肠炎、胃寒病患者忌食生梨。

（6）用以止咳化痰者，不宜选择含糖量太高的甜梨。

（7）梨不应与螃蟹同吃，以防引起腹泻。因二者皆为冷利之品，同食伤肠胃。

（8）吃梨时喝热水、食油腻食品会导致腹泻。

（9）脾胃虚寒而致的大便稀薄和外感风寒而致的咳嗽痰白者忌用。妇人产后、小儿痘后忌用。

（10）合理食用：饭后 2~3 个小时是最适合的，一天吃 1 个梨是营养最易被吸收的；可以洗净直接吃，或者用冰糖和梨切成块煮冰糖梨水，还可以榨梨汁喝。

当然，梨子的品种繁多，不同的品种在保健、治疗功效上有所不同，故应当正确选用。

从“孔融让梨”的梨说起

《后汉书卷七十·郑孔荀列传》记载：“兄弟七人，融第六，幼有自然之性。年四岁时每与诸兄共食梨。融辄引小者。大人问其故。答曰：我小儿，法当取小者。由是宗族奇之。”另外，《三字经》也有相似记载：“融四岁，能让梨。弟于长，宜先知。”从此“孔融让梨”成为中华民族尊老爱幼传统美德的故事广为流传。

2007 年 6 月 1 日儿童节，为弘扬古代少年尊老爱幼的传统美德，中国邮政集团公司将《孔融让梨》的故事搬上方寸，发行特种邮票一套二枚（连票）。邮票由著名设计家宫林、栾伟丽借鉴中国传统民间年画的手法进行设计，以连票的形式把两枚邮票组合在一起，构思新颖，人物生动。画面中央的圆桌上放着一个大花瓶，里面插满了代表一年四季的牡丹、荷花、菊花和梅花。孔融一家人围在圆桌四周，父母站立两旁，七个孩子居中。左图名为“分果”，画面描绘了父亲形象和四个孩子各分到一个梨时的情景。右图名为“让梨”，画面描绘了母亲和一个分到梨的兄长形象及孔融一手把小梨藏在身后，一手把一个大梨让给另一个兄长时的情景。整个画面展现了一幅美满祥和、其乐融融和谐家庭的场景。

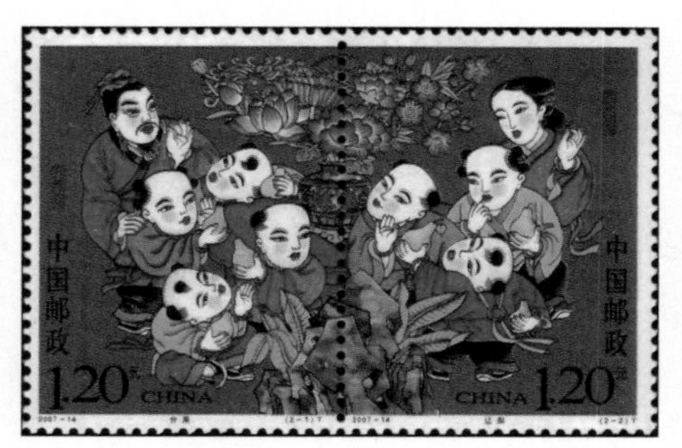

梨子是日常生活中比较常见的一种水果，一年四季都能吃到而且价格不贵，所以很多人都喜欢吃梨子。自古以来，梨子被推尊为“百果之宗”，可以止咳、润肺凉心，具有消炎降火、解痰毒酒毒之功效。

李时珍在其著作《本草纲目》中已经详细阐述了梨的治病功效。“果部”记载：梨又称快果、果宗、玉乳、蜜父。气味（实）甘、微酸、寒、无毒。治疗消渴：用梨捣取汁，加蜜水同熬，收存瓶中，每次以热水或冷水调服，直至病愈。治疗咳嗽症：用好梨去核，捣汁一碗，放入椒四十粒，煎开，去渣，加黑饧一两，待化匀后，细细

含咽；也可以用梨一个，刺五十孔，每孔放椒一粒，裹一层面在灰火内煨熟，冷定后去椒食梨。治疗痰喘气急：用梨挖空，装入小黑豆填满，留盖合上捆好，放糠火中煨熟，捣成饼，每日食适量，甚效。治疗赤目胬肉：取好梨一个，捣取汁，以棉裹黄连片一钱浸嗔中，犯卧点汁入眼。治疗反胃，药物不下：用大雪梨一个以丁香十五粒刺入。包湿纸几层，煨熟吃下。

民间有许多人都知道用梨治疗咳嗽气急。家中最常见的做法是将梨子切成块，加入冰糖，一起煮水喝；或者将梨子去核后，加入枇杷叶、冰糖炖熟后，连梨带汤一起吃掉，有很好的润肺止咳作用。皮肤被水烫伤时，可切一片梨子果肉，贴在患处，具有很好的止痛、预防炎症溃烂、促进烫伤恢复效果。

梨子还具有润燥消风和降低血压、养阴清热的功效。在气候干燥时，人们常感到皮肤瘙痒、口鼻干燥，有时干咳少痰，每天吃一两个梨可以缓解干燥。而高血压、心脏病、肝炎、肝硬化患者，经常吃梨大有裨益。梨也能促进食欲、帮助消化，并有利尿通便和清热作用，可用于高热时补充水分和营养。

咕咚，木瓜来了

1980 年 6 月 1 日，为庆祝国际儿童节，我国邮电部发行了童话故事邮票《童话——‘咕咚’》一套 4 枚。在首枚邮票图案上，展现了一只成熟的木瓜从树上掉进了湖水里，溅起了浪花，发出很大的“咕咚”声音。湖边的一只小白兔听到声响，吓得拔腿就跑。由此引出了一连串动物们的慌张逃窜，打破了宁静的早晨。小白兔一边跑，一边口中还不停地喊着：“快跑，咕咚来了，快逃呀！”最后，直到狮子带着它们回到湖边看个究竟，才知道原来是成熟的木瓜掉进水里发出的声音，一场虚惊而已。

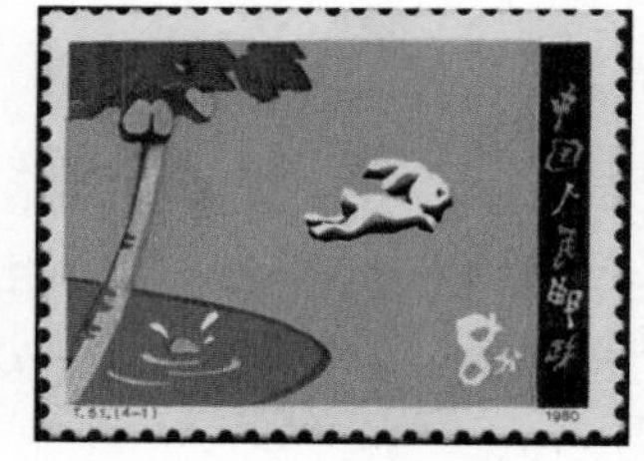

常见的木瓜有两大类，即宣木瓜和番木瓜。宣木瓜为蔷薇科植物贴梗海棠的成熟果实，距今已有 2000 多年栽培历史，以安徽宣城所产最佳，为临床常用中

药，也属药食同源品。番木瓜属番木瓜植物番木瓜的成熟果实，是人们日常食用的水果。

番木瓜也称万寿果、乳瓜、石瓜、蓬生果，素有“百益果王”之称。番木瓜性温味酸，含有丰富的维生素 C、大量水分、碳水化合物、蛋白质、脂肪、多种人体必需的氨基酸及钙、铁、木瓜蛋白酶等，能消除体内过氧化物等毒素，具有健脾消食、平肝和胃、舒筋络、活筋骨、降血压的作用，果肉中含有的番木瓜碱具有缓解痉挛疼痛的作用，对腓肠肌痉挛有明显的治疗作用。

宣木瓜性温，味酸涩，有舒筋活络、祛风除湿作用。古代医药家陶弘景、李时珍对其都有较高评价。《本草纲目》记载宣木瓜：“性温味酸，无毒。主治湿痹邪气，霍乱大吐下，转筋不止。”该书详细介绍了不同病症的具体治疗方法，如治疗项强筋急不可转侧，肝、肾二脏受风者：用宣州木瓜二个（取盖去瓤），没药二两，乳香二钱半。二味入木瓜内缚定，饭上蒸三四次，烂研成膏。每用三钱，入生地黄汁半盏，无灰酒二盏，暖化温服。治疗脚痉挛痛：用木瓜数枚，以酒、水各半，煮烂捣膏，乘热贴于痛处，以帛裹之。冷即换，每日 3~5 次。治发槁不泽：木瓜浸油，梳头。治反花痔疮：木瓜为末，以鳝鱼身上涎调，贴之，以纸护住。书中还记载木瓜可用于治疗脐下绞痛、霍乱转筋、霍乱腹痛等病。

此外，宣木瓜的枝、叶、皮、根、核均能入药，味酸涩，性温，无毒。用于治疗霍乱烦躁气急、吐下、转筋等。

果中神仙罗汉果

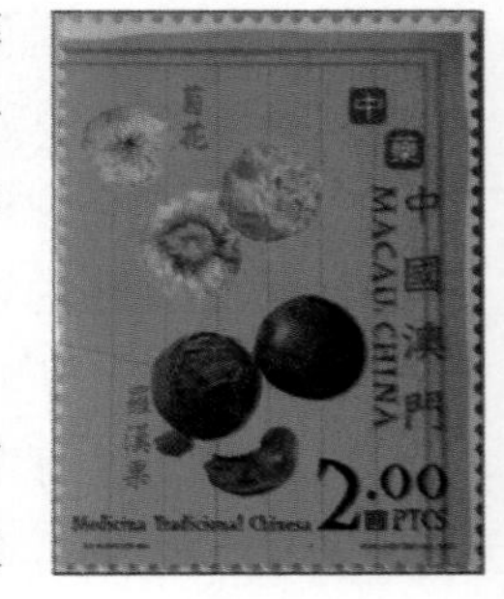

秋季，是罗汉果成熟的季节。这些在夏天开花的葫芦科藤本植物，结出了药食两用的果实——罗汉果。中国澳门特别行政区 2003 年 5 月 28 日发行《中药》邮票一套，其中第二图中出现了“罗汉果”。

关于罗汉果的传说很多，都是人们寄予它美好的愿望。

罗汉果的名字由来有一种说法，跟现在庙宇中的罗汉有关。相传天降虫灾，神农尝百草以寻良方，如来佛祖怜悯神农

之苦，特派十九罗汉下凡，以协助神农消灭虫灾。其中有一罗汉立誓“不灭尽人间虫灾不回天界”，随即化身为果，蕴意罗汉所修之果，后被人们称“罗汉果”。由于此罗汉化成了“罗汉果”，因此，现有庙宇中只剩下十八罗汉了。

另有一种说法则是，据说数百年前在广西永福县龙江一带有位村医名叫“罗汉”，常在山岭间采集草药并进行研究，在当地小有名气。有一次，附近一位瑶族农民，在上山打柴时不慎被野蜂所蜇，他顺手从身边一条藤子上摘下一枚野果在伤口反复擦拭，竟然止住胀痛。此事被这位罗汉医生知道了，他就对这种野果反复研究，发觉这种果子有消痒止痛的功效，治疗咳嗽效果很好；叶可治顽癣、痈肿；根可敷疮疖；果毛是刀伤良药。此外他还发现山里人长期以此果煮茶饮用，高寿者众多。后来，罗汉医生把它进行栽培和应用。人们为了纪念这位瑶族医生，就把这种野果叫作“罗汉果”。如今，广西永福县是正宗的罗汉果发源地和主产地，已有200多年的种植历史和一套完整成熟的种植加工技术，也许与罗汉医生不无关系。

中医学认为罗汉果味甘性凉，归肺、脾和大肠经，有清肺利咽、化痰止咳、润肠通便、生津止渴的功效，适用于肺热或肺燥咳嗽、百日咳及暑热伤津口渴、咽喉炎、扁桃体炎、急性胃炎、便秘等。罗汉果为药食两用中药，现代研究证实，罗汉果含一种比蔗糖甜300倍的甜味素，但它不产生热量，所以是糖尿病、肥胖等不宜吃糖者的理想替代饮料。它还有抗衰老、抗癌及益肤美容作用，可改善肥胖者的形象，是爱美女性的必选水果。

需要注意的是，罗汉果性凉，容易伤脾胃，故脾胃虚寒者忌服。此外，梦遗、夜尿者忌用罗汉果。

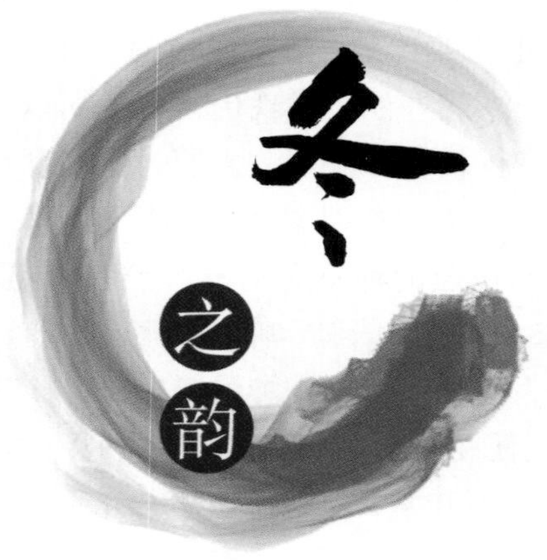
冬
之
韵

凌波仙子水仙花

人云，水仙之乡是福建漳州。其实，漳州并不是最早的水仙之乡。漳州水仙是从康熙中后期开始成为一枝独秀的。至康熙末年，漳州水仙开始外销，与苏州水仙相媲美，并以“鳞茎肥大”著称，形成特色品种。到乾隆年间，漳州水仙已超过苏州，并与苏州一起，成了当时最著名的水仙产地。乾隆以后，漳州成了全国水仙种植、贸易和出口的主要地区，与漳州府相邻的泉州府各县以及广东等地每年都从漳州贩购水仙花头。从光绪年间开始，漳州水仙不仅经销国内，还自厦门出口远销至美国、加拿大等海外地区，由此漳州成了国内最著名的水仙产地。

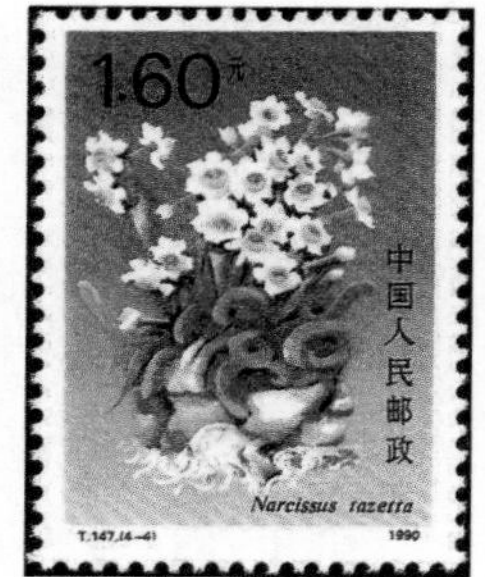

中国水仙花独具天然丽质，芬芳清新，素洁幽雅，超凡脱俗。因此，人们自古以来就将其与兰花、菊花、菖蒲并列为花中“四雅”；又将其与梅花、茶花、迎春花并列为雪中“四友”。它只需一碟清水、几粒鹅卵石，置于窗台，就能在万物萧萧的寒冬展翠吐芳。

除了观赏之外，水仙的药用价值早已被我国古人所熟知，明朝李时珍在其《本草纲目》中记载：水仙释名：金盏银台。李时珍曰：此物宜卑湿处，不可缺水，故名水仙。金盏银台，花之状也。他进一步解释：水仙花叶似蒜，其花香甚清。九月初栽于肥壤，则花茂盛，瘦地则无花。李时珍曰：水仙丛生下湿处。其根似蒜及薤而长，外有赤皮裹之。冬月生叶，似薤及蒜。春初抽茎，如葱头。茎头开花数朵，大如簪头，状如酒杯，五尖上承，黄心，宛然盏样，其花莹韵，其香清幽。一种千叶者，花皱，下轻黄而上淡白，不作杯状，人重之，指为真水仙，盖不然，乃一物二种尔，亦有红花者。取花压油，涂身去风气。

传统医学认为：水仙鳞茎入药，味苦、微辛，性滑，寒，无毒。春秋采集，洗去泥沙，开水烫后，切片晒干或鲜用，具有清热解毒，散结消肿等疗效。用于腮腺炎，痈疖疔毒初起红肿热痛等症。土宿真君曰：水仙花，主治作香泽，涂身理发，去风气。又疗妇人五心发热，同干荷叶、赤芍药等分，为末，白汤每服二钱，热自退也。

现代医学研究发现，水仙含伪石蒜碱、石蒜碱、多花水仙碱、漳州水仙碱等多种生物碱，具有一定的抗癌和抗病毒活性。

但水仙是有毒植物，其毒性为全草有毒，鳞茎毒性较大。误食后或有呕吐、腹痛、脉搏频微、出冷汗、下痢、呼吸不规律、体温上升、昏睡、虚脱等反应，药用时应当慎之。

寒冬佳卉——梅花

梅花通常在冬春季节开放，与松树、竹子一起被称为“岁寒三友”，与兰花、竹子、菊花一起成为“四君子”。我国素有“春兰，夏荷，秋菊，冬梅”之说，梅花凭着耐寒的特性，成为代表冬季的花，也为严寒的冬天增添美景。

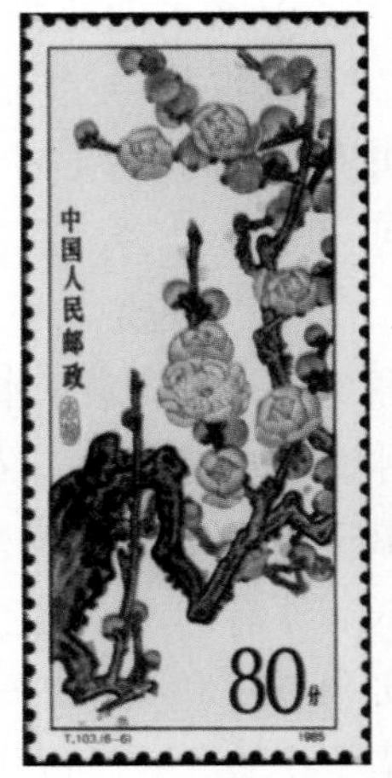

梅是中国特有的传统花果，我国植梅的历史至少已经有三四千年了，《诗经》中已有关于梅花的记载，描述出“山有嘉卉，侯栗侯梅”的景象，《诗经·周南》云：“摽有梅，其实七兮！”另《秦风·终南》《陈风·墓门》《曹风·鸤鸠》等诗篇中也都提到梅。春秋战国时期爱梅之风盛行，人们把梅花和梅子作为馈赠、祭祀的礼品。《说苑》中记载，越国使臣曾向梁王赠送过梅花。虽然有关植梅的文献记载历史悠久，但对生产梅的记载要晚得多。公元6世纪陶弘景在《名医别录》中记载：“梅实生汉中川谷。”

《书经》云：“若作和羹，尔唯盐梅。”《礼记·内则》载：“桃诸梅诸卵盐。”由此可见，古时梅子是代酪作为调味品的，系祭祀、烹调和馈赠等不可或缺的东西。1975年，中国考古人员在安阳殷墟商代铜鼎中发现了梅核，说明我国古代人早在3200年前已将梅作为食品。现代人对梅的食用性则更加了解，梅子生食，可生津止渴，也可制成话梅、梅干等各式蜜饯和

梅酱、梅膏、酸梅汤、梅酒等物。梅花酒在日本和韩国广受欢迎，其味甘甜，有顺气的功能，是优良的果酒。

除了梅的食用价值外，我国古代早已弄清梅子及梅花的药用效果。《神农本草经》记载：“梅实味酸平，主治下气，除热烦满，安心，止肢体痛，偏枯不仁，死肌，去青黑痣，蚀恶肉。”梅果因加工方法不同，分为白梅和乌梅。后魏贾思勰在《齐民要术》中记载了白、乌梅的加工方法。白梅制法：“梅子酸，核初成时摘取，夜以盐汁渍之，昼则日曝。凡作十宿、十浸、十曝，便成矣。”乌梅制法：“亦以梅子核初成时摘取，笼盛，于突上熏之，令干即成矣。”明代著名药物学家李时珍认为：乌梅能“敛肺涩肠，止久嗽泻痢，反胃噎膈，蛔厥吐利，消肿涌痰，杀虫，解鱼毒、马汗毒、硫黄毒”。白梅则“治中风惊痫，喉痹痰厥僵仆，牙关紧闭者，取梅肉揩擦牙龈，涎出即开。又治泻痢烦渴，霍乱吐下，下血血崩”。

由此可见，梅的药用范围很广。近代医学界研究表明，梅的花蕾能开胃散郁，生津化痰，活血解毒；根研末可治黄疸。果子入药，具有解热镇咳、驱虫止痢的功效。乌梅肉具敛肺涩肠，杀虫生津功能，并对大肠杆菌、痢疾杆菌、伤寒杆菌、绿脓杆菌、霍乱弧菌等均有明显的抑制作用。

蜡梅花开唤春来

或许在这个天寒地冻的季节，唯有蜡梅给万枝枯的冬天一分美丽和生机。就连我国邮政部门2019年11月8日发行的《二十四节气（四）》特种邮票中的“大寒”，其画面上也呈现出在严寒的冬天，一对母子在大雪纷飞中欣赏蜡梅的情景。

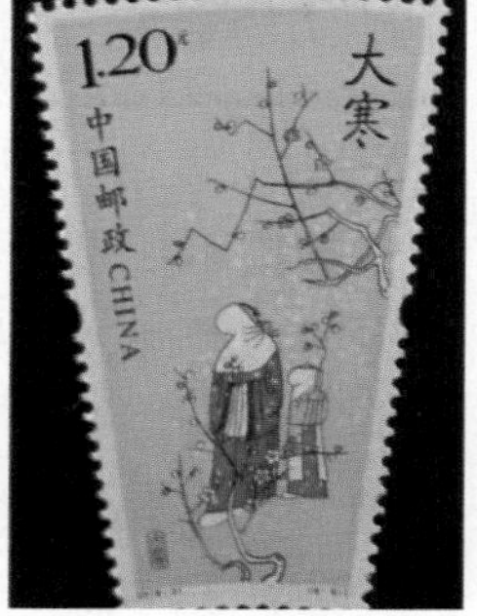

蜡梅，是我国特产的传统名贵观赏花木，唐代诗人李商隐称蜡梅为“寒梅”，有“知访寒梅过野塘”的名句。《姚氏残语》又称蜡梅为“寒客”。李时珍《本草纲目》载：“蜡梅，释名黄梅花，此物非梅类，因其与梅同时，香又相近，色似蜜蜡，故得此名。”

蜡梅还是一味中药材。《本草纲目》载“蜡梅花味甘、微苦，采花炸熟，水浸淘净，油盐调食”，既是味道颇佳的食品，又能“解热生津”。蜡梅花有解暑生津，开胃散郁，解毒生肌，止咳的效果，主治暑热头晕、呕吐、热病烦渴、气郁胃闷、咳嗽、麻疹、百日咳等疾病；外用治烫火伤、中耳炎。根、叶可药用，具有理气止痛、散寒解毒的功效，可以治疗跌打损伤、腰肌劳损、风湿麻木、刀伤出血等。其根皮可外用治刀伤出血。其果实古称“土巴豆”，有毒，不可误食。

“隆冬到来时，百花迹已绝，唯有蜡梅破，凌雪独自开”。正是蜡梅这种坚强不屈的品质，给人以战胜困难、逆境中奋发向上的精神。正如英国著名作家、浪漫主义诗人雪莱在《西风颂》中所感叹的“if winter comes, can spring be far behind?（严冬如来时，阳春宁尚迢遥？——郭沫若译）”，从盛开的蜡梅景象，人们已经感受到了春天的脚步正在走近，一个生机盎然的春天正在向我们挥手。

植物活化石苏铁

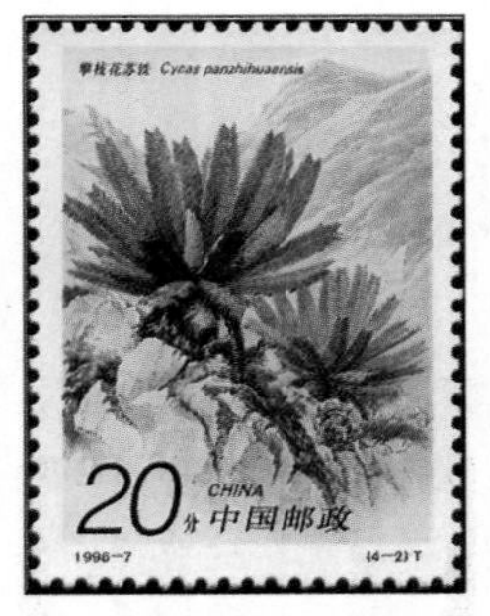

苏铁，俗称铁树，又称为番蕉、凤尾松、避火蕉、大凤尾、铁甲松等。为常绿乔木，是现存地球上最古老的一类裸子植物。它起源于古生代的二叠纪，于中生代的三叠纪（距今 2.25 亿年）开始繁盛，侏罗纪（距今 1.9 亿年）进入最盛期，几乎遍布整个地球，至白垩纪（距今 1.36 亿年）时期，由于被子植物开始繁盛，才逐渐走向衰落。到第四纪（距今 250 万年）冰川来临，北方寒流南侵，苏铁科植物大量灭绝，仅存少数，被地质学家誉为“植物活化石”。

苏铁不仅是优美的观赏树种，而且可供食用和药用。中医学对苏铁的药用价值了解颇为透彻，认为其叶、花、果均可入药。

苏铁叶中含有苏铁甙，此甙有毒且有抗癌作用，性甘酸微温，入肝胃二经，具有理气活血的功效，能治疗肝胃气痛、经闭、难产、咳嗽、吐血、跌打刀伤。或取 3~5 钱煎汤内服或烧存性研末外用。《浙江民间草药》记载有铁树叶 5 钱，用水煎服

治疗胃病。《指南方》则有铁树叶三片，煎水一碗服用治疗难产的记载。另外也可用苏铁叶晒干烧存性研末，每次取二钱，用水酒送下，日服一次治疗妇女经闭者。

铁树花的花粉中含有腺嘌呤、胆碱、蛋白质、糖类等，性平味甜无毒，具有活血去瘀的作用，可用于吐血、咯血、跌打损伤、遗精、带下的治疗。《福建民间草药》载有用铁树花 1~3 朵，酌冲开水和冰糖炖服治疗吐血、咯血者，而《四川中药志》介绍了用铁树花和金银花煎水服用治疗小儿抽筋发热。

铁树果又称凤凰蛋，中医学认为其具有消炎止血作用，用于治疗痰多咳嗽、痢疾、跌打刀伤。种子及茎顶部的树心有毒，服用后可出现头晕、呕吐等症状，严重者引起神经麻痹。

苏铁虽有一定的药用价值，但考虑到应用不当或过量服用会引起中毒且可能致癌，切不可滥用。同时苏铁是极其珍贵的种子植物，应充分加以保护。

秋去冬来银杏黄

随着白果从树上纷纷落下，银杏树叶又开始呈现出它特有的黄色。秋风吹过，铺满了一地，霎时一片美景。每当此时，在湖州市长兴县小浦镇八都岕，12.5 公里长的银杏林就成为一道以“原、野、奇”为特色的风景线，被誉为“走遍天下景，难见银杏古树群”，常常吸引了无数过往的人。长兴银杏堪称“银杏的故乡”，据传它同三个皇帝有关：汉光武帝刘秀做太子逃难时，曾在八都岕内烤食银杏充饥；长兴人陈霸先当了皇帝后，在帝乡下箬寺亲手植一株银杏；长兴人原叫银杏为白果，宋时进贡，皇帝赐名银杏。

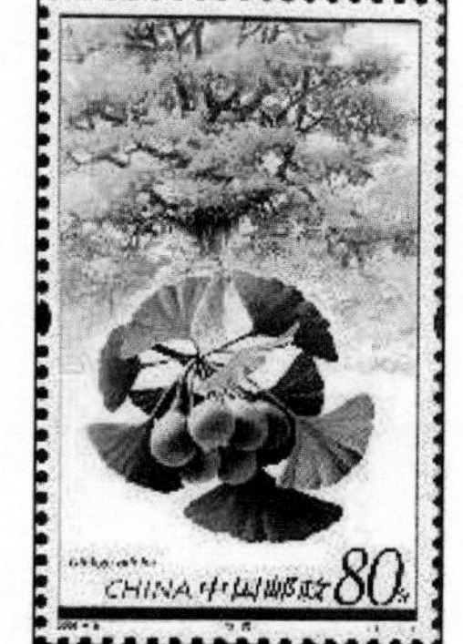

银杏与中医有不解之缘，许多中医院都会在院内栽种银杏，或者在院徽中融入了银杏的元素，或者在医院装修时体现出银杏的影子。主要是因为银杏树是我国古老的树种，它是神奇的医疗之树，1.9 亿年前侏罗纪恐龙掌控地球时，银杏已经是最繁盛的植物之一，被称为“活化石”，银杏叶有很高药用价值。

明代李时珍曾曰："入肺经、益脾气、定喘咳、缩小便。"清代张璐璐的《本经逢源》中载白果有降痰、清毒、杀虫之功能，可治疗疮疥疽瘤、乳痈溃烂、牙齿虫龋、小儿腹泻、赤白带下、慢性淋浊、遗精遗尿等症。明代江苏、四川等地曾出现了用白果炮制的中成药，用于临床。银杏叶目前仍被用于治疗记忆丢失、胃部疼痛、痢疾、高血压、精神紧张和呼吸道疾病。

现代医学已经从银杏叶中提取活性成分，制成注射剂或口服制剂，如"天保宁""舒血宁"等用于治疗高血压及冠心病、心绞痛、脑血管痉挛、血清胆固醇过高，可预防和治疗脑出血和脑梗死等。

银杏还具有美容功效，可以降低脂质过氧化水平，减少雀斑，润泽肌肤，美丽容颜。银杏叶中所含有的黄酮成分可以阻碍色素在真皮层的形成与沉着，达到美白肌肤与防治色斑的作用。银杏叶中的黄酮甙与黄酮醇都是自由基的清道夫，能保护真皮层细胞，改善血液循环，防止细胞被氧化产生皱纹。银杏是具有抗活性基因能力的草药之一，能促进血液循环，保护细胞免受伤害，并将自由基清除出体外。

但是，白果有小毒，所以食用时应注意食用方式。一是煮熟食用，可以使白果酸和白果二酸分解，氢氰酸沸点低易挥发而去除，因此熟白果的毒性较小。二是控制食用量，专家认为，生白果应控制在一天 10 粒左右，过量食用会引起腹痛、发烧、呕吐、抽搐等症状。有些人喜欢用银杏叶片泡水喝，也有一定的危险，服用剂量过大或时间较长，会危害心脏健康。

真菌皇后——香菇

香菇，又称香蕈、冬菇，是人们比较熟悉的食用菌，是餐桌上人们最喜爱的美味佳肴之一，乃世界第二大食用菌，也属我国特产之一，在民间素有“山珍之王”之称。

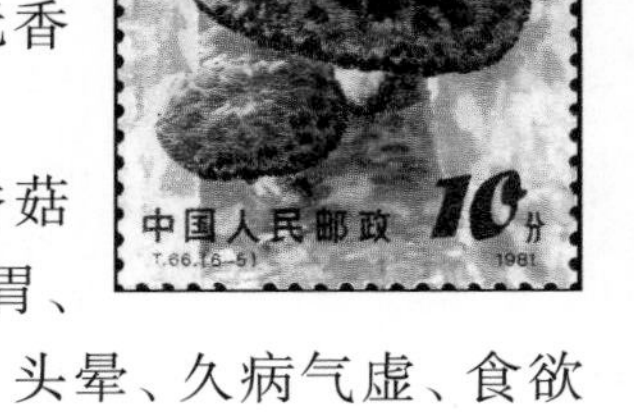

香菇是一种生长在木材上的真菌，味道鲜美，香气沁人，营养丰富，不但位列草菇、平菇、白蘑菇之上，而且素有“真菌皇后”之誉。我国浙江省龙泉市、景宁县、庆元县三市县交界地带是世界最早人工栽培香菇的发源地，出产的“庆元香菇”闻名遐迩，庆元也就有了“中国香菇城”之称。

中国历代医家对香菇均有著名论述，古籍中记载香菇“益气不饥，治风破血和益胃助食”，味甘，性平，具有和胃、健脾、补气益肾的功效，主治食欲减退、少气乏力、头痛、头晕、久病气虚、食欲不振等病症，民间用来助力减少痘疮、麻疹的诱发。

现代医学和营养学不断深入研究，香菇的药用价值也不断被发掘。美国农业部农业研究服务中心的农学家大卫·布鲁尔在阿肯色州的一个小农场里进行实验后发现：香菇中含有一种高分子量多聚糖（HMWP），能够提高人体的免疫功能。现代医学研究还不断发现香菇具有诸多功效：香菇中含有 30 多种酶和 18 种氨基酸，人体所需的 8 种必需氨基酸中，香菇就含有 7 种，因此香菇又成为纠正人体酶缺乏症和补充氨基酸的首选食物；香菇富含 B 族维生素、铁、钾、维生素 D 原（经日晒后转成维生素 D），是高蛋白、低脂肪的营养保健食品，特别是对婴儿因缺乏维生素 D 而引起的血磷、血钙代谢障碍导致的佝偻病有益，可预防人体各种黏膜及皮肤炎病；香菇多糖（β~1，3 葡聚糖）通过调节人体内具有免疫功能的 T 细胞活性，可降低甲基胆蒽诱发肿瘤的能力，对癌细胞有强烈的抑制作用，研究证明它对小白鼠肉瘤 180 的抑制率为 97.5%，对艾氏癌的抑制率为 80%；香菇含有的双链核糖核酸，能诱导产生干扰素，具有抗病毒能力，可预防流行性感冒等病症。香菇含有六大酶类的40多种酶，可以纠正人体酶缺乏症；香菇中的嘌呤、胆碱、酪氨酸、氧化酶以及某些核酸物质，能起到降血压、降胆固醇、降血脂的作用，可预防动脉硬化、肝硬化等疾病；香菇含有主要成分为“5’－鸟苷酸”等核酸的水溶性鲜味物质，可用作食品调味品；香菇还对糖尿病、肺结核、传染性肝炎、神经炎等起治疗作用，也可用于治疗消化不良、便秘、减肥等。

由此可见，香菇全身都是宝，现代人饮食中流行这样一句顺口溜“吃四条腿不如吃两条腿；吃两条腿不如吃一条腿”，香菇作为“一条腿”的食品，不仅是美味佳肴，更是保健食品，经常食用能够促进人体的健康。

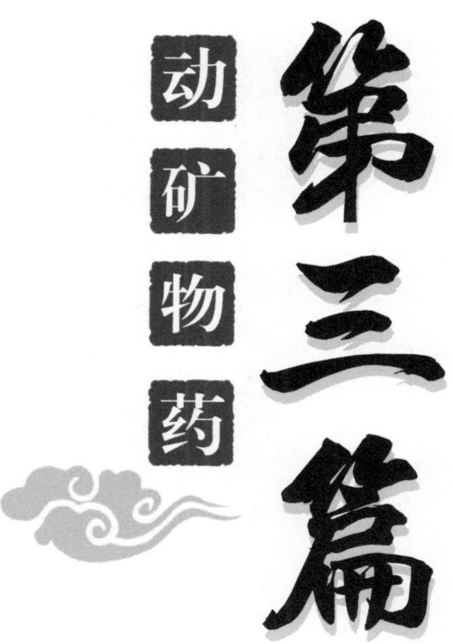

第三篇

动矿物药

鸡年话鸡药

今年正值酉鸡年，就说说鸡药。

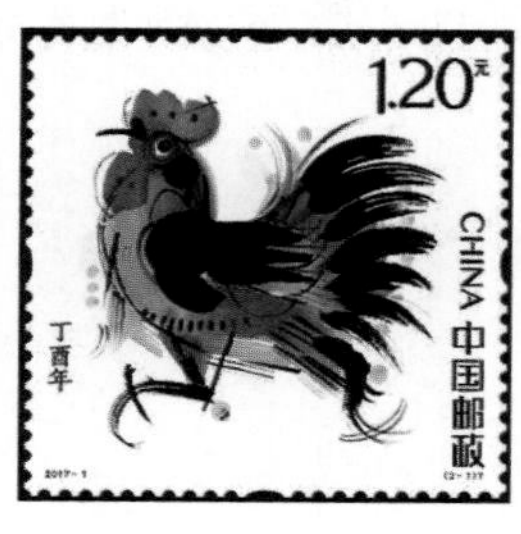

早在秦汉时期的医学名著《神农本草经》已经记载了关于鸡的药用功效。在该古籍的“上品”“禽”中仅介绍了“雄鸡”和“雁肪”，由此可见，祖国传统医学了解鸡的药效已经有悠久的历史。书中记载：“味甘微温。主女人崩中漏下，赤白沃，补虚，温中，止血，通神，杀毒辟不祥，头主杀鬼，东门上者尤良。”此后，人们对鸡的研究更加详尽，几乎每一个部位都有独特的功效。

肉：味甘，性温，无毒。主治补虚，祛邪，具有补益作用，但能助温生热，引发旧病，故不可多吃。

鸡头：以丹、白雄鸡的为好。主杀鬼，祛除瘟疫。因为鸡是阳精，且雄性为阳体，头是阳气交泄之处，所以能祛阳邪。

鸡冠血：味咸，性平，无毒，不同的鸡种其功效有所差异。乌鸡的鸡冠血，可治疗乳汁不通，又可用于眼睛见风流泪以及天行赤眼。红鸡的鸡冠血，可治白癜风，祛除经络间风热，涂面颊治口眼歪斜。内服，可用于缢死欲绝、小儿急惊风，解蜈蚣、蜘蛛毒。治常流眼泪，可用鸡冠血点眼，每天三次。

鸡血：味咸，性平，无毒。主治骨折及肢体痿弱不用、腹痛、乳汁不下；热鸡血服用，可治疗小儿便血及惊风，解丹毒及虫毒，安神定志；若治白癜风、疬疡风，可取公鸡翅下的血涂擦。

脑：主治小儿惊痫。烧成灰后用酒送服，可治妇女难产。

肝：味甘、苦，性温，无毒。具有补肾壮阳功效，治疗心腹疼痛，安胎止漏，则用一具肝，切碎和五合酒服；治妇女阴痒，则切片纳入阴道；还治肝虚视物昏花。

胆：味甘，性寒，无毒。令人耳聪目明、轻身，使人肌肤润泽，精力充沛，抗衰老，生肌敛疮。用灯芯蘸胆汁点胎赤眼，或用水化后搽痔疮，也有疗效。

嗉：主治小便失禁以及噎食不消。

鸡内金：味甘，性平，无毒。主治泄泻下痢、小便频繁以及五脏烦热。并可治疗遗精、尿血、崩中带下、肠风下血。还能消食和胃。

此外，心、肠、肋骨、距、翮翎、尾毛以及屎白均有各自的功效，当然，也不能忘记鸡蛋的营养价值。

但是，鸡肉不宜与芹菜、鲤鱼、芥末、芝麻、菊花茶等同食。科学调查认为，鸡肉中的胆固醇含量最高，如果老年人、女性每天都吃鸡肉，不但不利于健康，也会增加心脏病、脑血栓诱发的概率。

猪年侃猪药

2019 年是农历己亥猪年。

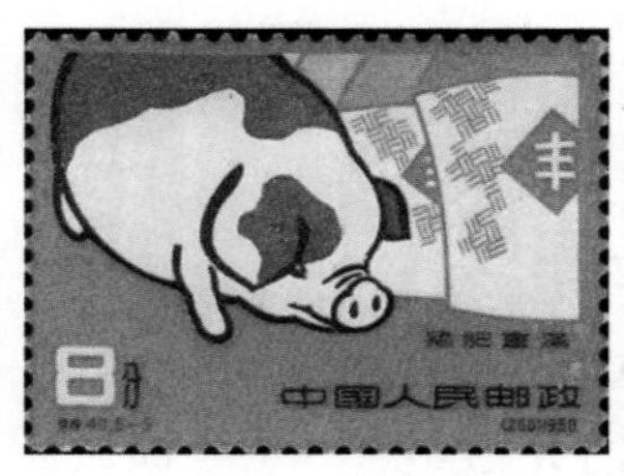

猪，是绝大多数人都十分熟悉的动物，跟人类有着密切联系。除了一些少数民族外，它是绝大多数人获取营养的主要来源。三国两晋时代，中国的养猪业已经走在了世界前列，它与华夏民族有着同样悠久的历史。20 世纪 60 年代，我国曾发行了《养猪》邮票 1 套 5 枚，鼓励发展养猪事业。

在《红楼梦》里，四大家庭的少男少女们，大多红光满面，尽是帅哥美女，颜值超众，除了先天遗传因素，猪提供的后天营养也颇为重要。《红楼梦》里经常会出现腌腊肉、火腿肉，它们的原材料是当地的猪肉。《红楼梦》的故事发生在江宁府，就是南京往南，皖南与浙江的北面金华这一带，在古代都是一个州府。当时，江宁府主要有两种猪，即安徽的皖南花猪和浙江的金华猪，均属于华中型花猪。这些花猪的胶原蛋白特别高，它由多种氨基酸构成，可以起到改善皮肤、修复皱纹以及延缓衰老的作用。

古代猪的地位很高，帝王在国家祭祀时将牛、羊、豕三牲并列，称为“太牢”。

猪其肉可食，成为餐桌上常见的美味佳肴，其皮可以制革，许多器官都可入药，具有治病养病的功效，起到了极好的药食同源的作用。

翻阅东汉时期医圣张仲景的《伤寒论》，该书记载："大猪胆一枚，泻汁，和少许法醋，以灌入谷道内，如一食顷，当大便出宿食恶物，甚效。"据说，一位久治不愈的便秘患者慕名找到张仲景，张仲景便用此法助其通便，功效显著。该书还记载用鲜猪皮加白蜜、米粉用于治疗慢性咽炎、扁桃体炎、声音嘶哑、口腔溃疡等病症，均取得较好效果。

传统医学强调"吃什么补什么"，如对于咳嗽、咯血患者，医生常常会建议食用猪肺，原因就在于猪肺可以补肺润燥。猪脑具良好的补脑功效，可以治疗因肾虚髓海不足而引起的眩晕、耳鸣、健忘等。猪肝具有补肝明目、养血等作用，是养血明目佳品，可用于治疗血虚萎黄、目赤、浮肿、脚气等。民间遇到夜盲症的患者，医生常常让患者多吃猪肝，经过一段时日便可得到改善。猪肚可以补脾胃，用以治疗胃病胃痛、小儿消瘦、脾虚少食、便溏腹泻等。特别是野猪肚，人们认为它有很好的治疗胃病的作用，市场价格不菲。猪心有养心、安神、定惊的功效，可以治疗心血亏虚引起的多汗、不眠、心悸等。猪蹄是妇女催乳良药，可以治疗妇女产后气血不足、乳汁缺乏。

《黄帝内经》记载仅十三方，"豕膏"是其中之一。"豕膏"由猪的脂肪煎熬去滓，冷冻后成。《黄帝内经》曰："岐伯曰：痈发于嗌中……其化为脓者，泻则合豕(shǐ)膏，冷食，三日而已。"就是说若化脓，将猪膏含于口中，使猪油膏保留被覆于疽上，三天便会病愈。"豕膏"还是常见的防冻护肤品，这在唐代《千金要方》中有详细记载："治远行口面皴裂法"，其方法是"熟煎猪脂，将行夜，常傅(敷)面卧，行万里，野宿不损。"

美味螺蛳　清热明目

清明节前夕，江南地区，螺蛳成了人们的餐桌上的一道美味，令人馋涎欲滴。螺蛳肉质丰腴细腻，味道鲜美，清淡爽口，既是宴席佐肴，又是街头摊档别有风味的小吃。厨师们用不同的烹饪技法做出“酱爆螺蛳”“豆腐螺蛳羹”“韭菜炒螺蛳肉”吊足“吃货”的胃口。

螺蛳不仅仅是一味美味佳肴，还具有很高的营养价值和药用价值。

从营养价值来说，首先螺蛳含有非常丰富的钙质，每100g螺蛳中含有大约156mg的钙质，明显高于其他食物，因此，对于正处于生长发育阶段的儿童、更年期女性、老年人等可以起到补钙的功效。其次是矿物质，螺蛳中的矿物质种类以及含量都是相当丰富的，有磷、硒、铁、钾、镁、铜等，如硒与人体的长寿有关，铁与改善贫血有关等。人体无法合成这些矿物质，所以通过食用螺蛳来摄取适量的矿物质。再次是蛋白质，每100g的螺蛳中约有7.5g的蛋白质，虽然含量不高但所含的氨基酸种类却是非常多的，尤其是人体的必需氨基酸，因此食用螺蛳可以为人体补充多种氨基酸成分。

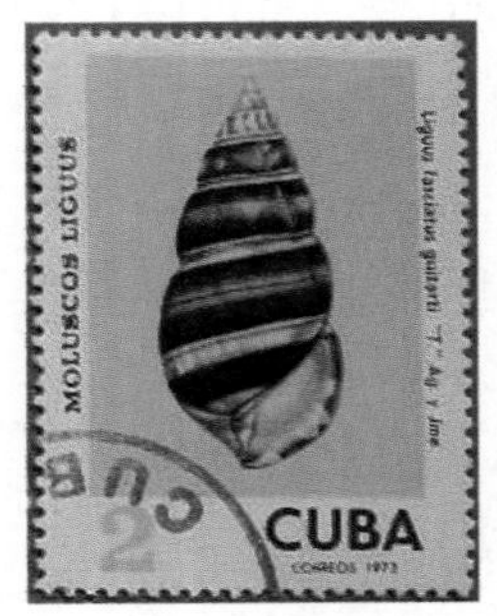

从药用价值来说，螺蛳性寒、味甘、无毒，入足太阳膀胱经，具有清热、利水、明目的功效，对治疗黄疸、水肿、淋浊、消渴、痢疾、目赤翳障、痔疮、肿毒等具有很好的食疗效果。

一般人群都是可以食用螺蛳的，但胃中有冷饮，腹中有久泄不实，并有冷瘕宿疝，或有久溃痈疮未敛者，不宜食之；对于脾胃虚寒、风寒感冒和女系月经期间以及产后都不适宜食用螺蛳，过量食用可因螺蛳寒性太重导致胃内积滞。在清明后不宜吃螺蛳，一则因为这个时候螺蛳里面可能会有虫，二则清明后螺蛳大多已经育有子螺蛳，对人体健康不好。螺蛳不能和牛肉、冷饮、羊肉、蚕豆、猪肉等食物一起食用。

蜜蜂蜂蜜 皆为药来

时下江南，春暖花开。伴随着油菜花开，成群结队的蜜蜂追逐着，展现出吴承恩在《咏蜂》中描绘的“穿花度柳飞如箭，粘絮寻香似落星”的景象。这套《蜜蜂》邮票发行于 1993 年 9 月。

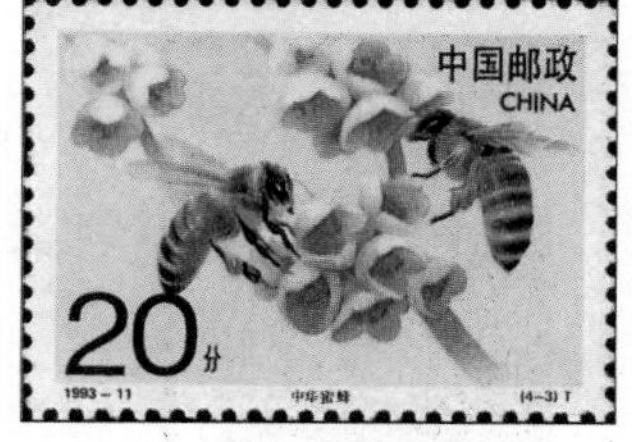

蜜蜂全身是宝，在最早的医药古籍《神农本草经》中就视其为上品，广为应用。其幼虫（蜜蜂子）、分泌的蜡质（蜜蜡）、蜂尾刺螫时放出的毒液（蜂毒）、分泌的黄褐色黏性物质（蜂胶）均可供药用。正由于它广泛的药用价值，人类早已从事人工养殖，中国是世界上较早驯化蜜蜂的国家之一。

韩剧《大长今》中，主角大长今味觉失灵，医官用活蜜蜂蜇刺她的内关穴，又用蜂针散刺她的舌头，治好了她的病。蜂针疗法靠的主要是蜂毒，据《黄帝内经》中“病生于内其治毒药”的治疗原则系“以毒攻毒”。据史料记载，东周时期人们已掌握了“以毒攻毒”的理论，开始用蜂蜇治病、保健。除我国外，古埃及、印度、罗马等都有以蜂针治疗风湿病等疾病的记载。

蜜蜂具有祛风、解毒、杀虫的功效，用于治疗头风、麻风、丹毒、风疹、虫积腹痛、妇女带下。蜂房为蜜蜂之巢，味微甘，性凉，具有解毒消肿、祛风杀虫的功效，主治疮痈肿毒、咽痛咳嗽、慢性鼻炎、鼻窦炎、湿疹瘙痒、疮癣。

蜂蜜始载于《神农本草经》，味甘，性平，归脾、胃、肺、大肠经。蜂蜜药食两用，备受人们喜爱。《神农本草经》中述蜂蜜“安五脏，益气补中，止痛解毒，除百病，和百药，久服轻身延年”。中医认为蜂蜜具有调补脾胃、缓急止痛、润肺止咳、润肠通便、润肤生肌、美白养颜、解毒的功效。蜂蜜可内服也可以外用。《本草纲目》中有详尽的阐述：“入药之功有五，清热也，补中也，解毒也，润燥也，止痛也。生则性凉，故能清热；熟则性温，故能补中；甘而平和，故能解毒；柔而濡泽，故能润燥；缓可去急，故能止心腹肌肉疮疡之痛；和可致中，故能调和百药，而与甘草同功。”

蜂蜜虽好，但也并不是所有人都适宜服用，如糖尿病患者、一岁以前的小婴儿、脾虚泻泄及湿阻中焦的脘腹胀满、苔厚腻者就不适宜食用。

蜻蜓点水的故事

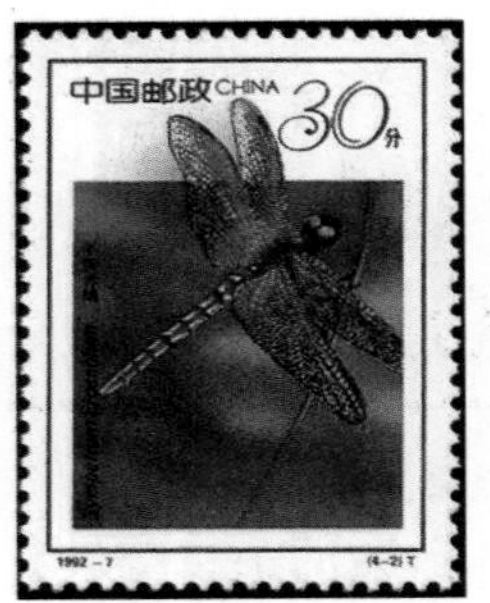

蜻蜓是人们非常熟悉的昆虫，我国邮政部门在 1992 年 6 月 28 日发行《昆虫》系列邮票中有蜻蜓。一谈到蜻蜓，人们自然就会想到“蜻蜓点水”，这其中还有一段故事。

唐肃宗李亨时代，杜甫当上八品言官“左拾遗”，他的好友同僚房琯因战事失败而遭肃宗处罚，杜甫为朋友打抱不平而遭牵连被疏远，很是苦闷。那年暮春，杜甫到曲江边写诗散心，其中在《曲江二首》中写道：“穿花蛱蝶深深见，点水蜻蜓款款飞。传语春光共流转，暂时相赏莫相违。”诗中展现了暮春“蜻蜓点水”的景象，十分美妙。

如今，人们用“蜻蜓点水”来形容做事不深入、不仔细。事实上，“蜻蜓点水”有它的生物学特征，是蜻蜓产卵、繁殖后代的过程。蜻蜓通过与水面的接触，将卵直接产入水中，或产于水草上。卵孵化为稚虫水虿，再经历长达 2 年或以上的时间，经过 11 次以上蜕皮后才沿水草爬出水面，再经蜕皮羽化最后成为蜻蜓。

蜻蜓可入药，称作“蜻蛉”。据《本草经集注》记载，蜻蛉有五六种，“青色大眼者”可入药，其余黄细及黑者不入药用。《本草衍义》：“蜻蛉，其中一种最大，京师名为马大头者是，身绿色，雌者，腰间一遭碧色。用则当用雄者。性微寒凉，无毒，具有益肾强阴的功效，可治肾虚遗精，阳痿。”《别录》记载其“强阴止精”，《日华子本草》记载其“壮阳，暖水脏”，《陆川本草》记载可“治肾虚阴萎”，而《民间常用草药汇编》记载其可“息风镇惊”。

蜻蜓为宫廷良药“龟龄集”的佐药，与其他 27 味中药共同成方。明代嘉靖皇帝服龟龄集后身体健康，连续生子。后来由于负责为皇帝炼制的医药总管告老还

乡，将“龟龄集”处方带回老家才流落民间，五百多年来，它的疗效卓著，享誉海内外，历久不衰。

蜻蜓低飞预示天气起风或下雨。每当炎炎夏日，太阳炙烤着的大地，令人感到燥热不适。这个时节若看到蜻蜓在低空中飞舞着，是因为空气中的水分增多，许多小飞虫翅膀上粘了水气就飞不高，蜻蜓为了捉小飞虫吃就只好低飞，这意味着天空正在酝酿着一场雨，不久将会雷声大作，一场阵雨倾盆而下，给炎热的大地降了温。

蝉之诗和远方

“垂緌饮清露，流响出疏桐。居高声自远，非是藉秋风。”这首《蝉》是唐代诗人虞世南的作品，其以秋蝉高洁傲世的品质表达出作者对自我精神境界的追求和高尚情操的坦露，耐人寻味。

虞世南（558—638），字伯施，越州余姚（今浙江省慈溪市观海卫镇鸣鹤场）人。他虽容貌怯懦、弱不胜衣，但性情刚烈，直言敢谏，深得李世民敬重，被称为“德行、忠直、博学、文辞、书翰”五绝。虞世南善书法，与欧阳询、褚遂良、薛稷合称“初唐四大家”。

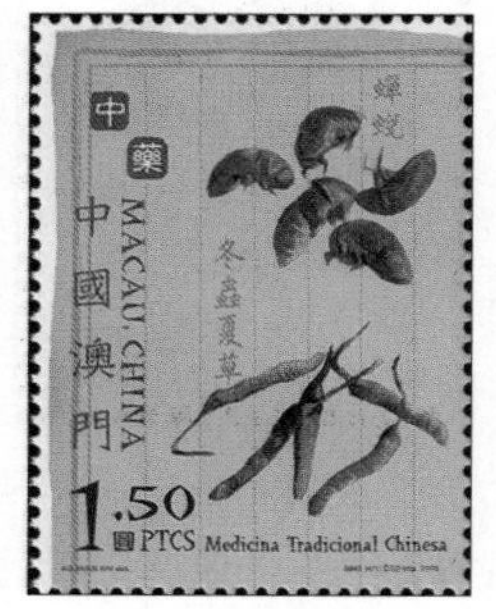

蝉不仅因其站在高处，让远方的人们知晓它的存在，它还为人类贡献了一味中药。蝉羽化时脱落的皮壳称为蝉蜕，是具有很好药用价值的中药。2003 年 5 月 28 日，我国澳门特别行政区邮政部门发行了一套《中药》邮票，邮票图案由区坤健设计，邮票为橙黄色的底，犹如一张摊在医生面前的处方笺，也是药剂师包药的那张牛皮纸。上面已经调剂了“蝉蜕”和“冬虫夏草”两味药材。黄棕色蝉蜕呈半透明状，满是光泽，品相极好。

李时珍在《本草纲目》中记载：“蝉，主疗皆一切风热证，古人用身，后人用蜕，大抵治脏府经络，当用蝉身；治皮肤疮疡风热，当用蝉蜕。”蝉蜕味甘、咸，性凉，归肺、肝经，具有疏散风热，利咽开音，透疹，明目退翳，息风止痉的功效，用于风热感冒，温病初起之咽痛音哑、麻疹不透、风疹瘙痒、目赤翳障以及急慢惊风、小儿夜啼等。现代研究认为，蝉蜕具有抗惊厥、抗过敏和镇静等方面作用。将粳米50克洗净放入锅中，加入适量水煮沸后，加入蝉蜕5克研为细末，转文火煮成粥名曰“蝉蜕粥”，具有疏散风热，宣肺止痉的功效。

蝉蜕性偏寒，虚寒体质的人群、孕妇及黄疸患者不宜服用。此外，蝉蜕的用量不宜太多，一次用量在3~6克即可。

雌黄的药用价值

提及雌黄，人们自然想到了成语“信口雌黄”，因为在中国古代，雌黄经常用来修改错字。《梦溪笔谈》载：馆阁新书净本有误书处，以雌黄涂之。尝校改字之法：刮洗则伤纸，纸贴之又易脱，粉涂则字不没，涂数遍方能漫灭。唯雌黄一漫则灭，仍久而不脱。古人谓之“铅黄”，盖用之有素矣。因此，在汉语环境中，雌黄有篡改文章的意思，并且有着“胡说八道”的引申义。

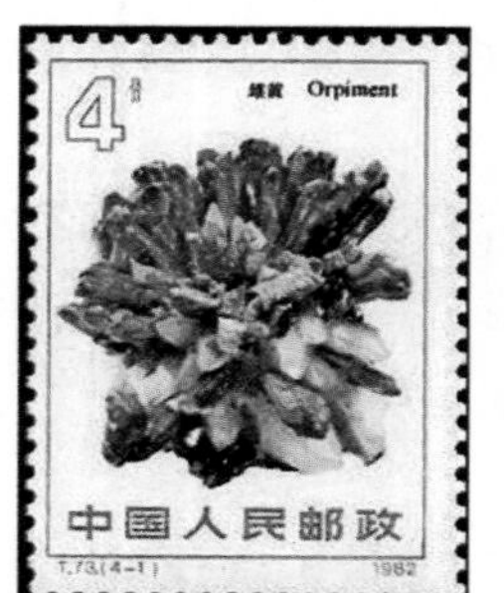

如果要说它的药用价值，在平常人的心目中，联想到更多的也许是雄黄，因为在《白蛇传》中，白素贞在端午节喝了雄黄酒后现出了原形，由此引出了一个千古传诵的爱情传说；而在当代，我国医学科学家用它的主要成分治疗白血病取得重大成效。事实上，自古以来，雌黄和雄黄具有相似的药效，可以入药治病。

在我国古代，早有雌黄入药的记载，现存最早的中药学著作《神农本草经》里面将雌黄列为中品，味辛平，主恶创头秃痂疥，杀毒虫虱，身痒，邪气诸毒。炼之，久服，轻身增年不老。其他古代医药书籍也有阐述，如隋唐时期孙思邈总结了前人的医术经验，编撰《千金翼方》，在第二卷本草部介绍，雌黄味辛甘，平，大寒，有毒。主恶疮，头秃痂疥，杀毒虫虱，身痒，邪气诸毒，蚀鼻中息肉，下部疮，身而白驳，散皮肤死肌，及恍惚邪气。杀蜂蛇毒。炼之久服，轻

身增年不老，令人脑满。生武都山谷，与雄黄同山生。其阴山有金，金精熏则生雌黄。采无时。到了明代，李时珍在其《本草纲目》的“石部”中则有更为详尽的记载：气味辛、平，有毒。主治心痛吐水，不下饮食：用雌黄二两、醋二斤，慢火煎成膏，加干蒸饼和丸，如梧子大，每服七丸，姜汤送下。治癫抽筋：用雌黄、炒铅丹各一两，共研为末，加麝香少许，在牛乳汁半升中熬成膏，仔细捣匀，做成丸子，如麻子大，每服三五丸，温水送下。治小便不禁：用雌黄一两半，研细，加干姜半两、盐四钱，同炒成黄色，合研为末，再加水和蒸饼，做成丸子，如绿豆大，每服十丸至二十丸，空腹服，盐汤送下。治癞疮：用雌黄粉加醋和鸡蛋黄调匀，搽疮上。治牛皮顽癣：用雌黄粉加水银粉，调猪油搽患处。

但是，在现代的医疗活动中，很少见到使用雌黄的记录，《中华人民共和国药典》也已经不再将雌黄列入中药材名录。

安神辰砂　古时仙丹

《红楼梦》第二回贾雨村与冷子兴邂逅维扬（今江苏省扬州市）郊外一乡村酒店，两人聊到宁荣两府渐渐衰败时，冷子兴说：“……只剩了（贾代）次子贾敬袭了官，如今一味好道，只爱烧丹炼汞，余者一概不在心上。”

炼丹自古以来是道家以辰砂（也称朱砂）等烧炼出“仙药”的方术，以此妄求飞天成仙、长生不老，在我国流传已久。东晋道教学者、医药学家葛洪（公元284~364年）便是著名的炼丹家，曾受封为关内侯，后隐居罗浮山炼丹。其后，有陶弘景也好于炼丹术。

那么辰砂是否真有长生不老之功呢？古籍《神农本草经》和《千金翼方》中均述及“久服，通神明不老”，医界并没有发现辰砂真的可使人长生不老，但在数千年的经验积累中却发现辰砂具有安神定惊、清热解毒等功效。辰砂是中医学中一味上好的药材，《神农本草经》和《千金翼方》均将它列为上品。

据《神农本草经》记载：“辰砂味甘、微寒。主身体五藏百病，养精神，安魂魄，益气，明目，杀精魅邪恶鬼。久服，通神明不老。能化为汞，生山谷。”孙思邈的《千金翼方》在前人的基础上又拓展了它的功效，如止烦满消渴，益精神，悦泽人面，腹痛毒瓦斯，疥诸疮等。

但辰砂不宜久服、多服，否则容易引起慢性中毒，致肝肾损害，并可透过血脑屏障直接损害中枢神经系统。辰砂恶磁石，畏盐水，与之同用会影响功效，忌用火煅。

除此之外，辰砂的主要成分硫化汞（HgS），由于其粉末呈红色，可以经久不褪，因此历来被用作颜料。几千年前我国把辰砂磨成红色粉末，涂嵌在甲骨文的刻痕中以示醒目，也就成为人们熟知的“涂朱甲骨”，后世的历代帝王从中获得启发，便沿用此法将辰砂的粉末调成红墨水书写批文，成为“朱笔御批”，不仅为了看着醒目，也因辰砂具有防腐作用，有利于批文的长期保存。古往今来大凡道家、仙佛在开光、辟邪、镇煞时，非用辰砂不可。世人也一直将其当成是开运、镇宅、祈福、纳财的上上之极品。

第四篇

四季养生

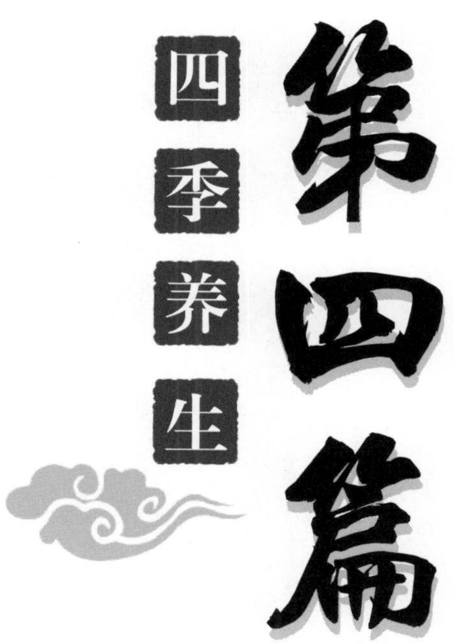

大地阳和暖气生

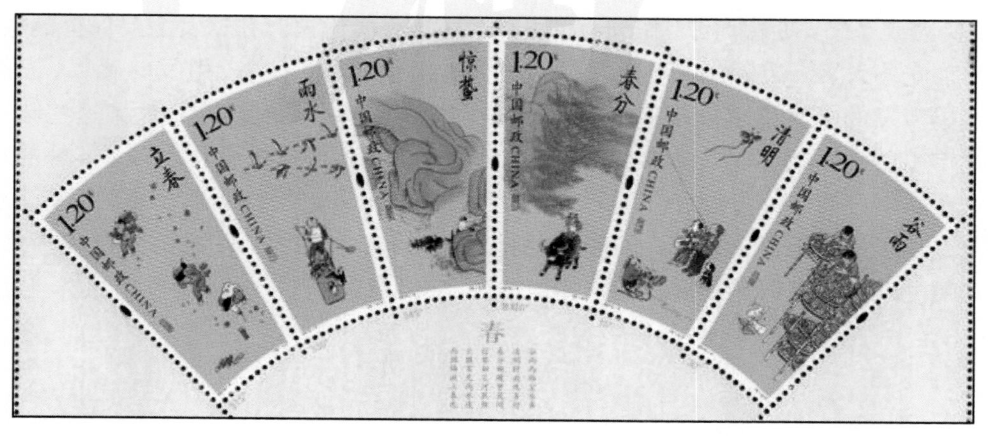

注：实物尺寸为 196mm×93.5mm

冬去春来，一年一轮回从“立春”又开始了。2019 年的“立春”赶上了与除夕同一天。历史上，“立春”与除夕同一天的年份并不常见，每个世纪出现 3~4 次，这主要与农历存在每 19 年 7 闰有关。所以这个周期大致为 19 年，但有时也会出现前后一天的误差，便出现“立春”与正月初一重叠。民间认为，立春与除夕在同一天是很好的，因为立春是一年中第一个节气，除夕是一年中最后一天，二者在同一天，犹如阴阳太极，道生一，一生二，二生三，三生万物，更加体现了自然循环的圆满。相反，没有立春的年份叫作“寡春”，这在民间演变成了寡妇年的说法，并盛传寡年无春“不宜结婚”。事实上，这种说法缺乏科学依据，它只是阴阳历法排列中的巧合，与婚丧嫁娶没有什么必然关联。

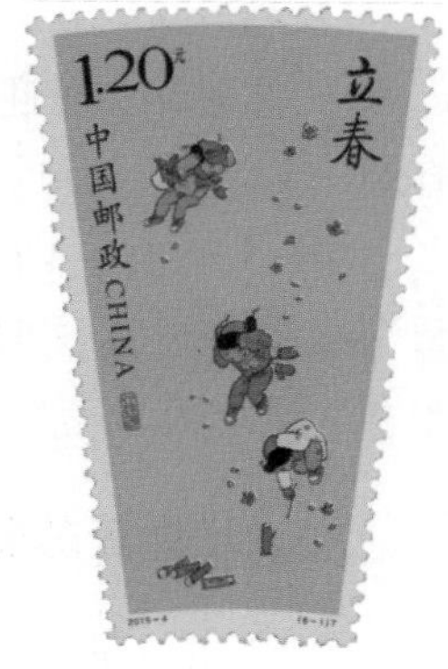

立春时，斗指东北，太阳黄经为 315 度，是二十四节气的第一个节气，其含意

是开始进入春天，“阳和起蛰，品物皆春”。过了立春，万物复苏生机勃勃，新的一年从此开始了。中国传统将立春的 15 天分为三候：“一候东风解冻，二候蜇虫始振，三候鱼陟负冰”，也就是说“立春”后东风送暖，大地开始解冻；再过 5 天，蛰居的虫类慢慢在洞中苏醒；又过 5 天，河里的冰开始溶化，鱼开始到水面上游动，此时水面上还有没完全溶解的碎冰片，如同被鱼负着一般浮在水面。

《黄帝内经·四气调神大论》谓：“春三月，此谓发陈，天地俱生，万物以荣，夜卧早起。”在作息时间上，人们应顺应自然界的规律，晚睡早起。在精神养生方面，要力戒暴怒，更忌忧郁，做到心胸开阔，保持心境愉悦。在饮食上要保持清淡，可增加吃些大蒜、洋葱、芹菜等“味冲”食物，对预防“倒春寒”引发的感冒、发烧等春季多发的呼吸道感染疾病大有益处。中医认为，洋葱、姜、蒜、芹菜这些味道辛香走窜的食物，既可疏风散寒，又能杀菌防病，但不要过度食用干燥、辛辣的食物。在养生方面应注意护肝。同时，因为此时阳气上升容易伤阴，所以要特别注重养阴，可以多食用百合、山药、莲子、枸杞等食物。立春之后气候依然比较干燥，喝花茶可以帮助驱散冬季聚积在人体内的寒气和邪气。

轻雷隐隐初惊蛰

三月上旬，便迎来了农历的第三个节气——惊蛰。惊蛰到来，标志着进入了仲春时节。

2015 年 2 月 4 日发行的《二十四节气》第一组，其中“惊蛰”邮票表现了该时节前后草木发芽，渐浓的绿色透着勃勃生机，呈现万物复苏以及春耕的景象。

一、万物复苏新意象

在汉朝以前，惊蛰被称为“启蛰”，并且位于“立春”节气后，是每年农历的第二个节气。直到汉朝第六代皇帝汉景帝讳为“启”，为了避讳而将“启”改为了意思相近的“惊”字。同时，孟春正月的

“惊蛰”与仲春二月的“雨水”的顺序进行了调换。

《月令七十二候集解》中说：“二月节，万物出乎震，震为雷，故曰惊蛰。是蛰虫惊而出走矣。”事实上，昆虫并不是真的听到了雷声才出来的，而是大地回春、天气变暖才是使它们结束冬眠，于是纷纷“惊而出走”。

我国古代将惊蛰分为三候：“一候桃始华；二候鸧鹒（黄鹂）鸣；三候鹰化为鸠。”展现了桃花红、李花白，黄莺鸣叫、燕飞来的一派春天景象。正如朱自清在《春》中所描写的那样：“桃树、杏树、梨树，你不让我，我不让你，都开满了花赶趟儿。红的像火，粉的像霞，白的像雪。花里带着甜味儿；闭了眼，树上仿佛已经满是桃儿、杏儿、梨儿。花下成千成百的蜜蜂嗡嗡地闹着，大小的蝴蝶飞来飞去。野花遍地是：杂样儿，有名字的，没名字的，散在草丛里，像眼睛，像星星，还眨呀眨的。”

二、惊蛰习俗法自然

唐代韦应物有诗云：“微雨众卉新，一雷惊蛰始。田家几日闲，耕种从此起。”（《观田家诗》）诗人描绘了在一声隆隆的春雷后，惊蛰节令已然来临。这个时节的细雨使田间百草万物充满生机，种田人家从此开始忙碌起田中的劳作，也就有了“到了惊蛰节，锄头不停歇”的民间谚语，此时，我国大部地区进入春耕大忙季节。

各地在这个时节有不同的风俗习惯。苏北及山西一带流传有“惊蛰吃了梨，一年都精神”的民谚。也有人说“梨”谐音“离”，据说，惊蛰吃梨可让虫害远离庄稼，可保全年的好收成，这一天全家都要吃梨。古代走西口者也取“离”的谐音，多有“离家创业”之意。后来，山西的人们惊蛰日吃梨，亦有“努力荣祖”之念。此时吃梨还与防病治疗有关，根据气候特点，惊蛰时节，乍暖还寒，气候比较干燥，属肝病的高发季节，各种病毒和细菌活跃，诸如流感、流脑、水痘、带状疱疹、流行性出血热等在这一节气都易流行爆发，使人口干舌燥、外感咳嗽。生梨性寒味甘，有润肺止咳、滋阴清热的功效。

闽西古汀州地区客家人，有惊蛰日驱虫、除虫、吃虫的习俗，起源非常古老。这一天，他们或在热水中煮带皮毛的芋子，或炒豆子、炒米谷。民间认为，这样可以消灭多种小虫。或做芋子饭，或做芋子饺吃，以芋子象征“毛虫”，以吃芋子寓意除百虫。

三、养生顺阳气升发

惊蛰时节尽管天气转暖，但气温变化较大，尤其晚上和中午的温差相当大，暴露在外的肢体会因为风寒的侵袭而出现发凉麻木、行动不灵、酸痛等不适。因此，此时节在穿着上还是要以“保暖”为主。

惊蛰时节人体的肝阳之气渐升，阴血相对不足，养生应顺乎阳气的升发、万物始生的特点，使自身的精神、情志、气血也如春日一样舒展畅达，生机盎然。饮食宜清淡，油腻的食物最好不吃，要少吃酸性食物和刺激性的食物，如辣椒、葱蒜、胡椒；可多吃鸭血、菠菜、芦荟、水萝卜、苦瓜、木耳菜、芹菜、油菜、山药、大枣、莲子、银耳等食物以养脾。

由于春季与肝相应，如养生不当则易伤肝，应避免过量饮酒、熬夜。惊蛰时节起居应顺肝之性，助益脾气，令五脏和平，提倡早睡早起，散步缓行，同时增强体质，提高人体的抗病能力，保持身体健康。要随时保持心平气和，不要大悲大喜，戒躁戒怒，否则肝气升腾太快，易患眩晕、中风之病。

春分习俗有几般

一首长卿的《春分》诗“日月阳阴两均天，玄鸟不辞桃花寒。从来今日竖鸡子，川上良人放纸鸢。”道出了“春分”节气的特点和习俗。

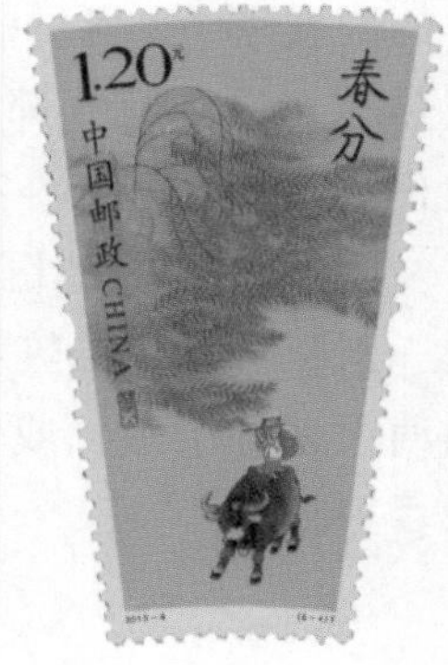

《月令七十二候集解》述：“二月中，分者半也，此当九十日之半，故谓之分。”《春秋繁露·阴阳出入上下篇》说：“春分者，阴阳相半也，故昼夜均而寒暑平。”从天文学上，春分意味着南北半球昼夜平分，也就是诗中所说的“日月阳阴两均天”；而在气候上，春分三候：玄鸟至、雷乃发声、始电。春分时节，我国除青藏高原、东北、西北和华北北部地区外都进入春天，到处可见杨柳青青、小麦拔节、油菜花香、桃花初开，燕子不顾寒意从南方飞了回来，展现了诗

中“玄鸟不辞桃花寒”的景象。

《春分》的第三四句，重在点明春分时节的民间习俗。

“竖鸡子”是一个民间传统习俗——立春蛋。古时把鸡蛋称为鸡子，这在张仲景的《伤寒论》中有记载。该籍所列“黄连阿胶汤”和“苦酒汤”分别使用了鸡蛋黄和鸡蛋白，书中称为“鸡子黄”和“鸡子”。据史料记载，“立春蛋”的习俗起源于4000年前的中国，以庆祝春天的来临。在春分的那一天，人们选择一个光滑匀称、刚生下四五天的新鲜鸡蛋，轻手轻脚地在桌子上把它竖起来，素有“春分到，蛋儿俏”的说法。

“放风筝”是春分时节的另一个传统习俗。清朝文人高鼎《村居》曰：“草长莺飞二月天，拂堤杨柳醉春烟。儿童散学归来早，忙趁东风放纸鸢。”这时节是孩子们放风筝的好时候，尤其是春分当天，甚至大人们也参与。风筝类别繁多、形态各异，孩子们齐放风筝，成了古代单调乏味的民间生活里一道美丽的风景。

除此之外，还有其他的民间习俗，有的与防病治病有关，也有的与祭祀活动有关。

吃春菜：春分之际，春雷始发，万物复苏，是吃春菜的时节。昔日四邑（现在加上鹤山为五邑）的开平苍城镇的谢姓，有个不成节的习俗，叫作“春分吃春菜”。春菜是一种野苋菜，逢春分那天，全村人都去采摘春菜。采回来后与鱼片"滚汤"，名曰“春汤”，吃了有助健康，留下了顺口溜：“春汤灌脏，洗涤肝肠。阖家老少，平安健康。”

逐疫气：安徽南陵把春分称为“春分节”。当天黄昏，乡村的儿童会争相敲打铜铁响器，声传村外，东乡叫“逐厌毛狗”，北乡叫“逐疫气”，南乡叫“逐毛狗”，西乡叫“逐野猫”。广东阳江妇女在这天到山上采集百花叶，捣成粉末，与米粉和在一起做汤面吃，相传可以清热解毒。

戒火草：古时春分习俗。梁代宗懊《荆楚岁时记》中记载：南北朝时，江南人春分这天在屋顶上栽种戒火草，如此就整年不必担心有火灾发生了。从中可以看出古时人们对防备火患的重视，也体现出人们对平安生活的美好向往。

春分祭日：源于周代。《礼记》：“祭日于坛。”孔颖达疏：“谓春分也。”因而这一春分习俗便流传下来。清潘荣陛《帝京岁时纪胜》：“春分祭日，秋分祭月，乃国之大典，士民不得擅祀。”祭日虽然比不上祭天与祭地典礼，但其仪式也相当隆重。明代皇帝祭日时，用奠玉帛，礼三献，乐七奏，舞八佾，行三跪九拜大礼。

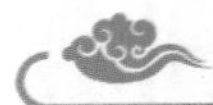

祭祖：人们扫墓祭祖，也叫春祭，是春分的习俗之一。扫墓前先要在祠堂举行隆重的祭祖仪式，杀猪、宰羊，请鼓手吹奏，由礼生念祭文，带引行三献礼。大部分客家地区春季祭祖扫墓，都从春分或更早一些时候开始，最迟清明要扫完。各地有一种说法，谓清明后墓门就关闭，祖先英灵就受用不到了。

还有在浙江、山西等地流传着春分日酿酒的习俗，在福建漳州春分前后拜神祈福，在江南地区还流行春分犒劳耕牛、祭祀百鸟等习俗。

最后还不得不提一下《红楼梦》第七回中提到的"冷香丸"方子。它是"将这四样花蕊，于次年春分这日晒干，和在药末子一处，一齐研好。……又要把四样水调匀，和了药……"由此可见，春分时节的重要。

小满中的天人合一智慧

小满为夏季的第二个节气，其含义是夏熟作物的籽粒开始灌浆饱满，但还未成熟，只是小满，还未大满。中国邮政于 2016 年 5 月 5 日发行《二十四节气》特种邮票，一套六枚，第二图便是"小满"，展示了小满节气蚕逐渐完成结茧，养蚕人开始用丝车缫丝的劳作场景。

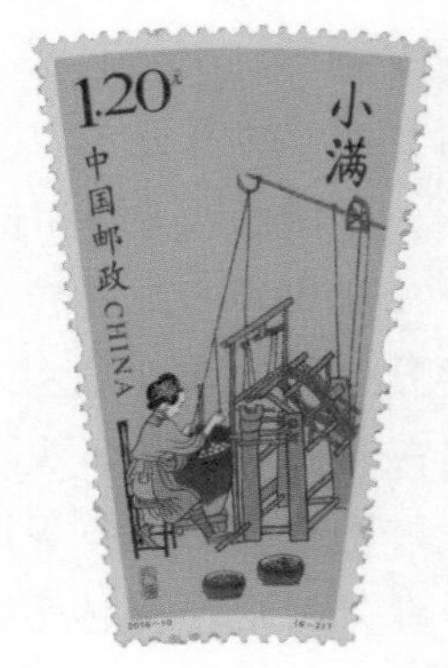

《素问·四气调神大论》谓："夏三月，此谓蕃秀，天地气交，万物华实，夜卧早起，无厌于日。"小满节气白昼时间延长，夜晚时间缩短，人体也应该顺应季节的变化，晚睡早起。小满节气天地间的阳气逐渐旺盛，阴气慢慢衰退，天气开始炎热，雨水较多，自然界的万物生长旺盛。《素问》提出此时应该顺应夏气，以养长为主。小满时节人容易紧张、烦躁、失眠，应使心情平静。平时心火偏旺的人可以多听一下舒缓的音乐如《平湖秋月》等，以降心火；而心气不足的人可以多听欢快的音乐如《喜相逢》，以养心气。小满时节天气炎热，但雨后天气容易转凉，穿衣应以薄棉衣服为主，以宽松为佳，根据气温变化适度增减，不应贪凉。

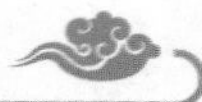

孙思邈主张“夏七十二日，省苦增辛，以养肺气”。阴阳五行中，辛味是入肺的，因此养肺气需增辛，如萝卜、葱白、姜、蒜等，其有发散、行气、活血、通窍、化湿等功用，可补益肺气。苦味药物入心，能助长心气，而心气太过会伤及肺气，同时苦寒药物可以损伤人体的阳气，违背春夏养阳的规律，导致腹泻等疾病的发生。同时可以采用意守丹田法以调心。意守丹田是指在精神作用的指挥下，有意识地诱导思想专注于下丹田（脐下三寸关元穴处），进行呼吸吐纳，使精神不涣散，呼吸自然放松，心平气和，呼吸节奏达到缓匀状态，意气合一。

芒种习俗有哪些

进入六月，便到了芒种节气，太阳到达黄经 75 度。《月令七十二侯集解》：“五月节，谓有芒之种谷可稼种矣。”有芒的麦子快收，有芒的稻子可种，意指大麦、小麦等有芒作物种子已经成熟，要及时抢收；而晚谷、黍、稷等夏播作物也到了抓紧播种的季节。

芒种节气许多花开始凋谢，自古民间就有在这一天举行祭祀花神的习俗，饯送花神归位。虽然时过境迁，现如今这样的习俗已不存在，但翻开《红楼梦》第 27 回不由使人领略到过去大户人家芒种节饯行花神的民间习俗。书中记载：“尚古风俗：凡交芒种节的这日，都要设摆各色礼物，祭饯花神，言芒种一过，便是夏日了，众花退位，须要饯行。……（所以大观园中）那些女孩子们，或用花瓣柳枝编成轿马的，或用绫锦纱罗叠成干旄旌幢的，都用彩线系了。每一棵树上，每一枝花上，都系了这些物事。满园里绣带飘飘，花枝招展，更兼这些人打扮得桃羞杏让，燕妒莺惭，一时也道不尽。”

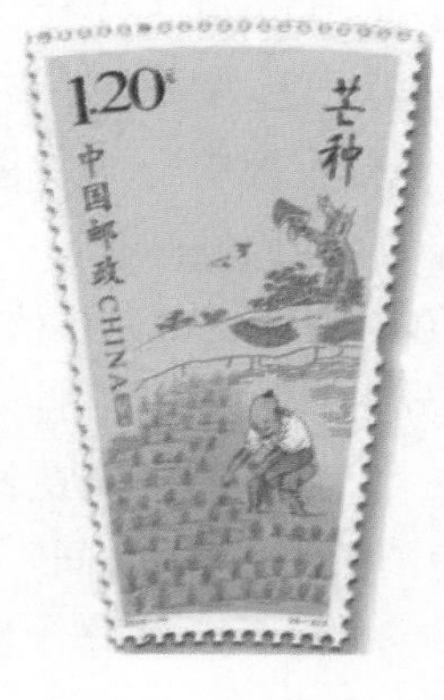

现在不见饯送花神归位的习俗，但在芒种节气各地还举行其他的一些习俗活动。比如黔东南的侗族青年，每年芒种前后都要举办打泥巴仗节。当天，新婚夫妇由亲近的男女青年陪同，集体插秧，边插秧边打闹，互扔泥巴。活动结束，以身上泥巴最多的胜出，被认为是最受欢迎的人。

芒种节气由于气温升高、天气炎热，空气中的湿度增加，体内的汗液无法通畅地发散出来，即热蒸湿动，湿热弥漫空气，人身之所及，呼吸之所受，均不离湿热之气，容易发生“疰夏”，使人感觉疲劳。而此时节逐渐成熟的青梅具有净血、降血脂、消除疲劳、美容、调节酸碱平衡，正好可以解除因暑合湿胜导致的四肢困倦、萎靡不振，起到增强人体免疫力的作用。但是，新鲜梅子大多味道酸涩，难以直接入口，需加工后方可食用，这种加工过程便是煮梅。三国时一日曹操约刘备入府，“操曰：‘适见枝头梅子青青，忽感去年征张绣时，道上缺水，将士皆渴，吾心生一计，以鞭虚指曰：前面有梅林。军士闻之，口皆生唾，由是不渴。今见此梅，不可不赏。又值煮酒正熟，故邀使君小亭一会。’”由此上演了一幕“青梅煮酒论英雄”的故事。

夏至采药忙

中药发挥治疗疾病作用，关键在于其所含有效成分。孙思邈在《千金翼方·卷一》中有“采药时节”的专论，其中还列举了233种中药的采收时节。历代医药家都十分重视中药的采集，李东垣曰：“凡诸草木昆虫，产之有地，根叶花实，采之有时，失其地则性味少异，失其时则性味不全。”孔志约云：“动植形生，因地舛性；春秋节变，感气殊功。离其本土，则质同而效异；乖于采收，则物是而时非。名实既虚，寒温多谬。”

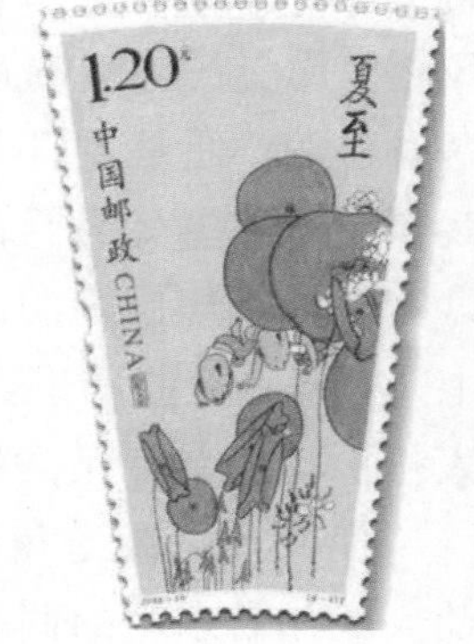

我们的祖先在长期实践中积累了丰富的采药经验。所谓中药的采集“时间”通常有三方面。一是药草的生长时间。影响中药有效成分含量的重要因素与药草的生长时间有关，例如甘草的主要有效成分甘草酸，生长三四年者含量较生长一年者几乎高出一倍。人参总皂苷的含量，以6~7年收者最高。二是采集的月份。植物在生长过程中随月份的变化，有效成分含量各不相同。如丹参和黄连中的有效成分7月份含量最高，因而最佳采收期是

7 月，而桃花常常在农历三月三采集。三是采集的时辰。时辰的变化与中药有效化学成分含量有密切关系，如金银花一天之内以早晨 9 时采摘最好，否则花蕾开放再收，则质量降低。曼陀罗中生物碱的含量，早晨叶子含量高，晚上则根中含量高。

时值夏至，是树皮类药材如黄柏、厚朴、杜仲等的最佳采集时间。这一时期植物生长旺盛，体内养料丰富，树木枝干内浆汁丰富，形成层细胞分裂迅速，树皮易于剥离，剥离后的伤口较易愈合，有利于中药的再生长。采集树皮类中药不可整圈剥，否则破坏输导系统，造成树木死亡。木本植物生长周期长，应尽量避免伐树取皮，以保护药源。

端午健康习俗知多少

端午节是我国古老的传统节日，流传下来很多与健康相关的习俗。

一挂。《荆楚岁时记》载：“五月五日，竞采杂药，可治百病。”《夏小正》载：“此日蓄药，以蠲除毒气。”民谚说：“清明插柳，端午插艾”。端午节时近夏至，正是寒气暑气交互转换之时，气温骤升忽降，有谚语曰：“未吃端午粽，寒衣不可送；吃了端午粽，还要冻三冻。”此时的气候特点致使疾病多发，所以自古以来人们习惯在家门口挂几株艾草。由于艾草特殊的香味，人们用它来驱病、防蚊、辟邪。“艾”又名家艾、艾蒿，是中医常用的药材，有理气血、暖子宫、祛寒湿的功能，它的茎、叶都含有挥发性芳香油，具有奇特芳香，可驱逐蚊蝇、虫蚁，消除病毒，净化空气。也有人家挂着菖蒲，其叶片也含有挥发性芳香油，是提神通窍、杀虫灭菌的药物。此外，菖蒲天中五瑞之首，象征驱除不祥的宝剑，因为生长的季节和外形被视为感“百阴之气”，狭长的叶片呈剑型，插在门口可以避邪，所以方士们称它为“水剑”，后来的风俗则引申为“蒲剑”，可以斩千邪。

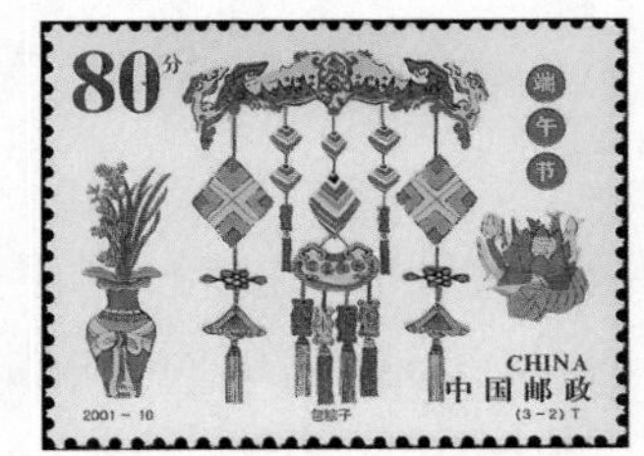

二浴。南北朝时，端午节又称为“沐兰节”，当日洗浴兰汤是《大戴礼》记载的古俗。《九歌 · 云中君》亦有“浴兰汤兮沐芳”之句。当时的兰不是现在的兰花，而是菊科植物佩兰，有香气，可煎水沐浴，后来一般是用蒲、艾等香草取代佩兰洗澡。在广东，常用艾、蒲、凤仙、白玉兰等花草。在湖南、广西等地则用柏叶、大风根、艾、蒲、桃叶等煮成药汤洗浴。无论男女老幼都得洗。此俗至今尚存，据说可治皮肤病、去邪气。

三食。江南地区有端午节饮菖蒲酒的习俗。在节前把菖蒲切碎，浸入酒中，节日便可饮用。端午饮雄黄酒的习俗，从前在长江流域极为盛行，《白蛇传》中许仙在端午节让白素贞喝了雄黄酒以解毒辟邪，结果让千年蛇精现了原形。《齐民要术》中有五月捉蟾蜍用于制药的记载。听说蟾蜍也有灵性，深知民间这一习俗，在端午节日里纷纷躲藏起来，想要在那一天找到蟾蜍还真不是一件容易事。

四外用。有些地方端午节当天在蛤蟆口中塞墨锭，悬挂起来晾干即成蛤蟆锭，涂于脓疮上有消散作用。明冯应京《月令广义》载："五日用朱砂酒，辟邪解毒，用酒染额胸手足心，无会虺蛇之患。又以洒墙壁门窗，以避毒虫。"此俗流传较广。至今，如广西宾阳，逢端午时人们便将雄黄、朱末、柏子、桃仁、蒲片、艾叶等浸入酒后，然后用菖蒲艾蓬蘸洒墙壁、角落、门窗、床下等，再用酒涂小儿耳鼻、肚脐，以驱毒虫，求小儿平安。这些活动，从卫生角度来看是有一定科学道理的。

立秋到来贴秋膘

大暑节气过后，转眼进入立秋。在我国北方一些地区，流行着立秋"贴秋膘"的习俗，这从2018年中国邮政发行的《二十四节气》系列邮票第3组第1图"立秋"可见一斑。

由刘金贵、王虎鸣共同设计的"立秋"，采用国画小品的形式展现了民间"贴秋膘"的场景。桌子上放着一盆熬成乳白色的鱼汤、两只酱焖猪蹄，一家人围坐在一起，快乐地享受美食，就连地上的小猫也馋得不肯离去，巴望着人们扔下几块鱼骨头让它也"贴秋膘"，而那几只肥鹅很可能是他们下一顿"贴秋膘"的佳肴。

"贴秋膘"习俗起始于清代，在北方民间流行较甚。俗话说"夏天过后无病三分虚"，夏季人们经常存在脾胃亚健康状况，常常食欲不振、吃不下油腻食物，同

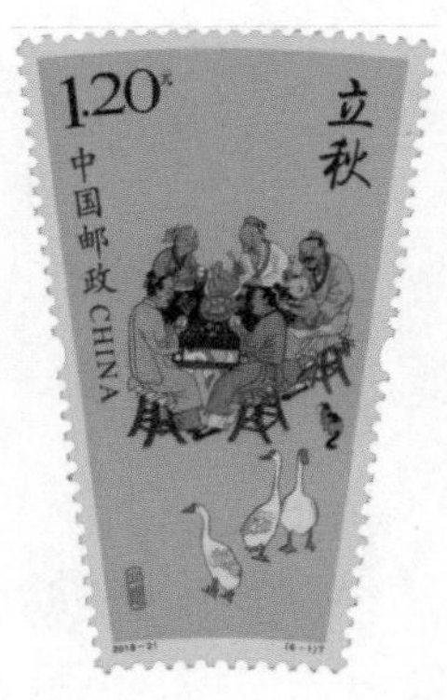

时又喜爱吃一些冰镇食品，导致脾胃功能下降，身体呈消耗之势，体重也会减轻，中医称之为“苦夏”。一旦立秋，民间便欲用吃炖肉的办法把夏天身上掉的“膘”重新补回。另一方面，中医强调“天人相应”和“治未病”思维，秋冬季节阴寒亢盛，易致阴阳失衡、患上寒性病证，特别是北方冬天寒冷，通过“贴秋膘”来恢复和调节人体各脏器机能，让身体的阳气在秋冬季节仍保持在一个相对较高的水平，有助于抵抗严寒，度过寒冷的冬季。

“贴秋膘”应因人而异，如果补益过头，则会导致肥胖，特别是“三高”人群，更易加重病情。对于脾虚的人，进补前宜先适量食用健脾和胃的食物，如茯苓、芡实、山药、豇豆、小米等煮粥食用，以促进脾胃功能的恢复。对于胃火旺盛的人，适当多摄入些苦瓜、黄瓜、冬瓜、苦菜、苦丁茶等，待胃火退后再进补。对于老年人、儿童，由于他们自身消化功能偏弱，建议先吃点山楂、白萝卜等消食、健脾、和胃的食物，再考虑适当进补。此外，超重、肥胖患者以及胃肠道疾病、心血管疾病、高脂血症、糖尿病、痛风等慢性病患者不宜“贴秋膘”，以免短时间过量食用肥厚炙煿食物引发或加重原有疾病。秋季进补也不能过多地食用温热食物或者药物，如羊肉、人参、鹿茸、肉桂等，否则极易加重秋燥。

除了“贴秋膘”，饮食上倡导清爽滋润，以滋润肺阴为主，可吃酸食收敛肺气，如橙子、柠檬、葡萄、苹果、石榴、杨梅、柚子等。立秋开始时，夏日的暑气仍未退尽，应适当食用降火食品，比如百合、莲子、绿豆汤等，少吃洋葱、生姜、大蒜、韭菜、辣椒等辛辣食物。

《素问·四气调神大论》曰：“秋三月，此谓容平。天气以急，地气以明，早卧早起，与鸡俱兴……以秋气之应，养收之道也。”古人提倡秋天应早起早睡，起床后做好运动，可根据自己的体质和爱好，选择散步、太极拳、八段锦等较为温和的项目，以舒展肺气，但运动量不宜过大，以免过多出汗、耗气伤阴。

此外，北京、天津等地还流行“咬秋”，俗称“咬瓜”，也有称“啃秋”，就是立秋日吃瓜的习俗，人们相信此时吃瓜可免除冬天和来春的腹泻。清代张焘《津门杂记·岁时风俗》中记载：“立秋之时食瓜，曰咬秋，可免腹泻。”据传，清代人们在立秋前一天把瓜、蒸茄脯、香糯汤等放在院子里晾一晚，于立秋当日吃下，可以清除暑气、避免痢疾。

蒹葭苍苍 白露为霜

一年中最炎热的三伏天一过，再过十天左右就会进入一年中农历的第15个节气——白露，预示着天气转凉。我国邮政部门于2018年8月7日发行的《二十四节气（三）》特种邮票，其中第三图便是“白露”，展现了人们在秋天里练太极拳、强身健体的场景。到了这个时节，清晨的露水随之日益加厚，凝结成一层白白的水滴，正如《诗经》中所描述的“蒹葭苍苍，白露为霜”的景象。

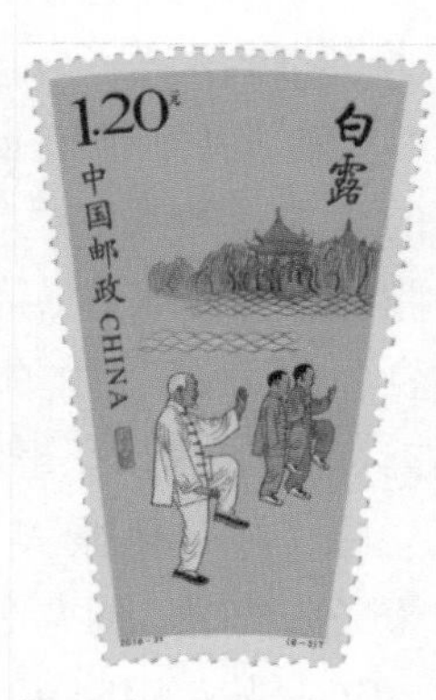

露是“白露”节气后特有的一种自然现象。由于天气转凉，夜间空气中的水汽遇冷便凝结成细小的水滴，附着在枝叶或花瓣上，呈白色，尤其是经晨光照射，更加洁白无瑕，故称为“白露”，如《礼记》曰：“凉风至，白露降，寒蝉鸣。”古人在《孝纬经》中也云：“处暑后十五日为白露，阴气渐重，露凝而白也。”随着天气转凉，人们需要注意增添衣着，以免着凉，俗语“处暑十八盆，白露勿露身”意思是说，处暑仍热，每天须用一盆水洗澡，再过18天，到了白露，就不要赤膊裸体了。

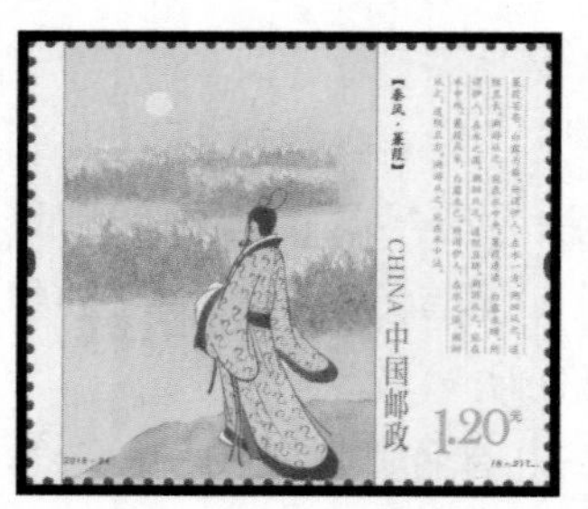

中医学认为，“白露”的露水具有一定的药效，唐朝中药学家陈藏器认为“百草头上秋露，未曦时收取，愈百疾，止消渴，令人身轻不饥、悦泽”。李时珍在《本草纲目》中记有：“杨妃每晨吸花上露，以止渴解酲。”该书还记载露水甘、平、无毒，在秋露重的时候，早晨去花草间收取。用以煎煮润肺杀虫的药剂，或把治疗疥癣、虫癞的散剂调成外敷药，可以增强疗效。所以，《红楼梦》的作者曹雪芹将它用来调制药物增强“冷香丸”的疗效，或许并不是作者的无稽之谈，而确确实实具备中医学的道理。

《红楼梦》第7回讲述了薛宝钗“从胎里带来的一股热毒”，患有“喘咳”的毛病。“请大夫吃药，也不知白花了多少银子钱呢。凭你什么名医仙药，从不见一点

儿效。”后来还亏了一个秃头和尚，给了一个“海上方”，又给了一包药末子作引子，异香异气，名叫“冷香丸”。这“冷香丸”由四种花蕊和药引组成，但还要用“白露”这日的露水以及“雨水”日的雨水、“霜降”日的霜、“小雪”日的雪等进行调制。薛宝钗服用后出现了效验。中医认为，雨、露、霜、雪的水质清轻，都是甘寒解毒、清热止渴之品，易于上达肺部而起到治疗作用，因此“冷香丸”用这四样来调制不无科学依据。

除此之外，《红楼梦》第 8 回还提到“枫露茶”。这种茶其实就是秋茶中的一种，俗称“白露茶”，为白露季节所采的秋茶。古人云：“春茶苦，夏茶涩，要好喝，秋白露。”不同季节采摘的茶叶，色香味并不相同，春茶鲜嫩、不经泡，夏茶干涩味苦，而秋茶汤色浓淡适中，香气平和，有一种独特甘醇清香味，品后余香绵绵，显得回味无穷，尤受老茶客喜爱。

暑退秋澄话秋分

当太阳到达黄经 180 度时，昼夜时长平分，便迎来了“秋分”节气，天文学上把它定为秋季的开始。此时，应着秋天燥邪渐盛的特点，梨子、柿子等润肺除燥的水果成熟上市。从我国邮政部门于 2018 年 8 月 7 日发行的特种邮票《二十四节气（三）》中“秋分”一图里可窥一斑，殷红的柿子挂满了枝头、铺满了地、装满了筐，好一派春天丰收的景象。

自古，我国有“春祭日，秋祭月”的习俗，所以“秋分”曾是传统的“祭月日”。据史书记载，早在周朝，古代帝王就有春分祭日、夏至祭地、秋分祭月和冬至祭天的习俗，并且在东南西北四个方向分别设置了不同的祭祀场所，称为日坛、地坛、月坛和天坛，如今的北京仍保存着当年皇家祭祀活动的祭坛。北京的月坛就是明朝嘉靖年间为皇家祭月而修造。

《北京岁华记》记载当时祭月的习俗：“中秋夜，人家各置月宫符象，符上兔如人立；陈瓜果于庭；饼面绘月宫蟾兔；男女肃拜烧香。旦而焚之。”原本定在“秋分”祭月，为什么明代的《北京岁华记》记载的祭月日是中秋夜呢？这主要是因为人们发现原定的“秋分”这一天公历纪年基本固定，常常是每年9月的22~24日，但在农历中，却每年各不相同，甚至有的年份根本没有月亮，使祭月活动显得“风马牛不相及”，颇为尴尬，因此后来将祭月节由“秋分”调整到中秋那一天。

除了各地类似“祭月”等习俗外，由于秋分时节，气候干燥，主要的外邪为燥邪。秋分之前仍有暑热残余，而秋分之后，阵阵秋风袭人，寒凉渐重，出现凉燥，燥邪容易伤肺，常常使人感到鼻、咽干燥不适。因此，秋分养生宜养肺，可吃些生津止渴、润喉去燥的水果，例如生梨、葡萄、莲藕、荸荠等，多喝粥、汤，少食辛辣、刺激食物，还要忌冷饮。尤其是梨，历来是秋季最为推崇的水果，但是对于如果梨还不能滋阴的人，就可以选择柿子，因为柿子凉性较大。

根据李时珍《本草纲目》记载，柿甘、寒、涩、无毒，具有涩下焦、健脾胃、消宿血的作用，可用于治疗肠风下血、小便血淋、热淋涩痛、小儿秋痢、痰嗽带血等症。乌柿具有杀虫，疗刀伤火伤，生肉止痛的功效。柿蒂如“济生柿蒂散”常常用于治疗呃逆不止。柿木皮和柿根也各有功效。

柿子虽好，而且对于大多数人来说并没有禁忌，但食用柿子时仍应注意，慢性胃炎、消化不良等胃功能低下者以及外感风寒咳嗽者不宜食柿子；体弱多病者、产妇、月经期间女性及糖尿病患者，均忌食柿子；此外，不宜空腹多食柿子，不宜吃生柿子，吃柿子时要去皮，吃完柿子后不宜再吃酸性食物，否则容易形成柿胃石症，产生较严重的后果。

重阳节别称知多少

“喜遇重阳，更佳酿今朝新熟。见碧水丹山，黄芦苦竹。头上尽教添白发，鬓边不可无黄菊。愿樽前长叙弟兄情，如金玉。统豺虎，御边幅，号令明，军威肃。中心愿，平虏保民安国。日月常悬忠烈胆，风尘障却奸邪目。望天王降诏，早招安，心方足。”这是宋江在重阳节乘着酒兴所作的“满江红”一词。

故事发生在《水浒传》第 71 回，也是该书中描写的唯一一个重阳节。书中写道：不觉炎威已过，又早秋凉，重阳节近。宋江便叫宋清安排大筵席，会众兄弟同赏菊花，唤做菊花之会。至日……忠义堂上遍插菊花，各依次坐，分头把盏。堂前两边筛锣击鼓，大吹大擂，语笑喧哗，觥筹交错，众头领开怀痛饮。

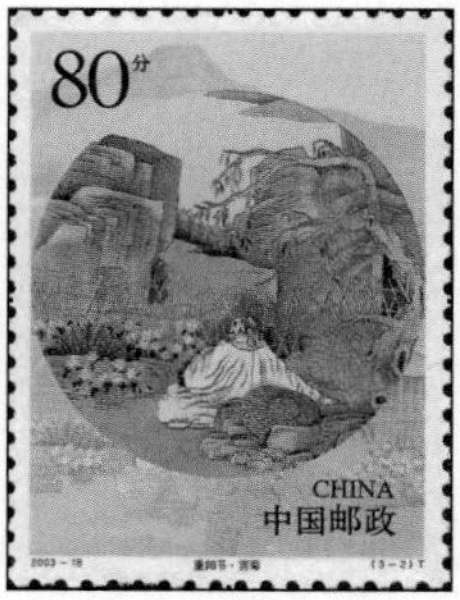

重阳节，我国的传统节日之一，民间在该日有登高的风俗，所以重阳节又称“登高节”；还有茱萸节、菊花节等说法。2003 年 10 月 4 日正值当年的重阳节，我国邮政部门发行了《重阳节》特种邮票一套三枚，画面分别是“登高”“赏菊”和“饮酒对弈”的民间习俗。

为什么民间将重阳节称为“茱萸节”“菊花节”？又为何有登高的风俗？

南朝梁人吴均在《续齐谐记》一书中曾有记载：东汉时，汝南县（位于河南驻马店市东部）有一个叫桓景的人，他所住的地方突然发生大瘟疫，父母因此病故。为此桓景到东南山拜师学艺，仙人费长房给了他一把降妖青龙剑。桓景早起晚睡，披星戴月，勤学苦练。重阳节前，费长房对桓景说：“九月九日，瘟魔又要来，你可以回去除害。”并且给了他茱萸叶一包，菊花酒一瓶，让他家乡父老登高避祸。九月初九那天早晨，按仙长的叮嘱，桓景领着妻子儿女、父老乡亲登上了附近的一座山，并把茱萸叶分给大家随身带上；又把菊花酒倒出来，每人喝了一口，避免瘟魔近身染上瘟疫。中午时分，瘟魔冲出汝河，但是瘟魔刚扑到山下，突然闻到阵阵茱萸奇香和菊花酒气，便戛然止步，脸色突变。这时桓景手持降妖宝剑追下山来，与瘟魔搏斗，最后杀死了瘟魔。从那时起，汝河两岸的百姓就过起重阳节，也有了重阳节登高、插茱萸、赏菊花等风俗。因此，重阳节又被称为“茱萸节”“菊花节”。

茱萸和菊花都是中药。茱萸香味浓，有驱虫去湿、逐风邪的作用，并能消积食、治寒热。民间在重阳节佩戴茱萸以辟邪求吉，因此茱萸也被人们称为“辟邪翁”。菊花具有清热解毒、平肝明目的功效。无论菊花还是茱萸，都有防止瘟疫传播的作用。

如今，取“九九”谐音“久久”，有长久之意，我国政府将每年九月初九定为“老人节”“敬老节”，常在当天祭祖与推行敬老活动。

寒随雨意增　立冬亦养生

2019年11月8日是“立冬”，国家邮政部门发行的《二十四节气》特种邮票的最后一组，展现了立冬、小雪、大雪、冬至、小寒和大寒6个节气，其中“立冬”表现了农民在仓廪储存大白菜的情景。邮票由刘金贵、王虎鸣设计。

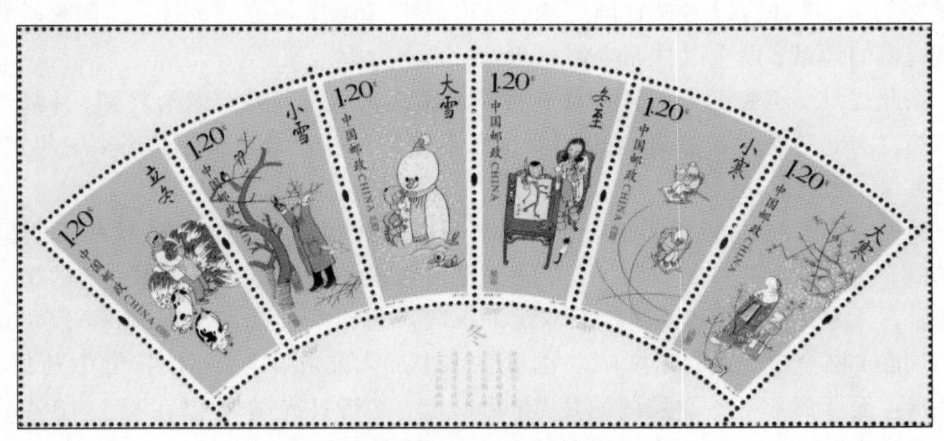

注：实物尺寸为196mm×94mm

立冬是冬季的第一个节气，表示冬季开始、万物收藏的意思。《素问·四气调神大论》曰：“冬三月，此谓闭藏。水冰地坼，无扰乎阳。早卧晚起，必待日光，使志若伏若匿，若有私意，若已有得，去寒就温，无泄皮肤，使气亟夺。此冬气之应，养藏之道也。逆之则伤肾，春为痿厥，奉生者少。”

作为“寒随雨意增”的节气，立冬开启了冬令进补之门。民间流行在这一天开始进补，称为“立冬补冬”。在渐渐进入寒冷的季节，人们通过进食实现驱寒的目的。

在南方，人们会吃些滋阴补阳，热量较高的食物，如鸡鸭鱼肉等，有的还会加上中药一起煮来增加药补的功效。将山白芷根、盐肤木根、山苍子根、地稔根等剁成片，下锅熬煮出浓浓的草根汤后，再加入鸡、鸭、兔肉或猪蹄、猪肚等熬制。草根品种众多，配方也多种多样，但都离不开补肾、健胃、强腰膝的功能。在广东潮汕地区，立冬要吃甘蔗、炒香饭。甘蔗能成为“补冬”的食物之一，是因为民间素来有“立冬食蔗齿不痛”的说法，意思是立冬时节的甘蔗已经成熟，吃了不上火，这个时候“食蔗”既可以保护牙齿，还可以起到滋补的功效。在广东汕头，人们立冬吃用莲子、香菇、板栗、虾仁、红萝卜等做成的香饭，这些也都是温热的食物。在浙江温州的洞头区，立冬这天要杀鸡或鸭炖汤补身体，最好要在辰时（即上午7~9点）吃，比较讲究。在北方，立冬要吃饺子，因为水饺形似耳朵，人们认为吃了它，冬天耳朵就不会生冻疮。

我国幅员辽阔，南北各异，东西不同，虽同属冬令，不同地域却迥然有别。如西北地区天气寒冷，进补宜大温大热之品，如牛、羊、狗肉等；而长江以南地区气温较为温和，进补应以清补甘温之味，如鸡、鸭、鱼类；地处高原山区，雨量较少且气候偏燥的地带，则应以甘润生津之果蔬、冰糖为宜。

除此之外，还要因人而异。食有谷肉果菜之分，人有男女老幼之别，体质有虚实寒热之分，遵循生长壮老之规律及中医养生之原则，做到少年重养，中年重调，老年重保，耄耋重延。

当然，立冬过后，还应注重保暖及睡眠。谈到保暖，在立冬时节有“送寒衣”的习俗，故又称“送寒衣节”。相传这一习俗来源于“孟姜女哭长城”的故事。立冬之后，一定要注意颈部、腹部及双足的保暖。每天晚上睡前泡泡脚，不仅可以养肾，还能放松全身，有利于睡眠。也可在水中加入艾叶、老姜、肉桂等中药材，祛湿除寒。至于睡眠，冬季强调的是“早卧晚起，必待日光”，可以在晚上10点钟睡觉，一直睡到次日太阳出来。当然现在的上班族已经越来越无法实现这样的睡眠方式了。

冬至阳生盼春来

冬至是古代最重要的节日之一，不亚于春节，至今已有2500年以上的历史。《东京梦华录》记载：“十一月冬至，京师最重此节，虽至贫者，一年之间，积累假借，至此日更易产农，备办饮食，享祀先祖。官放关扑，庆贺往来，一如年节。”周秦时代以冬十一月为正月，以冬至为岁首过新年，是大吉之日，并举行祭祖、家庭聚餐等。

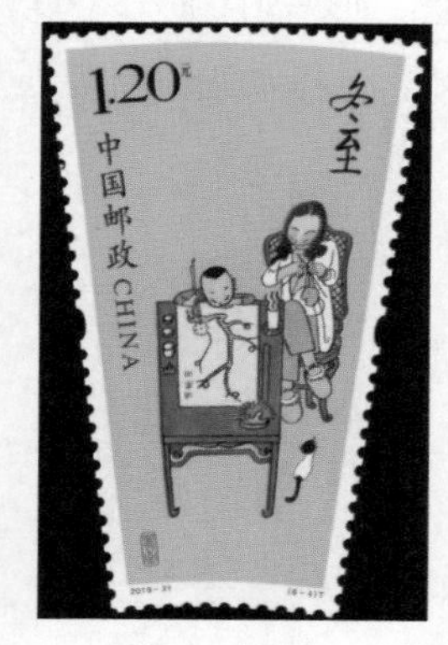

2019年11月8日发行的《二十四节气》邮票中第四图，名为“冬至”。邮票设计者刘金贵、王虎鸣采用国画小品的形式，描绘了一个孩子绘制《九九消寒图》，其母亲在一旁编织毛衣的情景。整个画面中人物造型憨态可掬，笔墨酣畅利落，将艺术与生活有机地结合在一起。

中国北方有“数九”的民俗。《九九消寒图》通常有文字版（写九）、图形版、图画版（画九）等不同的表现形式。刘侗、于奕正《帝京景物略·春场》：“日冬至，画素梅一枝，为瓣八十有一，日染一瓣，瓣尽而九九出，则春深矣，曰九九消寒图。”这种图画版的《九九消寒图》又被称作“雅图”，就是从冬至这天起，画一枝素梅，枝上画梅花九朵，每朵花代表一个“九”；每朵梅花九个花瓣，每瓣代表一天，共81瓣，代表“数九天”的81天。每过一天就用颜色染上一瓣，染完81瓣，就出了“九”，九尽春深，也有不用颜色染而直接在花瓣上用文字和符号注明阴晴雨雪的。

冬至日太阳直射地面的位置到达一年中的最南端，几乎直射南回归线（又称为冬至线），冬至过后，太阳直射点又慢慢地向北回归线转移。在中国传统的阴阳五行理论中，冬至是阴阳转化的关键节气，古人认为自冬至起，天地阳气开始上升并逐渐增强，代表下一个循环开始。也就是阴极之至，阳气始生，冬至阳生春又来。

这一天是一年中白昼最短、夜晚最长的一天，从那天起，气温进一步下降，也就开始“数九”了。

由于冬至是阴阳转化的关键时节，阳气开始升腾，因此最适合养生，可以通过灸神阙穴来达到养生的目的。神阙穴是五脏六腑之本，为任脉、冲脉循行之地，元气归藏之根，为连接人体先天与后天的要穴。艾灸神阙穴可益气补阳、温肾健脾、祛风除湿、温阳救逆、温通经络、调和气血，对身体非常有好处，甚至会使人次年少生病。通常在冬至前后4天，加上冬至日共9天中，用点着的艾条熏灼肚脐周围，以产生温热的感觉为宜，每天一次，每次15~20分钟。寒气是由大地经足部进入人体，因此泡脚可起到祛除寒气的作用。

中医认为女性属阴，因此冬至过后应特别注重保暖，否则就会出现月经不调、痛经等不适症状。这个节气里妇女应少吃寒性食物，生理期更要注意。外出时更应注意防寒保暖，加强颈、腹部的保暖。冬至时节人体需要足够的能量来抵御寒冷，食用蛋白质、碳水化合物和脂肪含量丰富的肉类，有补气活血、温中暖下的功效。中医认为“女子以肝为先天”，所以女性要注意养肝、护肝，不可动怒，日常应多吃养肝食物，如菠菜、芹菜、莴笋、大蒜等。

结语

悬壶济世

传染病及其防治

一、种类及危害

自人类出现以后，传染病始终此起彼伏、从未终止。一些致病的细菌、病毒总是神不知鬼不觉地突破人的防御系统，产生疾病，而且在人间传播，导致疫情扩散。

引起人类传染病的病原体品种繁多，其中约有 75% 由病毒引起，一个人一生中有 200 次以上的病毒感染。病毒虽小，但它对人类的危害却是罄竹难书，而细菌则是另一类常见的病原体。

天花病毒引起的天花流行了几千年，在我国最早称为“痘疮”，据文献考证最早可以追溯到公元一世纪的东汉光武帝年间，最早的记载是东晋时代的医药学家葛洪，他在其所著的《肘后备急方》中称为“虏疮”，推测该病因战俘从印度经越南传入我国，故名。直到 20 世纪 80 年代才在全球范围内消灭了天花。

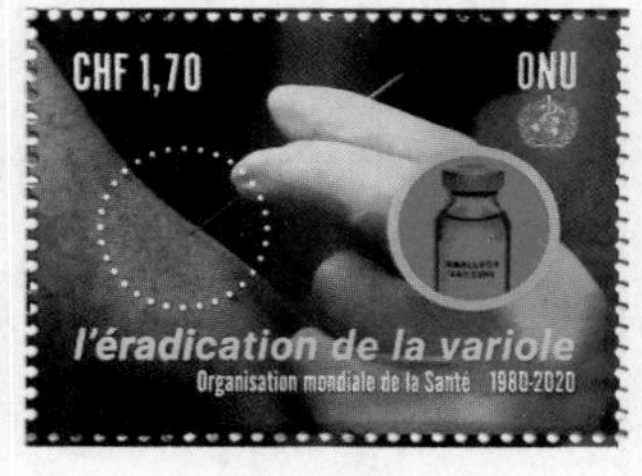

病毒性肝炎由肝炎病毒所致，种类繁多，但都会引起肝脏炎症反应，有的反复发作、长年不愈，最终导致肝硬化。二千多年前我国最早的医学专著《黄帝内经》中即已有“黄疸病”的记载。汉代名医张仲景则对它的诊治有更详尽的叙述。

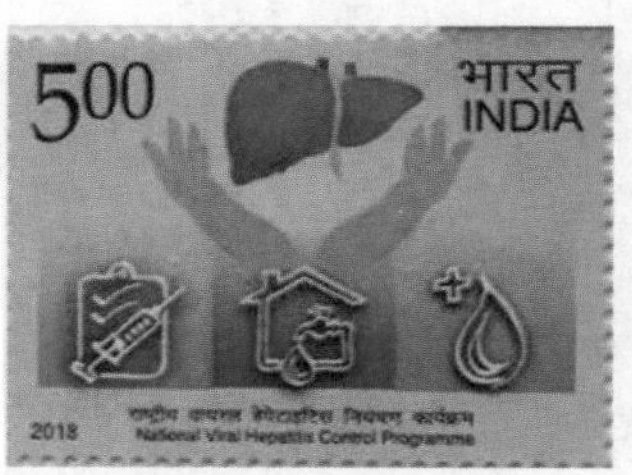

虽然在我国古代书籍中缺乏对流感的记载，但张仲景所著的《伤寒论》中有一部分病症其中就是今天所说的流感。流感大流行总是间歇性发生。第一次世界大

战末期，人类发生了有史以来最严重的大流感，导致约 5 亿人患病，造成 2500 万 ~4000 万人死亡，相当于第一次世界大战死亡人数的 4 倍。此后也曾多次发生世界性大流行。

艾滋病（AIDS）是由人类免疫缺乏病毒（简称 HIV）引起的传染病，从 1981 年 6 月发现以来，艾滋病迅速蔓延到各大洲，呈世界性分布，非洲为 HIV 的发源地和重灾区，欧洲和美洲也为主要流行区，近年 HIV 在亚洲的流行呈高速增长的趋势。目前全球约有 4000 万人感染艾滋病病毒。

2002 年 11 月我国广东佛山出现了首例 SARS 病例，随后迅速扩散，形成全球流行态势。这是一种因感染 SARS 冠状病毒引起的新的呼吸系统传染性疾病。主要通过近距离空气飞沫传播，具有较强的传染性。疫情到 2003 年 8 月 5 日消失，29 个国家报告临床诊断病例 8422 例，死亡 916 例。报告病例的平均死亡率为 9.3%。

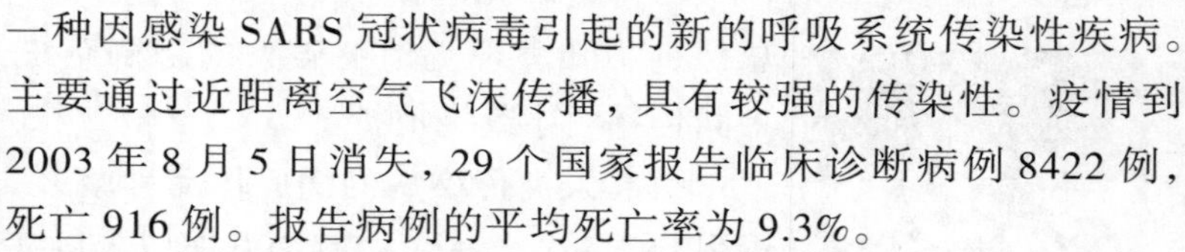

除了病毒外，其他引起传染性疾病的病原体还有细菌、支原体、原虫、蠕虫等。

肺结核是由结核杆菌引起的肺部传染性疾病，世界卫生组织统计表明，全球每年发生结核病 800~1000 万，每年约有 300 万人死于结核病，是造成死亡人数最多的单一传染病。我国古代对肺结核病的描述始于《黄帝内经》，至张仲景《金匮要略》称“虚劳”之病，华佗最早认识到了肺结核的传染性，他在《中藏经 · 传尸》中指出与患者直接接触可引起传染，直到 1882 年德国微生物学家 Robert Koch 发现了结核杆菌才解开了该病发病及传染之谜。鲁迅及其作品《药》中的华小栓、《红楼梦》中的林黛玉均死于该病。

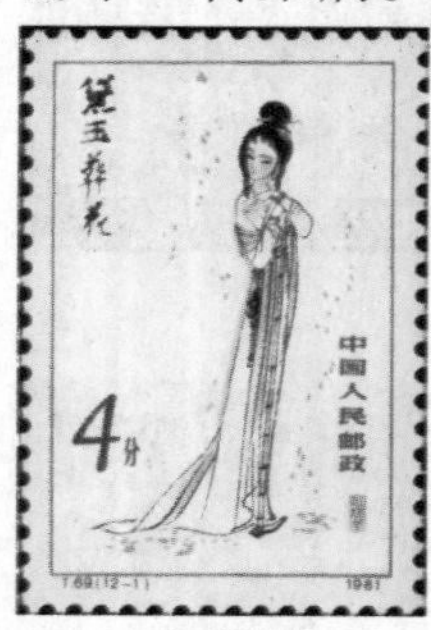

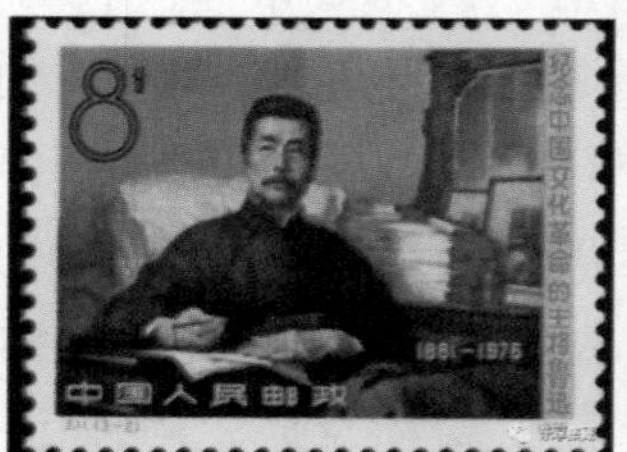

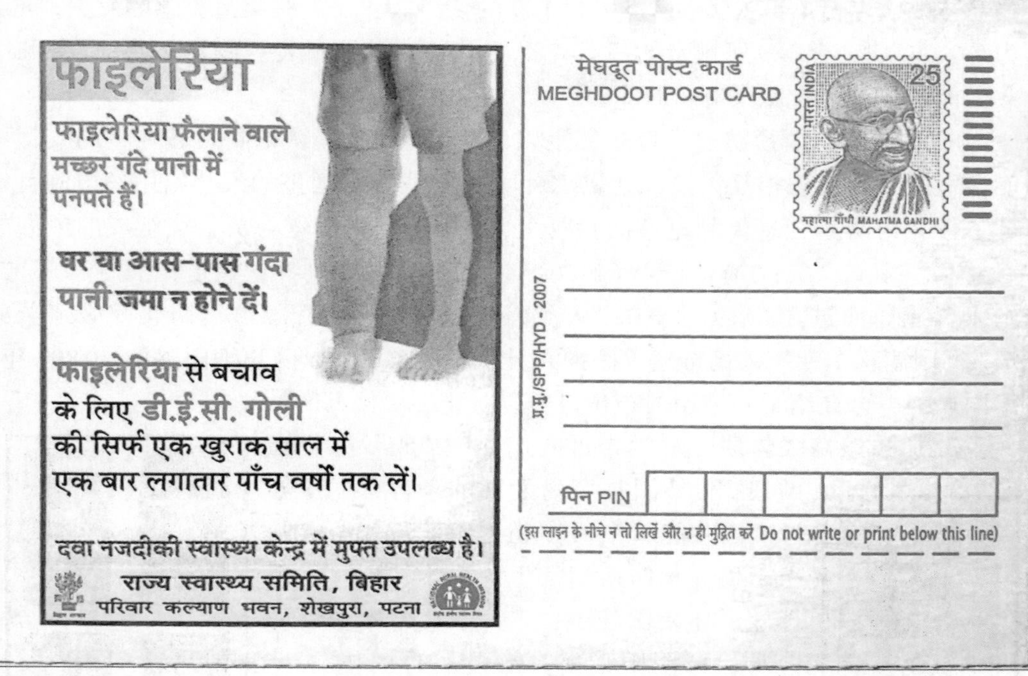

丝虫病在我国流行可能超过2000多年的历史，它是由多种丝虫寄生于人体淋巴系统所引起的一种寄生虫病，属于传染性疾病。隋唐时代有书记载“两足胫红肿……小便白如米汁……癞疝重坠，囊大如斗”，均描述的是丝虫病的临床表现，在浙江民间称之为“大脚风”。

二、预防及治疗

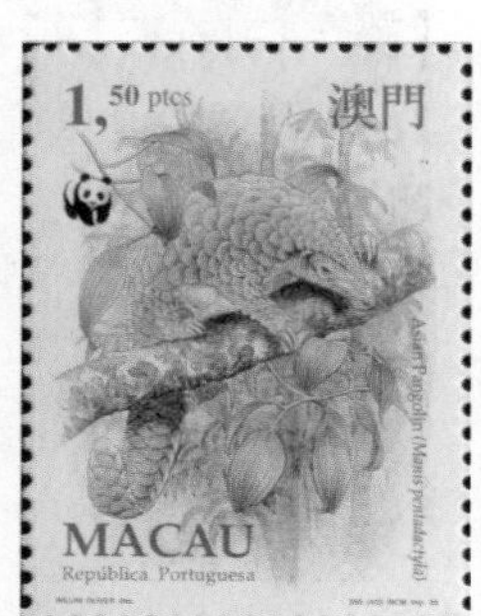

根据各种传染病不同的传播方式，预防传染病的措施也不一样，但总体上应该做到无病防病、有病治疗的原则。

1. 与动物和谐相处。2003年的SARS疫情，研究人员认为疫情的发生与蝙蝠有关，推测人类在食用穿山甲之类野生动物的过程中，将某些来源于动

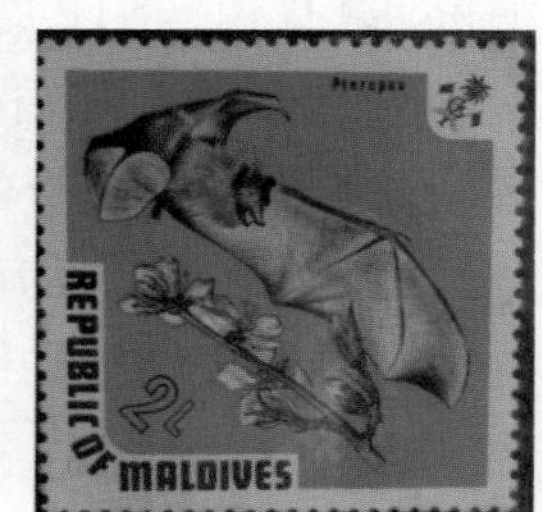

物身体的病毒传染给人类，最终引起了新的传染病。而近些年禽流感的发生，被认为与家禽（鸡、鸭等）所携带的病毒有关联，因此，人类敬畏生物、与动物保持和谐共生能防止一些新发传染病的肆虐。

2. 口罩能有效预防。在口罩诞生以前，人们就已经认识到口鼻呼吸的气息可能会引起某种疾病相互传染。据说 12 世纪初，我国宫廷里的人开始用丝巾遮盖口鼻。侍者为防止气息传到皇帝的食物上，使用了一种蚕丝与黄金线织成的巾做成“口罩”。《礼疏》载：“掩口，恐气触人。”《孟子·离娄》同样记载道：“西子蒙不洁，则人皆掩鼻而过之。” 19 世纪末，人类将口罩应用于医疗领域以防止呼吸道传染病，德国病理学专家莱德奇建议医护人员使用纱布罩具以防止细菌感染。1897 年，德国人美得奇介绍了一种用纱布包口鼻以防止细菌侵入的方法。

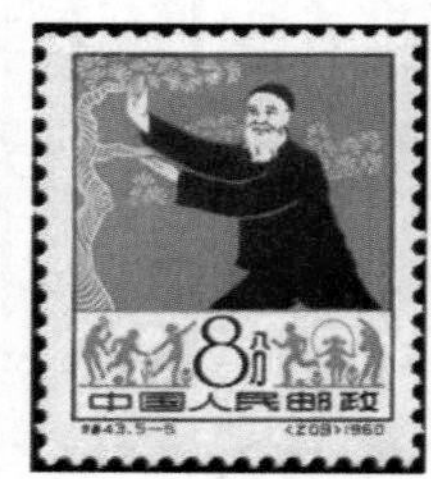

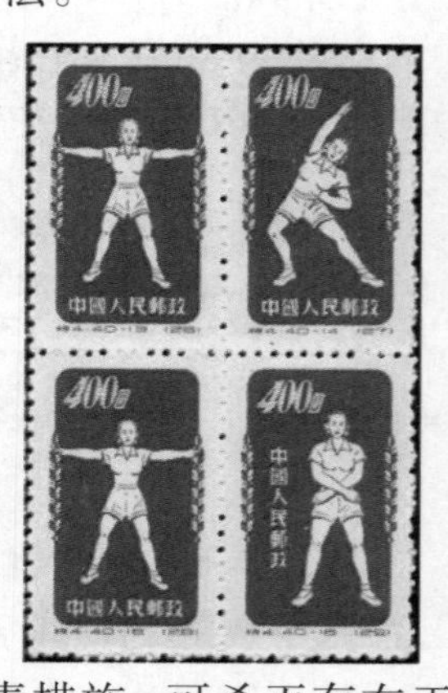

3. 加强锻炼强体质。哲学告诉我们“内因是事物发展的根据，外因是事物发展的条件，外因通过内因才能起作用”，祖国医学历来强调阴平阳秘是预防疾病发生的根本，无论是五行学说还阴阳学说，都倡导人类及每个人自身保持阴阳平衡。加强平时的体育锻炼，提高身体素质，有利于抵御病原体对人体的伤害，防止传染病的发生。

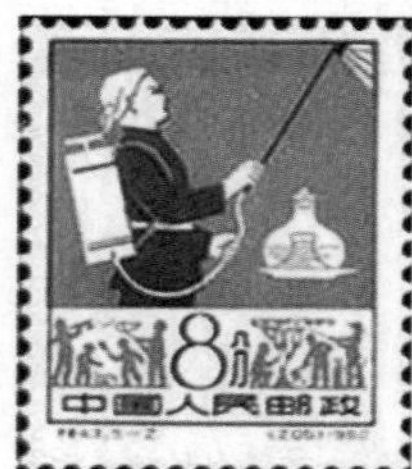

4. 搞好卫生灭四害。消毒是为切断传播途径，定期对公共环境采取针对性的消毒措施，可杀灭存在于空气中的有害病菌，尤其是对通过空气传播的呼吸道传染病的防止作用更为明显。众所周知，被蚊子叮咬后可能患上“疟疾”，而苍蝇叮吃过的食物带有大量的致病菌，极易引起肠道感染，消杀工作能消灭苍蝇、蚊子等害虫，减少由它们传播疾病的机会。

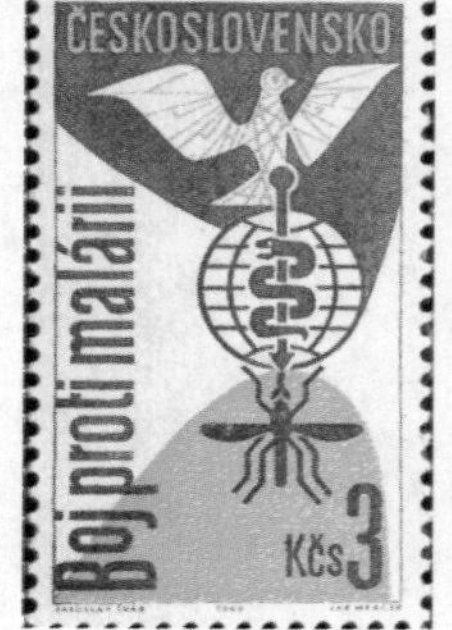

5. 避免不合理输血。输血作为一种有效的治疗手段，其发展经过了漫长且曲折的道路。人类输血的历史始于 20 世纪初，虽然挽救了一些人的生命，但由于当时对于血液的认识及检测技术的局限性，造成了某些传染性疾病的发生，如常见的病毒性肝炎、梅毒、艾滋病等，严格掌握输血的适应证和严格检测

血液及血制品同样重要。

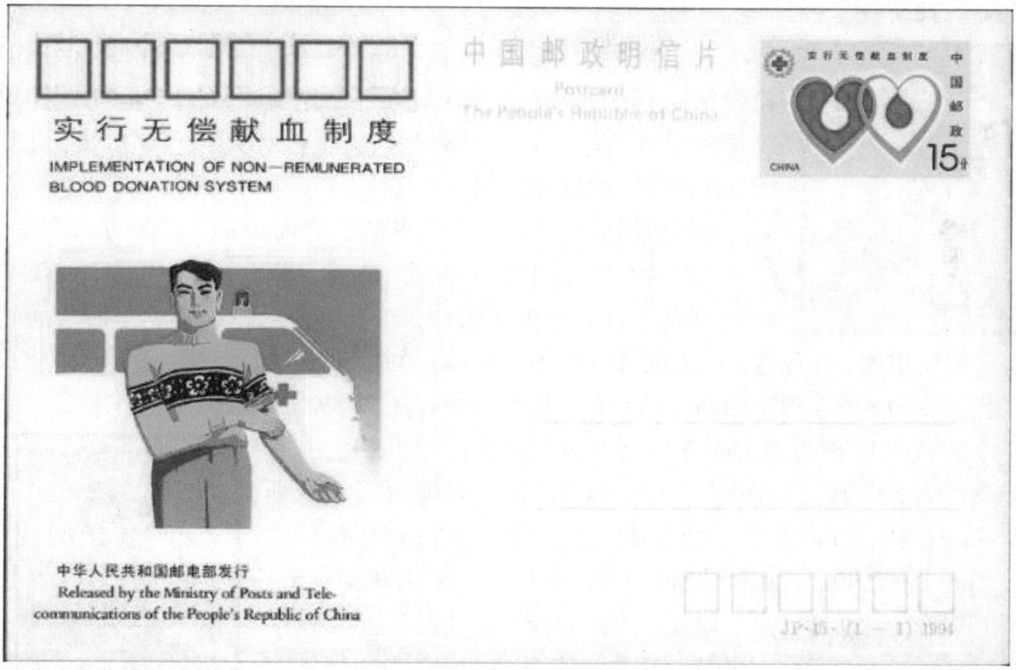
中国邮政明信片
Postcard
The People's Republic of China
实行无偿献血制度
中国邮政
CHINA
15分
实行无偿献血制度
IMPLEMENTATION OF NON-REMUNERATED
BLOOD DONATION SYSTEM
中华人民共和国邮电部发行
Released by the Ministry of Posts and Tele-
communications of the People's Republic of China
JP·45·(1—1) 1994

注：实物尺寸为 148mm×100mm

6. 按要求接种疫苗。我国最早使用的疫苗接种可溯源至人痘接种术，大约在公元前 200 年我国已具其雏形。清代医书认为，11 世纪起我国于北宋时期即开始种天花痘，而 1884 年董玉山在《牛痘新书》中认为："考上世无种痘，诸经自唐开元间，江南赵氏，始传鼻苗种痘之法"，且"种痘者八九千人，其莫救者，二三十耳"，显示该技术对天花的预防颇有成效。随后该技术沿丝绸之路传播开去，到 18 世纪初种痘技术由君士坦丁堡引入西方，从此疫苗的研究工作出现了快速发展。早在 20 世纪 30 年代，我国第一代病毒学家汤飞凡开始研究疫苗技术。他是我国第一个正规卡介苗实验室的创办人，为抗战期间的解放区生产制造了大量血清和疫苗，为防止天花、黄热病、鼠疫等

中国人民邮政

中国邮政
CHINA
30分
1992-19
(4-2) J

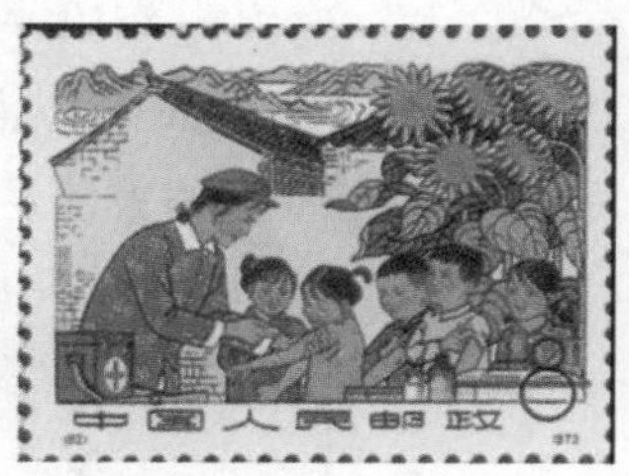

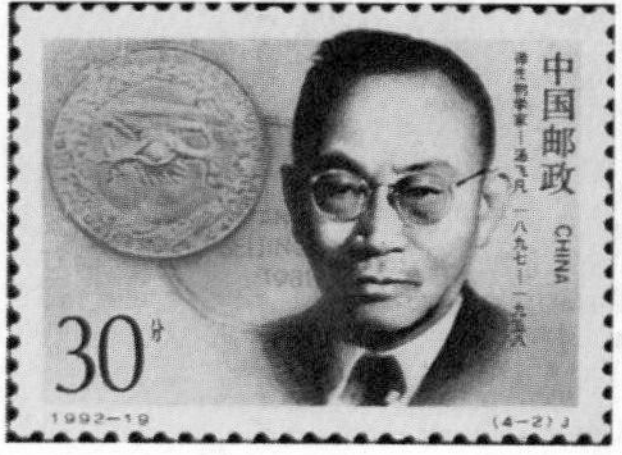

疫病做出了卓越的贡献。如今通过接种疫苗防止传染病已被广泛开展，成为家喻户晓的预防技术。

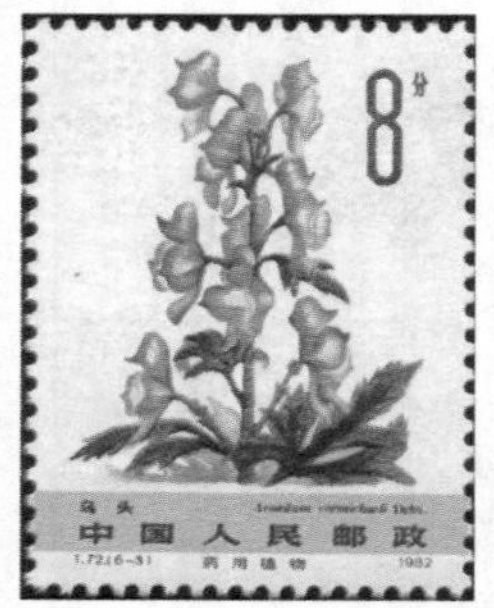

7. 预防用药屠苏酒。曹雪芹在《红楼梦》第53回“宁国府除夕祭宗祠 荣国府元宵开夜宴”中曾描写过宁国府和荣国府过年和元宵的情景。除夕那天，宁国府上演了献屠苏酒、合欢汤、吉祥果、如意糕的场景。

据说屠苏酒是汉末名医华佗创制而成的，其配方有乌头、附子、大黄、白术、桂枝、防风、花椒、茇等中药，将它们入酒中浸制而成。后又经东汉张仲景、唐朝孙思邈和明朝李时珍等诸多名家所推崇，久而久之，全国各地和多个民族，饮屠苏酒便成了民间新年习俗。人们普遍认为，屠苏酒不但能防治百病，甚至可赐吉祥、降福祉。

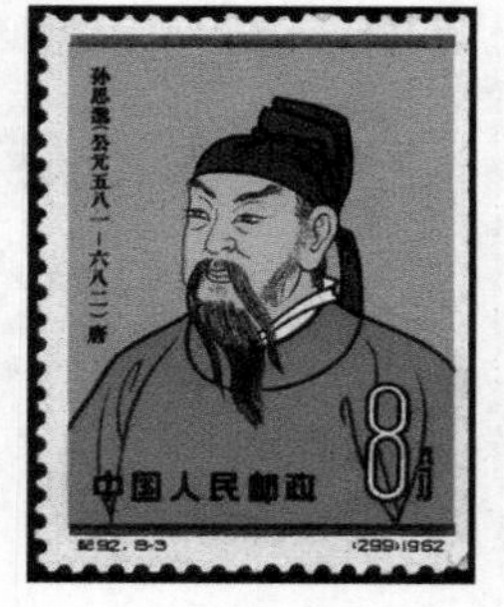

唐代名医孙思邈《备急千金要方》记载：“饮屠苏，岁旦辟疫气，不染瘟疫及伤寒。”每年腊月，他总是要分送给众邻乡亲一包药，告诉大家以药泡酒，除夕进饮，可以预防瘟疫。孙思邈还将自己的屋子起名为“屠苏屋”。《保生秘要》云：“和其肝气，勿食诸肝，以免死气入肝伤其魂也。宜烧苍术香，清晨饮屠苏酒、马齿苋，以祛一年不正之气。”这种风俗在宋朝仍很盛行，宋朝文学家苏辙的《除日》诗“年年最后饮屠苏，不觉年来七十余”说的就是这种风俗。

8. 可靠的药物治疗。东汉名医张仲景在《伤寒论 · 自序》中说：“余宗族素多，向余二百，建安纪年以来，犹未十稔，其死亡者，三分有二，伤寒十居其七。”说明他家族中大部分人因传染病而去世，因此，张仲景“勤求古训，博采众方”形成了系统的治疗时疫的方法，而重点在于药物治疗。

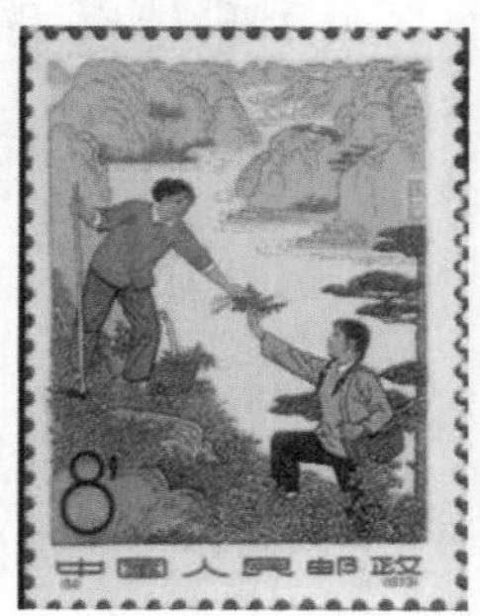

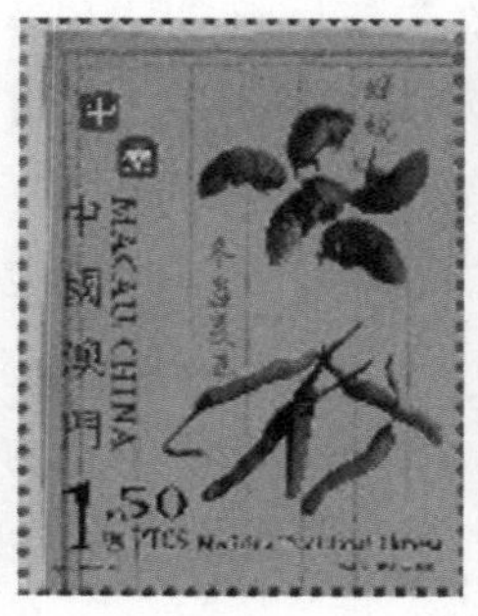

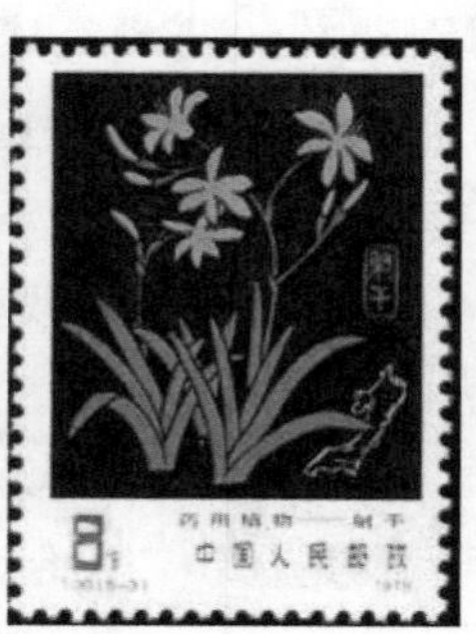

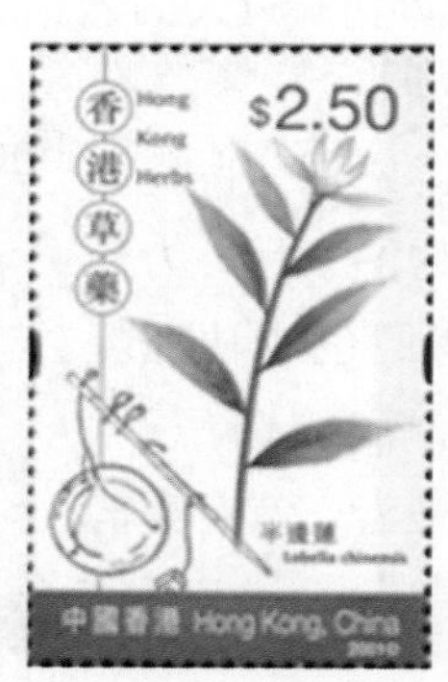

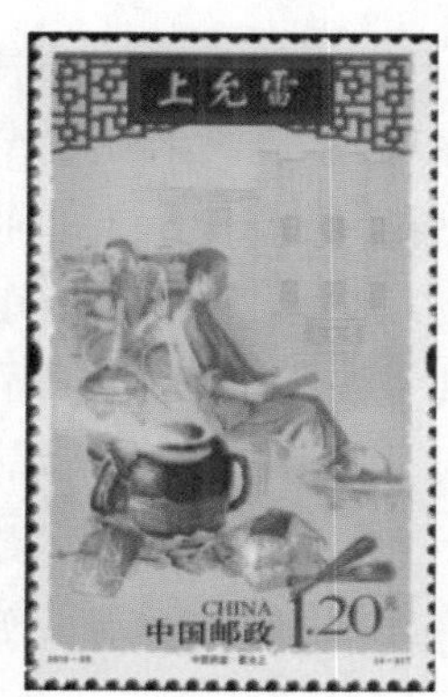

古代人常常亲自采集药草，通过辨证论治，针对性应用于传染病病人，取得较好的疗效。常用的药物有金银花、桂枝、桑叶、菊花、蝉蜕、淡竹叶、射干、半边莲等，将这些药物通过君臣佐使配伍，进行煎熬后，服用其汤汁治疗疾病。这次新冠

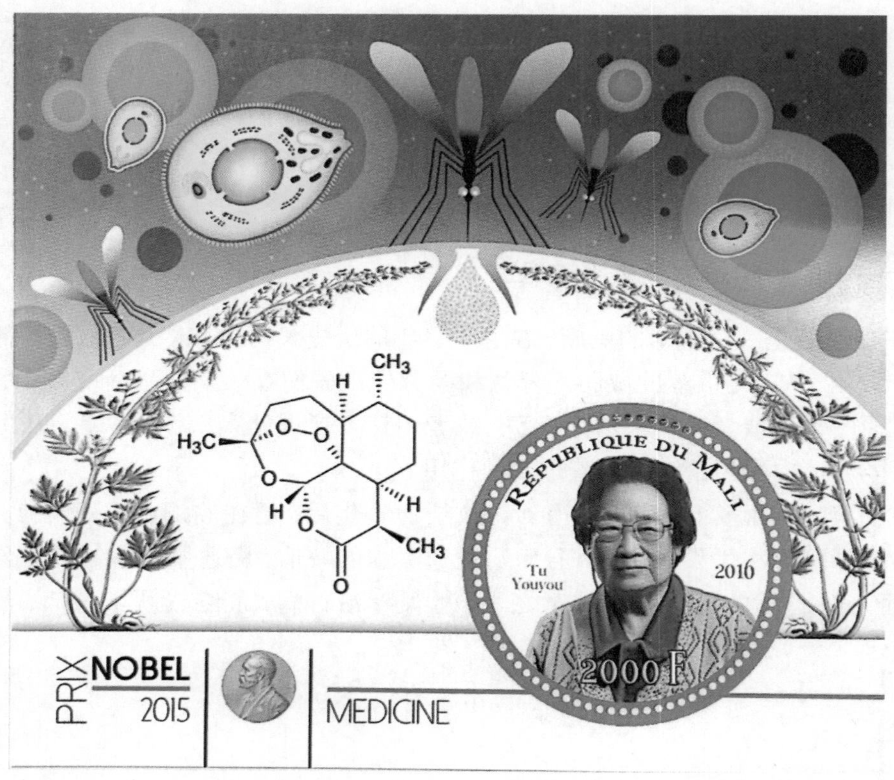

疫情期间，张伯礼院士果断地将中医药技术应用于病人的救治过程中，结果有效地促进了患者的恢复，降低了疾病的死亡率。

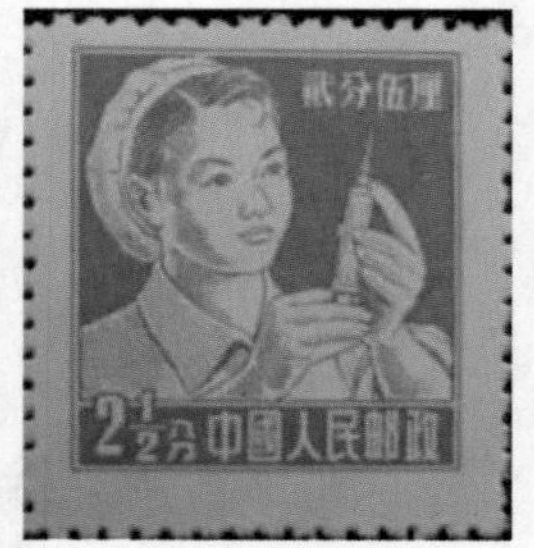

近一二个世纪以来，医药化学工业的持续发展，为我们治疗传染病提供了众多药物，特别是抗菌药物的发明，为治疗细菌性传染病提供了强大的武器。同时我们也成功地提取中草药中的有效成分，用于治疗疾病。屠呦呦从青蒿中提炼出青蒿素用于治疗疟疾，拯救了无数感染者，为人类健康做出了卓越贡献，也因此获得了诺贝尔奖。

中西医结合，治病救人的中国方案

近年，一场突如其来的新冠疫情肆虐全球。在救治病人的过程中，我国医务工作者在综合治疗的基础上，果断采取了中医中药治疗，通过中西医结合手段，有效地控制了疫情蔓延。

一、中医药学是中华文明的瑰宝

中华民族是一个古老的民族，在五千多年的历史长河中，人类面临着各种各样疾病、战争、灾害、饥荒的威胁。智慧和勤劳的祖先们在长期的生活实践中，利用一些植物、动物或者矿物来治疗疾病；或者用针灸促进健康，增强体魄。从远古时期直到今天，中医药始终发挥着重要的作用。

公元前2600多年，黄帝在得到广成子的教化后，便在崆峒山上建观修道，参悟自然轮回、万物生长规律，并且常与精通医术的岐伯、精通中药炮制的雷公等大臣坐而论医，阐述病理，以“岐黄之术”教民疗治百病，最终成就了一部《黄帝内经》。

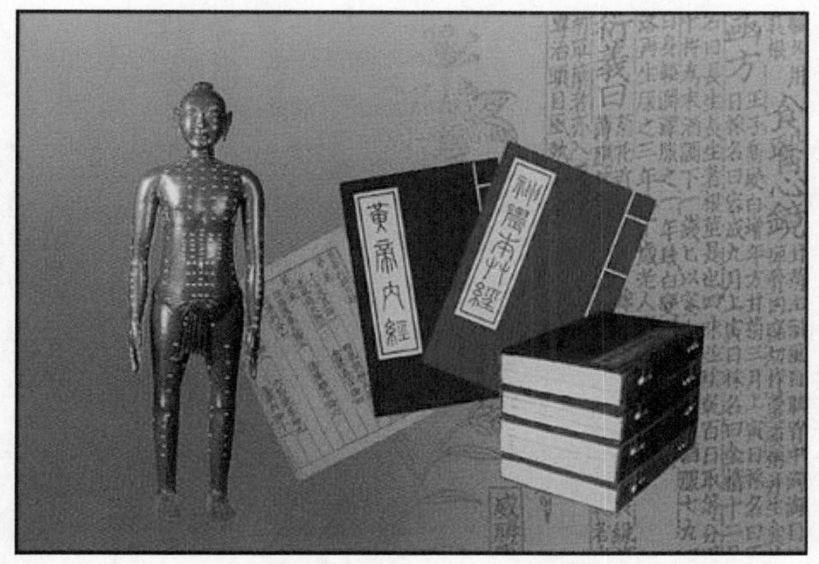

注：实物尺寸为 148mm×105mm

黄帝也发现一些植物的药性与毒性并存，并建议人们通过尝味草木来弄清楚其中的奥妙。皇甫谧《帝王世纪》中提到："炎黄因斯乃尝味百药而制九针。"《淮南子·修务训》中曰："神农……尝百草之滋味，水泉之甘苦，令民知所避就，当此之时，一日而遇七十毒。"

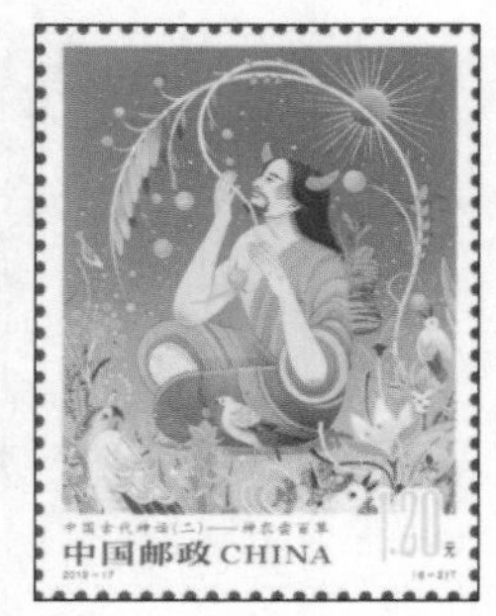

炎帝神农氏及先民们在采集活动中，逐渐发现误食某些动植物，会发生呕吐、腹痛、昏迷，甚至死亡。而吃了另外一些动植物，能消除或者减轻身体的某些病痛或解除误食某些植物而引起的中毒现象。在渔猎生活中，又发现吃了某些动物的肢体、内脏，能产生特殊的反应。

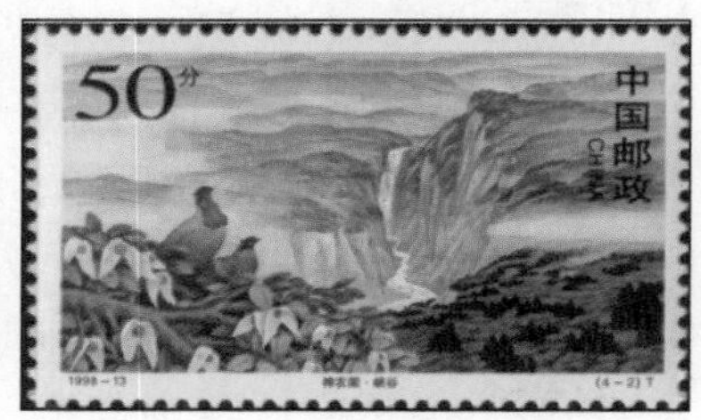

相传炎帝神农氏曾在位于湖北省保康县与重庆市巫山县中间地带遍尝百草，并缘于此处千峰陡峭，万壑深切，乃搭架上下采药，因而得名"神农架"。神农氏从湖北随州到陕西宝鸡，后沿渭河南下至黄河中游地带，再去江汉平原及湖南，最后在湘东一带采药时，炎帝误尝"（乌头）断肠草"而中

毒身亡。经过长期的实践，神农氏便辨识许多动植物，了解它们的功效，遇到患有某种疾病，便有意选择某些动植物来进行治疗，并将这些知识记录下来。后人为了纪念他，将它命名为《神农本草经》，是我国第一部药学著作。

从皇甫谧《帝王世纪》中提到的“炎黄因斯乃尝味百药而制九针”可以洞悉出，除了药物外，神农氏还研究制造了针刺治疗技术。远古时期，人们偶然被一些尖硬物体，如石头、荆棘等碰撞了身体表面的某个部位，会出现意想不到的疼痛减轻的现象。古人开始有意识地用一些尖利的石块来刺身体的某些部位或人为地刺破身体使之出血，以减轻疼痛。人们制作出一些石器专门用于治疗疾病，这就是最古老的医疗工具砭石，也称为针石。《山海经》中曰：“有石如玉，可以为针”，“砭而刺之”渐发展为针法。

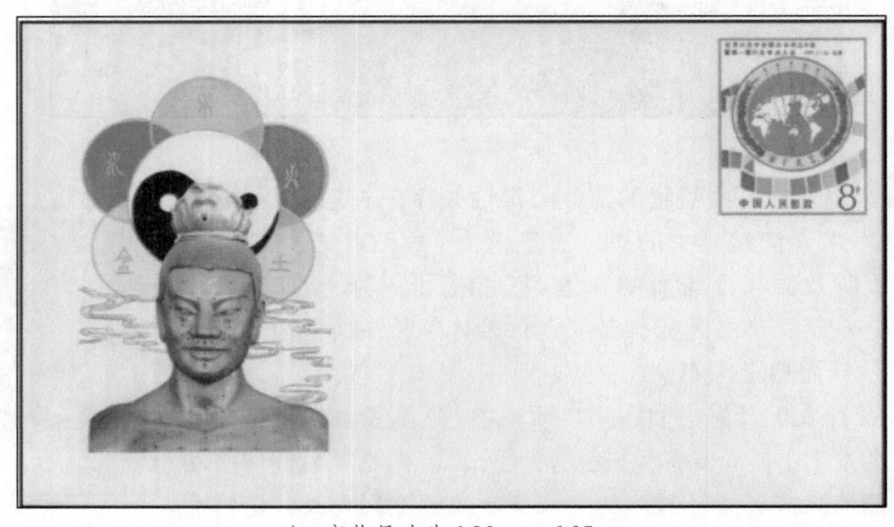

注：实物尺寸为 180mm×105mm

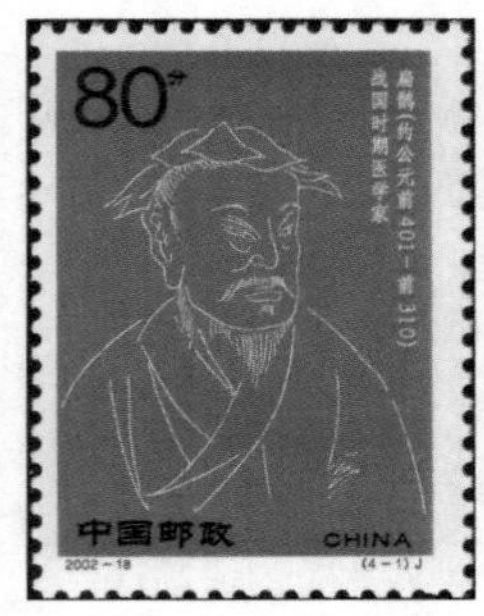

到了战国时期，我国诞生了神医扁鹊。汉代司马迁《史记》中有“扁鹊仓公列传”，是我国最早的医学家记载。扁鹊（前407年—前310年），姬姓，秦氏，名缓，字越人，又号卢医，今河北沧州市任丘市人。由于他的医术高超，被认为是神医，所以当时人们借用了上古神话黄帝时神医“扁鹊”的名号来称呼他。他少时学医于长桑君，尽传其医术禁方，擅长各科。在赵为妇科、在周为五官科、在秦为儿科，名闻天下。他诊病已

用望、闻、问、切的诊断法，尤长切脉诊断，著有中医四大经典之一的《难经》，奠定了中医学切脉诊断方法，开启了中医学的先河。《列子 · 汤问》记载：春秋战国名医扁鹊曾用“毒酒”将鲁国公扈、赵齐婴二人“迷死三日”，给他们做“剖胸探心”的手术。这里的“毒酒”相当于现今的麻醉药。

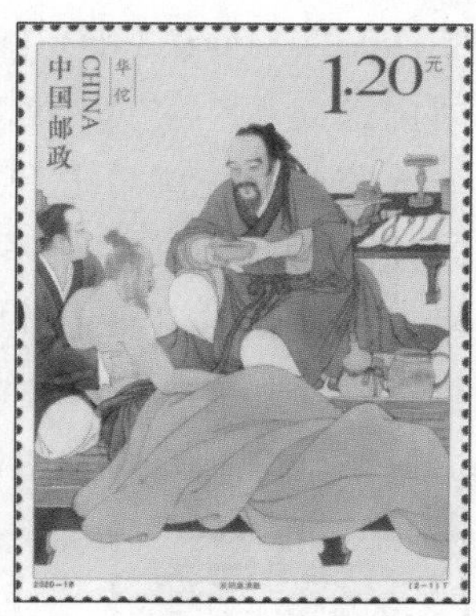

扁鹊已经使用了具有麻醉作用的“毒酒”，但真正发现麻醉药的应该是东汉末年医学家，称为“建安三神医”之一的华佗（约公元 145 年—公元 208 年），字元化，一名旉，沛国谯县（今安徽省亳州市）人，少时曾在外游学，行医足迹遍及安徽、河南、山东、江苏等地，钻研医术而不求仕途。他一生行医各地，声誉颇著，在医学上有多方面的成就，医术全面，精通内、外、妇、儿、针灸各科，尤其擅长外科，精于手术，被后人称为“外科圣手”“外科鼻祖”。为了保证手术效果，他在民间“迷药”的基础之上，研制出名叫“麻沸散”的麻醉药，应用于全身及头颅手术。

此后，中医药学在历代医学家的努力探索中，持续得到发展，涌现出许多医学大家，如东汉末年的医圣张仲景、唐代被后人尊为“药王”的孙思邈、唐代僧人鉴真、宋代药物学家苏颂、明朝著名医药学李时珍，皆为我国医学发展做出了杰出贡献。

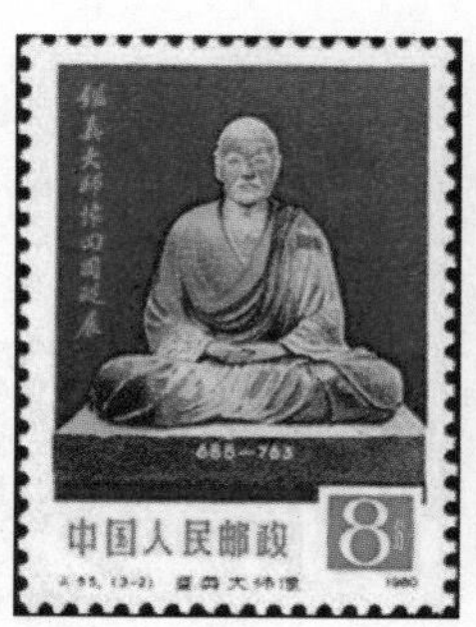

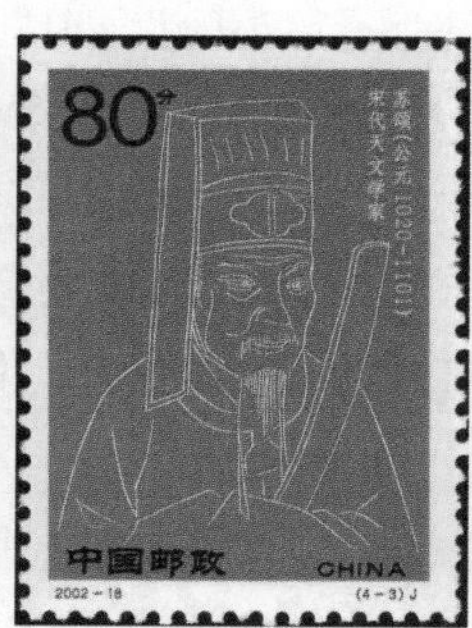

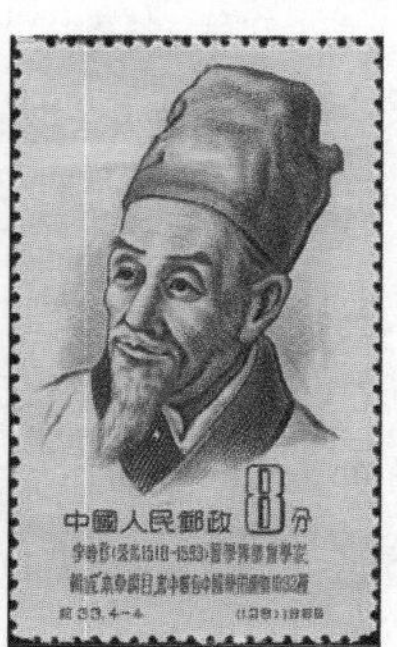

二、中西医结合是治病救人的中国方案

近两百年来，随着中西文化交流日趋广泛，被称之为现代医学的西医也随之进入我国，对我国的传统医学有一定的冲击。但我国的医务人员，善于取长补短，逐

渐形成了中西医结合的诊疗方法。

一直以来，党和国家领导人重视应用中西医结合的方法治疗疾病，也得到广大医务工作者的认同。1950 年 8 月，第一届全国卫生会议召开，毛泽东提出的“面向工农兵、预防为主、中西医结合”是新中国卫生工作的三个基本原则。

其实，早在井冈山斗争时期，毛泽东曾提出“草医草药要重视起来”。当年，井冈山医院医生和药源都极为缺乏，他及时指导医院“用中西两法治疗”，广泛利用当地流传的中医单方和当地出产的草药，内服外敷，治愈了许多伤病员。抗日战争时期的 1940 年，在纪念白求恩逝世一周年大会上，毛泽东又强调必须团结中医，发挥中医的作用。1953 年 12 月底，毛泽东在杭州明确表示：“中国对世界有三大贡献，第一是中医。”对中医对人类治病救人的贡献给予了很高评价。

虽然现代医学（西医学）进入了中国，但中医发展始终没有停止前进的脚步，

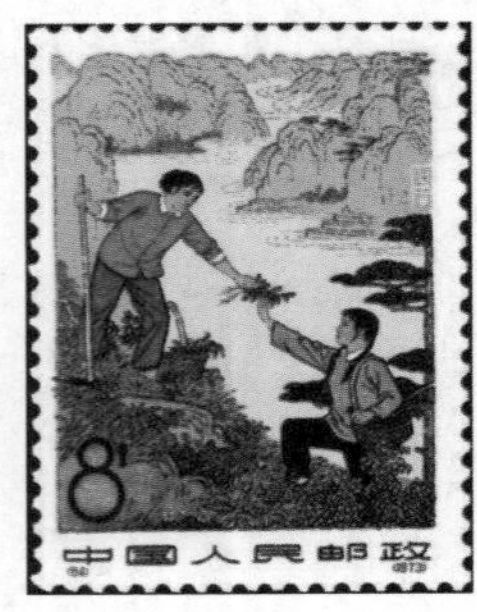

医疗工作者继续发挥中医药的治疗疾病作用，并因地制宜、创造性地拓展了中西医结合的道路。

医务工作者在古代医家的基础上，一方面充分继承和发展传统中医，另一方面又不断融合现代医学技术、成果，展现了守正创新的思维。在结合西医诊治的基础上，将中医提高到一个新的水平，卓有成效。其中针刺麻醉、小夹板治疗骨折、针拨术治疗白内障等技术得到广泛应用，在那个缺医少药的年代，极大地提高了人民的健康水平。

即使在许多以西医为主的综合性医院里，中医中药仍常常成为医疗的重要组成部分，如北京协和医院消化内科顶级专家张孝骞医生，在其一生行医中，始终没有忽视过中医中药，坚持中西医结合的方法治病救人。

如今，在党和政府的高度重视下，中医药事业发展将进入一个前所未有的新时代。

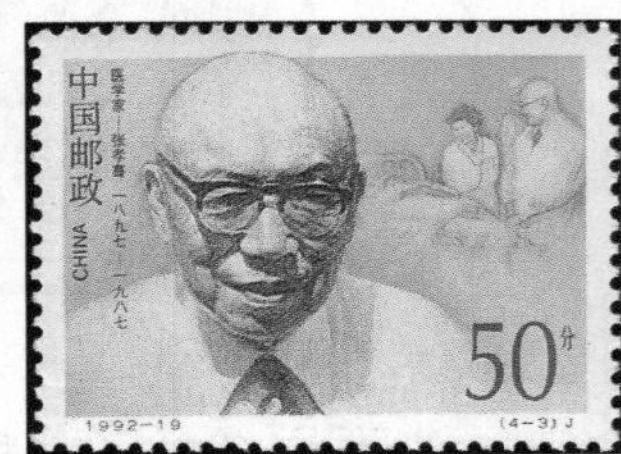

继承传统医学，吸取现代医学，融合各家之长，中西医结合必将为健康中国做出新贡献，也为世界医学提供富有特色、具有高效的中国方案。